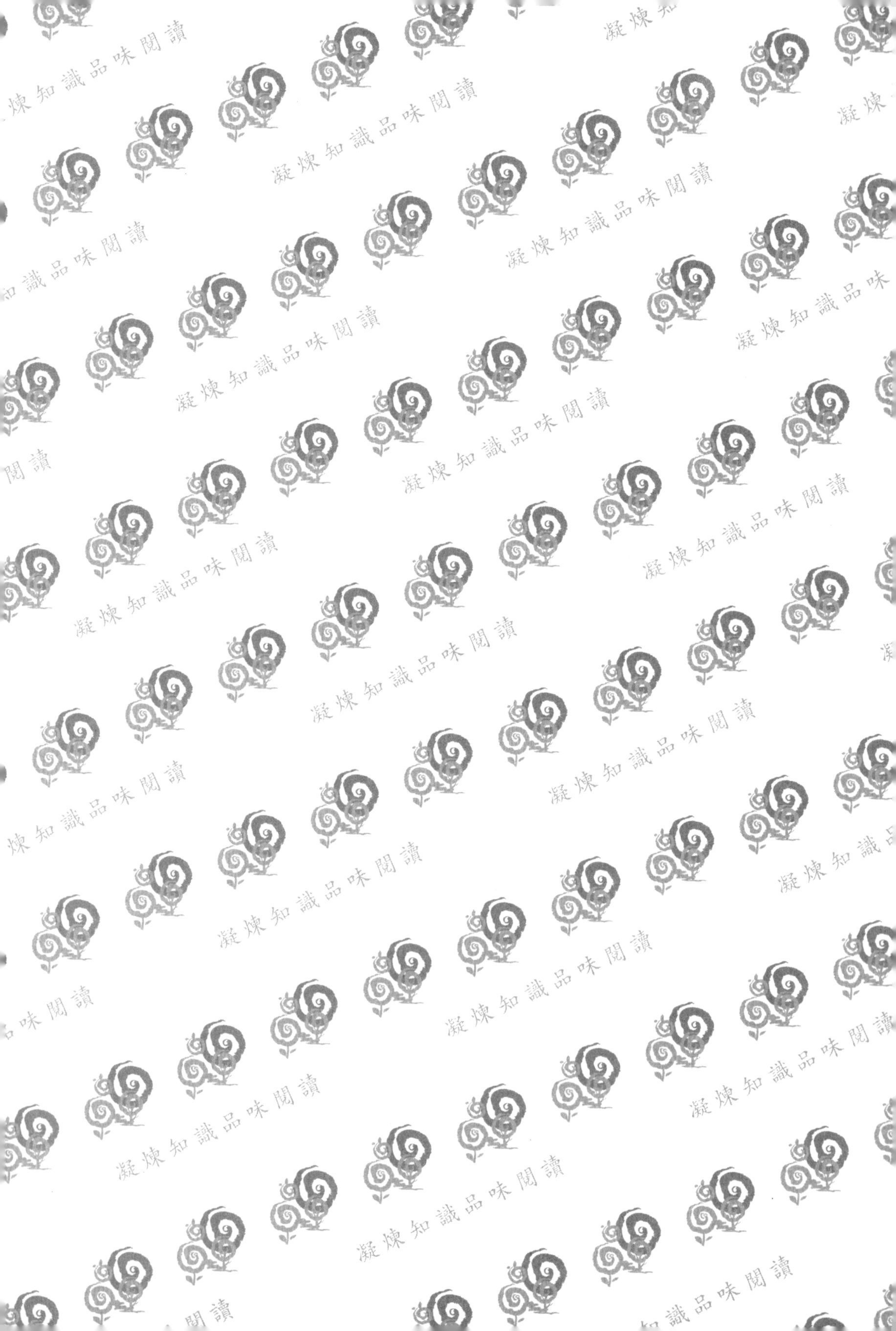

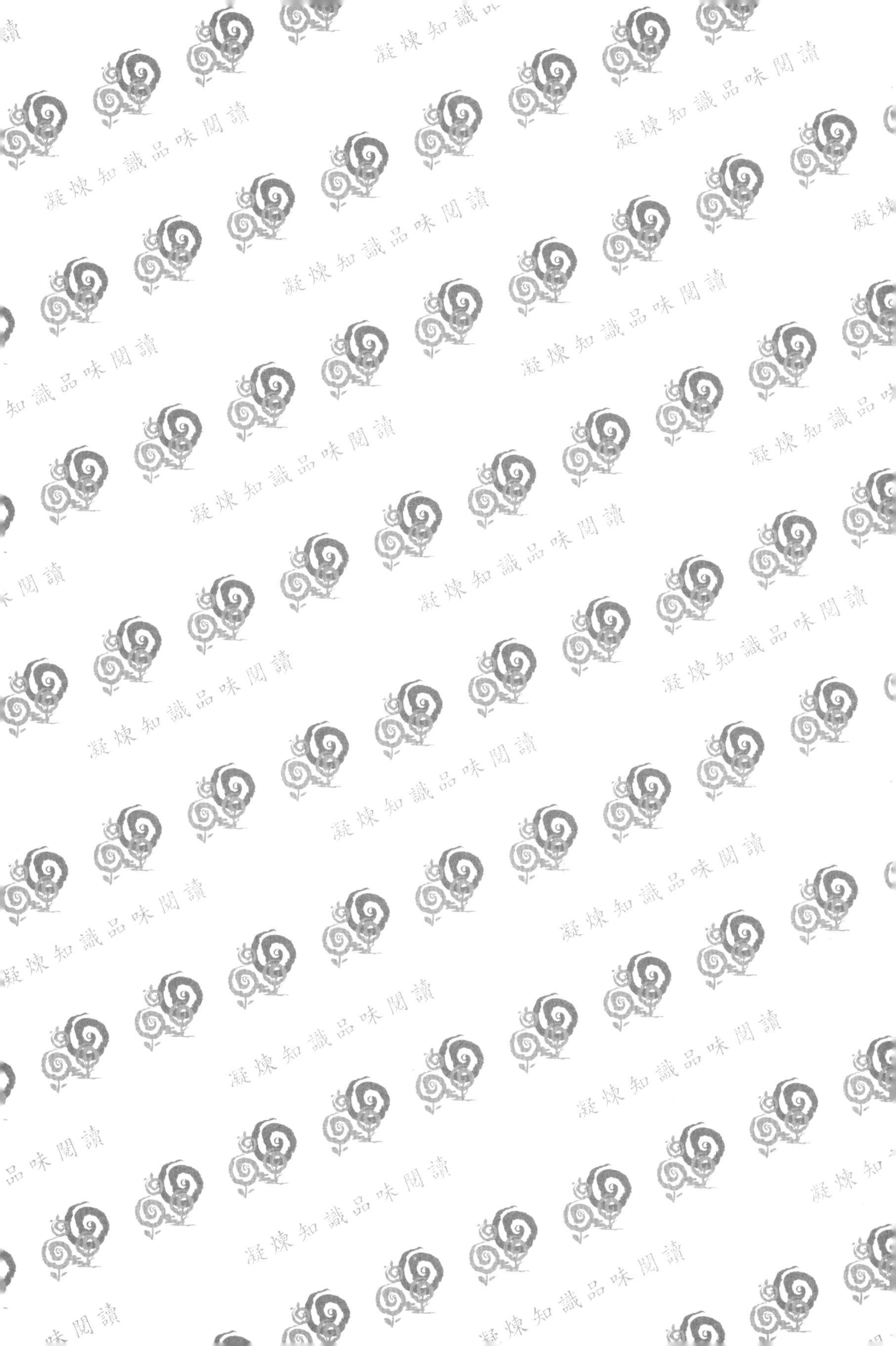

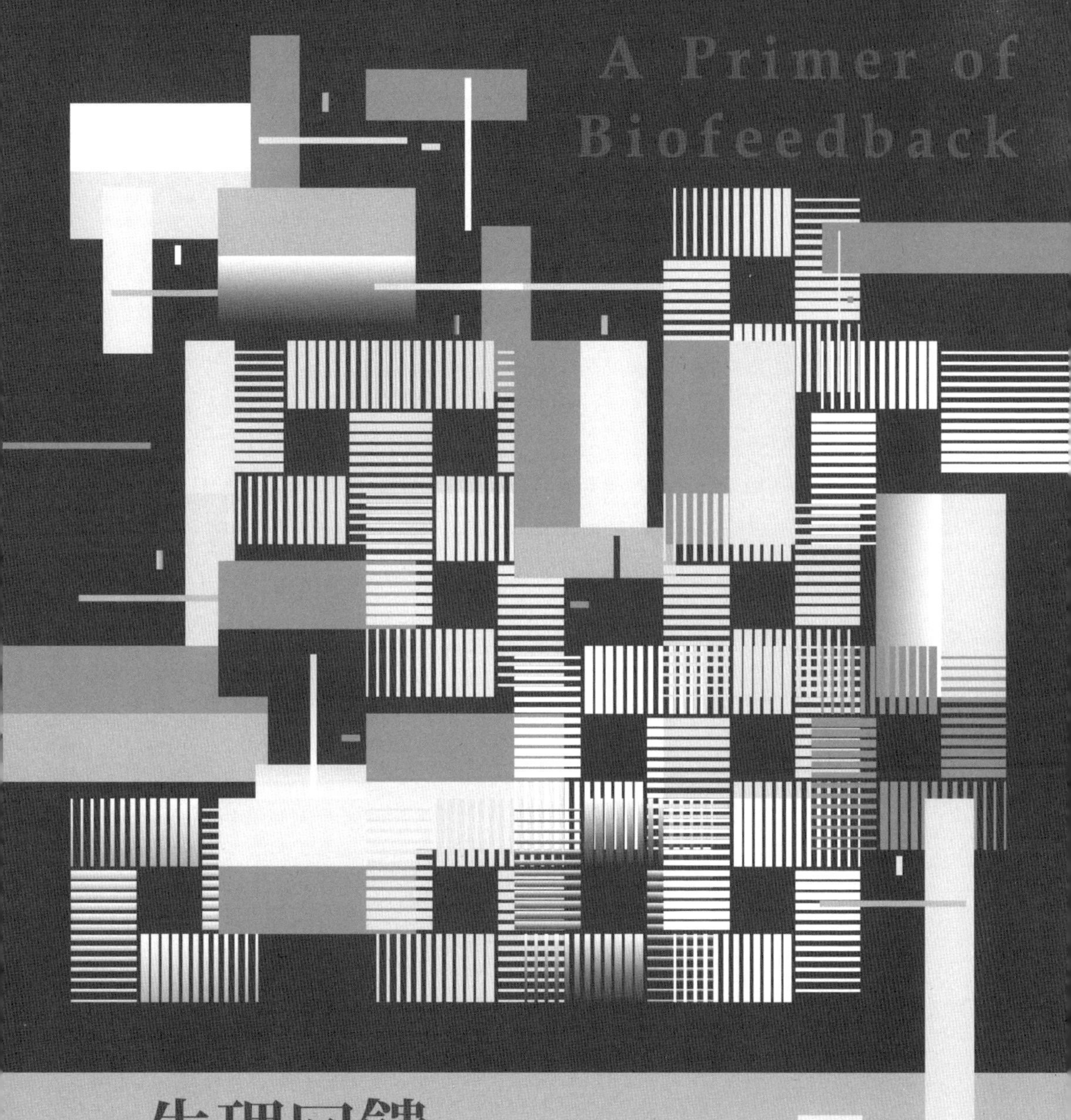

生理回饋

評估與治療

五南圖書出版公司 印行

作者引言

Donald Moss 博士與 Fredric Shaffer 博士

什麼是生理回饋評估與治療入門書？

入門書（Primer）本該是提供初學者在學習特定主題時可以閱讀的簡易書籍，但是撰寫這本書的過程陸陸續續經過十二個年頭，已經不像作者最初預期的那麼簡易，原本的規劃是產出一本相當簡單的書籍，提供生理回饋入門等級的一般知識以幫助學生學習生理回饋實務，或是協助生理回饋治療師通過生理回饋認證。過去十年，舊版的一些章節被用於 Saybrook 大學學生所修習的基礎生理回饋課程中，這些教材確實有助於持續閱讀大量生理回饋研究發表的學生能夠對生理回饋和神經回饋實務領域有更專業的理解。

隨著時間過去，來自學生的提問以及與同儕之間的交流越來越多，使得本書的內容持續擴增，但同時仍保有希望初學者能夠很容易閱讀與理解此書內容的初衷，尤其是沒有醫學背景的初學者，因此我們將像是探討電生理訊號紀錄的原則大多整理於附錄 A，而非放在主要章節的內文中。

我們的目的是爲初學者提供足夠的技術細節與研究知識，而不提供過於詳盡的研究評論，避免讓此書變得難以閱讀；一開始的計畫也希望此入門書能被非英語者參考和使用，以便更容易培訓非英文母語的生理回饋治療師。

本書內容安排

第一章與第二章介紹生理回饋的基本概念，並回顧許多常用的生理回饋模組，包含：肌肉生理回饋、膚溫生理回饋、膚電生理回饋、腦波圖、呼吸生理回饋，以及心跳／心跳變異生理回饋。第三章介紹生理回饋發展的歷史，第四章介紹實務取向，包括個案在進行生理回饋訓練前的準備，以及執行最初的評估。第五章到第八章介紹四種廣泛使用的生理回饋訓練模組，包括：生理回饋輔助的放鬆訓練、呼吸訓練與呼吸生理回饋、心跳變異生理回饋訓練以及表面肌電生理回饋。每個章節皆提供關於如何以各種生理回饋訓練模組進行設計和訓練的背景知識與詳細說明。第九章整理出常合併於生理回饋訓練中使用的六種有效輔助技術。第十章回顧倫理原則、專業行為與執業標準。第十一章闡述取得生理回饋認證之優勢，並介紹生理回饋認證國際聯盟（Biofeedback Certification International Alliance）的認證過程。附錄 A 介紹不同生理回饋訓練模組之電生理訊號紀錄技術，附錄 B 介紹感染與傳染風險的基本概念，並在生理回饋儀器與感測器的維護與衛生清潔技巧方面提供可使風險最小化的建議。

生理回饋入門的學習資源

Fredric Shaffer 是本書作者之一，也統整出《生理回饋導覽》（*Biofeedback Tutor*）之線上資源，涵蓋生理回饋的核心知識、解剖學、硬體以及應用（Shaffer, 2020）。此外，本書的兩位作者都參與了最新版本《生理回饋與神經回饋實證實務》（*Evidence-Based Practice in Biofeedback and Neurofeedback*）書籍的撰寫（出版中），回顧三十五種以上的生理回饋與神經回饋應用的相關研究發表，並對每種疾病應用進行標準化五點療效評級（Khazan et al., in press）。

藉由同時參考《生理回饋評估與治療》（*Primer of Biofeedback*）、《生理回饋與神經回饋實證實務》（*Evidence-Based Practice in Biofeedback and Neurofeedback*）以及線上《生理回饋導覽》三種資源，可以全面地取得開始進行生理回饋實作與認證準備所需要的必要知識與技術。我們建議欲精熟生理回饋的治療師研讀這三種資源，並且確保可以隨時取得以解決儀器、硬體、實務技術或治療應用所出現的突發狀況。

參考文獻

Shaffer, F. (2020). *Biofeedback tutor* (a digital resource). Biosource Software. https://

biosourcesoftware.com/biofeedback-tutor-2/

Khazan, I., Shaffer, F., Moss, D., & Lyle, R. (Editors). (in press). *Evidence-based practice in biofeedback and neurofeedback* (4th edition). Association for Applied Psychophysiology and Biofeedback.

前言

「入門書」一般是指僅簡要介紹主題之最基本要素的書籍，通常是蜻蜓點水式的介紹，而不提供深入的解釋；本書雖同樣稱爲「入門書」，但卻一點都不淺薄地針對理解與操作生理回饋提供堅實的基礎。因此，如果你對學習生理回饋很感興趣，這本書可以作爲踏上學習歷程的絕佳指南。

這本書是我讀過最棒的生理回饋介紹書籍，Moss 與 Shaffer 所傳授的生理回饋基本科學原理以及對於臨床應用的清晰解釋，爲初學者開始生理回饋實務奠定穩固而確實的基礎。本書的架構將帶著讀者從領略基本概念與一般進行生理回饋的方法，進而到清楚了解各個生理回饋模組的操作。我多麼希望在我第一次學習理解與使用生理回饋時就有這樣的一本書能夠參照，相信在清楚的文字描述、想法與表達之下，勢必能夠讓我當時的學習更加輕而易舉、更快速有效地步入正軌。

大多數具備生理回饋之高度專業與深度知識的人並沒有辦法以簡單和清晰的方式撰寫出這些概念；幸運的是，Moss 與 Shaffer 既在生理回饋領域中具有豐富的專業與知識，也能夠以簡單和清晰的方式來表達生理回饋的概念。我很驚訝他們能夠把相當困難的概念表達得如此清楚明確，使得這些概念變得淺顯易懂。Moss 與 Shaffer 同時在生理回饋的實作與授課方面已有長達數十年的經驗，而將其生活經驗與才能的精華累積貫徹於本書當中。

學習是一個過程，如同 Moss 與 Shaffer 在第二章開頭所提到的：「任何只要可以被監測的生理訊號都能夠被訓練」，因此當我們在一個新的學習歷程時，我們就會依此發展出新的、強大的技能；同樣的，我也相信能夠以如此明確、可信的方式教導生理回饋的相關概念，將使我們的學習快速而透徹，這正是我認爲本書能帶給讀者的力量與價值。

我眞心誠意地推薦這本書，它是生理回饋教學領域中一個非常珍貴的成果，勢必會對學習生理回饋的過程產生重大影響，這也將是一本您在學習生理回饋時會想要隨身攜帶的書，並在成爲生理回饋治療師之旅途上的參考指南。現在不管是誰詢問我有關介紹生理回饋的書籍時，我一定會鼓勵他們閱讀此書。

Patrick R. Steffen 博士
具一般生理回饋認證（BCB）
楊百翰大學（Brigham Young University）心理系教授

關於作者

Donald Moss 博士

榮獲生理回饋認證（BCB）、心跳變異生理回饋認證（BCB-HRV），以及神經回饋認證（BCN）

Donald Moss 任教於加州帕莎蒂娜市（Pasadena, CA）Saybrook 大學的整合醫學與健康科學學院（College of Integrative Medicine and Health Sciences）院長，在 Saybrook 大學建立生理回饋、臨床催眠、整合心理健康、健康指導以及整合性／功能性營養的培訓計畫。Moss 博士過去曾擔任美國心理學會第 30 分會（催眠）的理事長、應用心理生理學與生理回饋學會（Association for Applied Psychophysiology and Biofeedback, AAPB）的理事長，以及臨床與實驗催眠學會（the Society for Clinical and Experimental Hypnosis, SCEH）的理事長；現任則為 SCEH 的教育主席、第 30 分會的委員會成員，以及生理回饋認證國際聯盟的倫理主席。

在著作方面，Moss 博士參與共同編輯的書籍包含《心跳變異生理回饋基礎》（*Foundations of Heart Rate Variability Biofeedback*）（AAPB, 2016）、《生理回饋與神經回饋之生理記錄技術與應用》（*Physiological Recording Technology and Applications in Biofeedback and Neurofeedback*）（AAPB, 2019），與《生理回饋實務的正念、接納與慈悲心》（*Mindfulness, Acceptance, and Compassion in Biofeedback Practice* ）（AAPB, 2020）；共同撰寫的書籍包含：《疾病的途徑，健康的途徑》（*Pathways to Illness, Pathways to Health*）（Springer, 2013）、《整合途徑：以身心靈取向因應慢性疾病》（*Integrative Pathways: Navigating Chronic Illness with a Mind-Body-Spirit Approach*）（Springer, 2018）；以及擔任總編輯的書籍包含：《心身醫學：基礎照顧手冊》（*Handbook of Mind-Body Medicine for Primary Care*）（Sage, 2003），以及《人文主義與超個人心理學》（*Humanistic and Transpersonal Psychology*）（Greenwood, 1998）。

Fredric Shaffer 博士

榮獲生理回饋認證（BCB）以及心跳變異生理回饋認證（BCB-HRV）

Fredric Shaffer 博士是一名生理心理學家，1975 年在 Truman 州立大學擔任心理學教授，也曾擔任過系主任，1977 年任職於 Truman 州立大學應用心理生理學中心主任；2008 年，他榮獲 Walker 與 Doris Allen 卓越教師獎；2013 年，榮獲 Truman 州立大學年度傑出研究導師獎。

在著作部分，Shaffer 博士是第三版《生理回饋與神經回饋之實證爲基礎的實務》（*Evidence-Based Practice in Biofeedback and Neurofeedback*）之主要共同編輯，撰寫該書第十二章；與 Donald Moss 共同編輯的書籍包含：《心跳變異生理回饋基礎：一本閱讀書》（*Foundations of Heart Rate Variability Biofeedback: A Book of Readings*），以及《生理回饋與神經回饋之生理記錄技術與應用》；在與 Mark S. Schwartz 共同撰寫的書籍中撰寫第四版《生理回饋：專業人員指南》（*Biofeedback: A Practitioner's Guide*）中「基本入門與能力」章節；在與 Donald Moss 共同撰寫書籍中撰寫第二版《補充與替代醫學教科書》（*Textbook of Complementary and Alternative Medicine*）中「生理回饋」章節；與 Rollin McCraty、Christopher Zerr 共同撰寫一篇回顧性文章：〈健康的心臟不是一個節拍器：心臟解剖與心跳變異的整合性回顧〉（A healthy heart is not a metronome: An integrative review of the heart's anatomy and heart rate variability），發表在 *Frontiers in Psychology* 期刊。他是《應用心理生理學與生理回饋》（*Applied Psychophysiology and Biofeedback*）期刊的特約編輯。

Shaffer 博士是生理回饋認證國際聯盟（Biofeedback Certification International Alliance, BCIA）認證之生理回饋、心跳變異生理回饋、人體生理學、生理心理學與心理藥物學的課程講師，他目前的研究聚焦在提升心跳變異的技術。同時，Shaffer 博士也是 BCIA 認證的資深生理回饋專業人員、BCIA 的前任主席、生理回饋與心跳變異生理回饋任務小組的主任、神經回饋任務小組的成員，以及 2022 年應用心理生理學與生理回饋學會的主席。

譯者簡介

林宜美教授／臨床心理師

學歷：中正大學心理學系臨床心理學博士

現職：高雄醫學大學心理系教授、台灣生理與神經回饋學會理事長、高雄醫學大學附設醫院兼任總級臨床心理師、小港醫院兼任總級臨床心理師、台灣臨床心理學會生理與神經回饋發展委員會主任委員、臨床心理學刊主編、Applied Psychophysiology and Biofeedback 編輯委員

經歷：高雄長庚醫院精神科臨床心理師、台灣臨床心理學會常務理事

陳亭君臨床心理師

學歷：高雄醫學大學心理學系臨床心理學碩士

現職：義大大昌醫院精神科臨床心理師、台灣生理與神經回饋學會監事、台灣臨床心理學會生理與神經回饋發展委員會委員

經歷：義大醫院精神科臨床心理師

紀慧菁臨床心理師

學歷：中正大學心理學系臨床心理學碩士

現職：禾好心理治療所所長／臨床心理師、台灣生理與神經回饋學會理事、高雄市臨床心理師公會監事、台灣臨床心理學會生理與神經回饋發展委員會委員

經歷：花蓮慈濟醫院精神科臨床心理師

林紀宇臨床心理師

學歷：高雄醫學大學心理學系臨床心理學碩士

現職：慈恩心理治療所臨床心理師、禾好心理治療所臨床心理師、台灣生理與神經回饋學會理事、台灣臨床心理學會生理與神經回饋發展委員會委員

經歷：柳營奇美醫院精神科臨床心理師、奇美醫院緩和醫療中心臨床心理師

王三瑜臨床心理師

學歷：高雄醫學大學心理學系臨床心理學碩士

現職：禾好心理治療所副所長／臨床心理師、牧陽心理治療所臨床心理師、台灣生理與神經回饋學會理事、高雄市臨床心理師公會理事、台灣臨床心理學會生理與神經回饋發展委員會執行祕書

目錄

附錄 B　降低傳染風險　243

第一章

生理回饋介紹

本章將介紹生理回饋訓練的基本概念、生理回饋迴路的相關概念，並回顧基本概念如何延伸和應用至新模組（Modality）中；此外，也會說明生理回饋訓練的官方定義。

關鍵詞：生理回饋概念、生理回饋應用、生理回饋定義

生理回饋學習的概念其實相當簡單：訓練人員將感測器連接到個案身上，可以接在皮膚表面或是衣服上，以生理訊號監控身體變化過程，經過電子儀器處理，並在訓練過程中透過聽覺或視覺的呈現方式，提供立即的回饋給個案，個案可以根據回饋增加對身體變化的覺察及對變化過程的控制（圖一）。

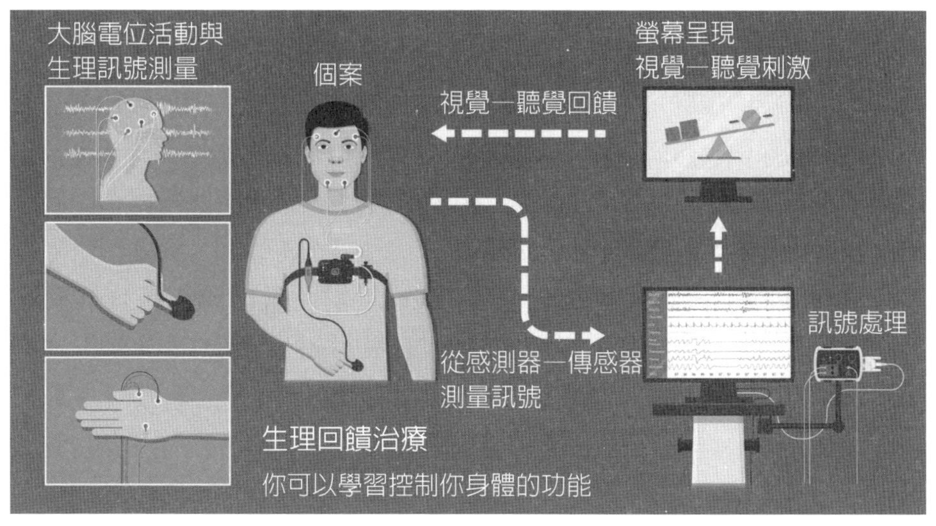

圖一　生理回饋的基本概念

感測器的放置、訊號的處理與呈現，創造出一個回饋回到個案的「回饋迴路（Feedback Loop）」，讓個體案以學習與改變。回饋迴路的概念起源於訊息理論（Information Theory），此理論常被用於解釋生物體如何自然調節內在運作歷程。日常生活中隨處可見當我們獲得一些我們做得如何的回饋時，會更容易學習，比方像高爾夫球選手會願意付費上有提供個人揮桿剪輯回放的課程，或是跑者會拍攝跑步影片以調整步伐和姿勢。

對於內在自我調節健康機制不再發揮功能的個體，生理回饋訓練提供一套外在回饋迴路，往往可以協助個體恢復自我調節生理、情緒與整體適應的能力，或者是應用於促進個體的最佳表現，透過生理回饋儀器增強對原本身體感覺的覺察，使個體達到比一般狀態更好的表現與恢復力；當個體對一個簡單微小的身體運作歷程（例如：肌肉緊綳）獲得控制感，個人信心常會更廣泛地類化到生活、健康或各類問題的控制感。因爲儀器可以提供與生理或生命運作歷程有關的回饋訊息，這個過程被稱之爲「生理回饋」，以下將會繼續討論更多訊息理論以及回饋迴路的相關概念。

一、生理回饋基本概念的延伸

生理回饋儀器可以很簡單也可以很複雜，像是使用便宜的紙板式酒精溫度計偵測手部溫度，協助受測者增加手部溫度，以對生理與健康產生正向效果；典型的電腦化生理回饋系統會使用多個感測器偵測生理訊號，透過光纖或無線藍牙將訊號傳送到電腦，即便是最複雜的生理回饋儀器都仍遵循與上述簡易裝置相同的概念。如果個體可以監控生理歷程和回饋訊息，便可提升對此歷程的覺察與控制。

生理回饋訓練的基本概念萌芽於20世紀的數個臨床工作與研究的分支，並在1969年加州聖塔莫尼卡舉行的科學會議中被正式提出，經過數天的討論，此科學社群正式將此訓練模式命名爲「生理回饋（Biofeedback）」，並成立「生理回饋研究學會（The Biofeedback Research Society）」，而後更名爲「美國生理回饋學會（Biofeedback Society of America）」，再次更名並沿用至今的名稱爲「美國應用心理生理學與生理回饋學會」。

隨著電腦效能提升、硬體和軟體設備變得越來越強大且複雜，研究者與臨床治療師可以測量到更複雜的生理訊號，生理回饋領域的發展也日益成熟。時至今日，大多數的生理回饋治療師只用一個裝有生理回饋儀的小公事包和一臺筆記型電腦測量到的生理歷程，其精密度與準確度就可以和1970年代從充滿各式各樣設備的研究室裡所測得的數據相匹敵（Moss & Shaffer, 2019; Shaffer & Moss, 2006, 2019）。

此外，目前對於將生理訊號進行即時、連續的統計分析，轉換爲複雜的生理訊號變項並提供立即回饋的相關技術，已有很卓越的進步。以腦波生理回饋（Electroencephalography Biofeedback）爲例，除了測量各個表層電極點和各個頻帶的電位活動之外，也可以測量電極點之間的同步性（Coherence）、連結性（Connectivity），以及左右腦區或前後腦區電極點之間的對稱性（Symmetry）或不對稱性（Asymmetry）[1]，藉此重新訓練增加或減少大腦不同區域之間的溝通交流，並且同步增加或同步減少電位活動；此外，腦波生理回饋儀器可以將個體當下的大腦電生理訊號與常模資料庫進行即時比較（Collura, 2019a），此新型態的腦波生理回饋稱爲Z分數訓練（Z score Training），可以對創傷性腦傷或注意力功能缺失的個案訓練其腦部功能更趨近於一般正常狀態（Collura, 2019b）。Z分數是一個代表生理訊號與健康平均值差異程度的統計指標，Z分數爲1.0表示測量值相較常模資料庫的平均值差距一個標準差。在Z分數訓練中，個案一般往較低的Z分數訓練，Z分數也可以同時將各個腦區和各個頻帶的振幅分數、同步性分數、對稱性分數整合爲單一指標，當電腦顯示一個代表整體的總「Z」分數時，大腦將會設法同時調節多個振幅、同步性與對稱性，以在訓練過程中嘗試達到較低的Z分數，即試著使整體狀態更趨近於健康常模資料庫的平均值（譯註：亦即Z分數接近0表示接近健康常模資料庫的平均值）。

---

[1] 振幅（Amplitude）是指腦波訊號的強度，以微伏（Microvolts）爲單位。同步性（Coherence）是指兩個不同大腦區域同步活化的程度。對稱性（Symmetry）是指左右大腦半球中兩個相對應區域的振幅差異。第二章的專欄一針對振幅、同步性、對稱性與Z分數有更完整的定義與說明。

二、生理回饋的官方定義

過去需要花上好幾個小時進行統計運算分析才能得到生理訊號的數據，透過目前的生理回饋技術，可以在測量當下就得到經過分析的立即回饋；然而，回饋學習的基本概念仍維持不變。2008 年，從生理回饋領域的三個專業組織〔包含：美國應用心理生理學與生理回饋學會、國際神經回饋與研究學會（International Society for Neurofeedback and Research, ISNR）（譯註：ISNR 已更名爲 International Society for Neuroregulation and Research，將原本的神經回饋領域拓展至更廣的神經調節領域），以及美國生理回饋國際認證聯盟〕中召集出的專業工作小組，將生理回饋正式定義爲：

> **生理回饋**是一個讓個體學習如何改變生理活動，以改善健康和表現爲目標的過程，透過精密儀器測量腦波、心臟功能、呼吸、肌肉活動與皮膚溫度等生理活動，並快速而正確的將訊息「回饋」給受測者。這些訊息的呈現可以支持生理變化往預期的方向前進，往往也連結想法、情緒與行爲上的變化，且在不使用儀器的情況下，效果隨著時間仍能延續下去（Schwartz, 2010, p. 90）。

如前所述，距離聖塔莫尼卡舉行的第一次會議已經過數十個年頭，圖一中描述的生理回饋基本概念仍適用於 21 世紀。

三、總結

生理回饋訓練是以電子儀器測量生理訊號，並即時將訊號呈現給受測者，透過視覺—聽覺的方式呈現回饋，以提升其對生理變化的自我覺察，進而增加主動控制的能力。任何可以被測量與回饋給個案的生理變化都可以作爲訓練的目標，但可以控制的程度會依特定的生理變化而有所不同，也不是所有訓練都可以在臨床或教育上發揮效果，不過幸運的是，目前已有許多測量特定生理訊號的生理回饋模組被證實在醫療、教育及巔峰表現

（Peak Performance）領域具有訓練效果。

參考文獻

Collura, T. (2019a). The quantitative electroencephalogram and the use of normative databases. In D. Moss & F. Shaffer (Eds.), *Physiological recording technology and applications in biofeedback and neurofeedback*. Association for Applied Psychophysiology and Biofeedback.

Collura, T. (2019b). Live z-score neurofeedback. In D. Moss & F. Shaffer (Eds.), *Physiological recording technology and applications in biofeedback and neurofeedback*. Association for Applied Psychophysiology and Biofeedback.

Moss, D., & Shaffer, F. (2019). *Physiological recording technology and applications in biofeedback and neurofeedback.* Association for Applied Psychophysiology and Biofeedback.

Schwartz, M. S. (2010). A new improved universally accepted definition of biofeedback: Where did it come from? Why? Who did it? Who is it for? What's next? *Biofeedback, 38*(3), 88-90.

Shaffer, F., & Moss, D. (2006). Biofeedback. In C.-S. Yuan, E. J. Bieber, & B. A. Bauer (Eds.), *Textbook of complementary and alternative medicine* (2nd ed.) (pp. 291-312). Informa Healthcare.

Shaffer, F., & Moss, D. (2019). Biofeedback. In S. Govoni, P. Politi, & E. Vanoli (Eds.), *Brain and heart dynamics* (pp. 1-13). Springer International Publishing. https://doi.org/10.1007/978-3-319-90305-7_17-1

第二章 生理回饋模組

本章介紹常用的生理回饋模組，並描述測量每種生理訊號變化的方式。此外，本章簡介可以應用在每天日常練習的生理回饋模組。

關鍵詞：生理回饋模組（Biofeedback Modalities）、生理訊號、常見實務應用

一、生理訊號與生理回饋儀器

任何只要是測量得到的生理訊號都可以當作訓練的目標，然而，仍需經過研究驗證是否可以透過生理回饋訓練在臨床上或實務上產生顯著改善，例如：即便針對血壓進行訓練可以確實降低血壓，但往往會有下降幅度不大或療效維持時間太短的狀況，因此仍不足以對臨床個案的血壓管理產生足夠的助益；反而是透過改變個案的生活型態、飲食習慣、或使用周邊溫度或心跳變異的生理回饋訓練模組，可能比直接訓練血壓來得更加有效。

現在有許多方便取得的生理回饋儀器，也有不少研究結果支持可以透過回饋學習增進對一些生理系統的覺察力與控制感。表一（修改自 Shaffer & Moss, 2019）呈現各個生理回饋模組的縮寫、測量的生理訊號、使用的感測器，以及一般用於表示訊號強度的測量單位；表二（取自 Khazan, 2019；經作者授權使用）呈現生理回饋中常用的健康成年人數值。

表一　常用的生理回饋模組

模組	縮寫	測量的生理訊號	感測器	測量單位
肌電圖	EMG, SEMG	肌肉動作電位	貴重金屬或後金屬（post-metal）	微伏（μV）
膚溫感測器	TEMP	周邊血流量	熱敏電阻	華氏溫度或攝氏溫度
紅外線溫度計	TEMP	周邊血流量	紅外線感測器	華氏溫度或攝氏溫度
光體積變化描記圖	PPG	周邊血流量、心跳、心跳變異	光體積變化描記圖感測器	任意單位
心電圖	ECG	心臟電位活動、心跳速率、心跳變異	貴重金屬	每分鐘的搏動
膚電感測器	EDR, GSR, SCL, SPL	汗腺活動、皮膚導電／電阻活動	鋅或貴重金屬	千歐姆／微西門子（μS）、豪伏（mV）
腦電圖	EEG	皮質突觸後電位	貴重金屬	微伏（μV）
呼吸感測器	RESP	腹部／胸部擴張	呼吸綁帶	任意單位
二氧化碳感測器	CAP	潮氣末端吐氣二氧化碳（End-tidal CO_2）	紅外線感測器	托

譯註：CAP 為二氧化碳感測器（Capnometry）；ECG 為心電圖（Electrocardiogram）；EMG 為肌電圖（Electromyograph）；EDR 為膚電（Electrodermal）；GSR 為皮膚電反應（Galvanic Skin Response）；PPG 為光體積變化描記圖（Photoplethysmography）；RESP 為呼吸感測器（Respirometer）；SCL 為皮膚電導水準（Skin Conductance Level）；SEMG 為表面肌電圖（Surface Electromyograph）；SPL 為皮膚電位（Skin Potential）；TEMP 為溫度（Temperature）。

表二　生理回饋訊號的正常範圍摘要表

生理功能	成人正常數値	註記
呼吸		
呼吸速率	12-14 次／分	休息狀態，而非說話或移動狀態。
二氧化碳	35-45 毫米汞柱	30-35 毫米汞柱為輕至中度過度換氣。 25-30 毫米汞柱為中至重度過度換氣。 低於 25 毫米汞柱為重度過度換氣。

生理功能	成人正常數値	註記
心跳	60-80 次 / 分鐘	運動員的心跳速率會更慢
心跳變異		休息狀態以及一般呼吸速率。
SDNN	高於 50 毫秒	
RMSSD	30-100	
lnHF	4.5-7.5	
表面肌肉電位	大部分肌肉 ≤ 3 微伏 背部大肌群 ≤ 5 微伏	休息狀態且使用寬頻濾波器。
皮膚導電度	≤ 5 微西門子	觀察相對變化的評估方式會優於使用絕對常模的評估方式。
周邊溫度		
手指	攝氏溫度 31-35 度 （華氏溫度 88-95 度）	
腳趾	攝氏溫度 29-33 度 （華氏溫度 85-93 度）	

二、肌電圖：肌肉活動

肌電圖（以下簡稱 EMG）生理回饋使用表面電極來檢測皮膚底下的骨骼肌肌肉動作電位。在醫學診斷評估中，可能會使用針狀電極插入肌肉組織；但生理回饋的臨床應用上，則是將電極放置在皮膚表面，因此稱爲表面肌電圖（以下簡稱 SEMG）。通常 SEMG 的測量一般需要三個、最少兩個由貴重金屬（例如：氯化銀或金）製成的電極，目前拋棄式電極被廣泛使用，以避免重複使用的潛在感染風險，通常是由銀或氯化銀所製成的低敏性材料，以及預先塗好導電凝膠以便使用。根據電極的放置位置，可以分爲活動電極與參考電極，生理回饋治療師會沿著肌肉的中心處將兩個活動電極放置在目標肌群上，再將參考電極放置在距離任一個活動電極 15 公分（6 英寸）以內，較不會產生肌肉電位的位置（參考圖一示意的 EMG 電極放置，將兩組活動電極沿著豎脊肌中心處黏貼，以使生理回饋系統可以分別測量脊椎骨左右兩側的肌肉活動訊號）。各個電極應測得不同的表面肌電圖活動量（活動電極應偵測到較高的強度），依據不同活動電極與共用參考電極之間所產生的電壓，其振幅測量單位爲微伏[1]。

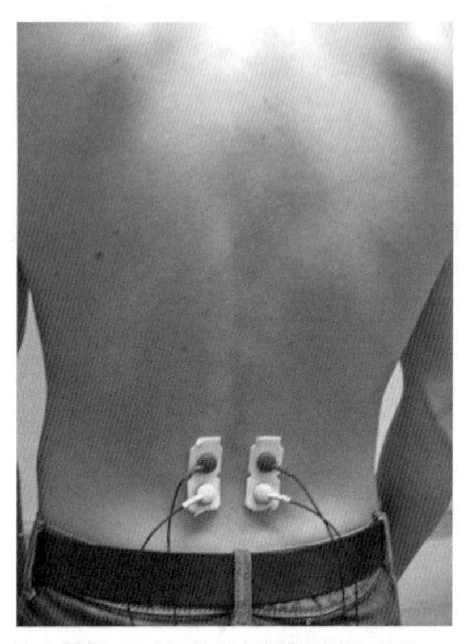

圖一　EMG 電極的放置

註：此圖顯示兩組沿著豎脊肌中心處黏貼的 EMG 活動電極，生理回饋系統可以分別針對脊椎骨兩側的肌肉活動訊號進行取樣和呈現數值，進而評估振幅的對稱程度；參考電極則放置在較不會產生電位活動的脊椎骨上（譯註：參考電極未呈現於圖中）。

最簡易的 SEMG 生理回饋會應用於訓練降低肌肉緊繃程度，對於患有慢性焦慮、憂慮以及緊縮型頭痛的個案，通常在特定肌肉放鬆後，其臨床症狀會有所改善，往往也更能在生活壓力情境的當下覺察到肌肉的緊繃反應。大部分受憂慮所苦的個案會在臉部、頸部與肩膀肌肉呈現慢性緊繃的情況。

生理回饋訓練有助於個案覺察肌肉的緊繃模式、降低肌肉緊繃的程度，進而提升主觀的放鬆感受，結合認知行爲介入重新引導與中斷憂慮的

1　振幅代表訊號的強度，是將 EMG 訊號能量進行平均所測得，根據峰值或最高電壓計算出 EMG 之電壓。例如：電壓的平均值是峰值的 0.637 倍，而電壓的均方根（RMS）值是峰值的 0.707 倍。

想法，也常是一個有效的治療策略；不過 McGuigan 與 Lehrer（2007）指出，經過系統性且全面性的肌肉放鬆訓練，也有直接控制憂慮想法的效果。

當將生理回饋應用於中風或下背痛的個案，因爲促進肌肉活動的對稱性有助於改善症狀，治療師會進行雙側肌肉的監控與訓練（Sella, 2019a）。在神經肌肉復健訓練中，治療師會監控同一關節處的曲肌與伸肌，以在執行功能性動作時避免肌肉之間互相干擾，同時增強肌肉之間的合作。在 SEMG 的評估中，治療師使用配備有柱式電極（post-style electrodes）的手持式掃描設備，快速偵測一系列肌肉部位的活動，此設備相較於傳統表面電極耗費的前置準備時間更少、成本效益更高；有的手持式 SEMG 掃描設備可以獨立運作或是有移動式感測器，可以與資料蒐集系統進行連線。

治療師可以在訓練過程中使用攜帶式的 EMG 與 SEMG 藍牙傳輸系統進行肌肉活動的動態測量，藉此修正個案的步態、姿勢、運動或音樂方面的表現（Arena, 2010; Arena & Whitford, 2010; Sella, 2019a. 2019b）。爲了幫助個案在日常情境中修正不良的肌肉使用模式（例如：測量有重複性勞損之手腕處的曲肌和伸肌），通常會讓個案在家中或工作場域使用攜帶式的 EMG，此做法可以有效減少工作引發的重複性勞損（Repetitive Strain Injury），像是工作需長時間使用電腦的員工（Peper & Gibney, 2000）。

生理回饋治療師可以使用 SEMG 改善焦慮與憂慮、磨牙、慢性疼痛、原發性高血壓、偏頭痛與緊縮型頭痛，以及顳顎關節功能障礙（Nestoriuc et al., 2008; Tan et al., 2016）。生理回饋治療師與物理治療師也可以在神經肌肉再訓練和復健的過程中，使用 SEMG 修復個案因運動神經受損或因中風而導致的肌肉功能喪失，或是幫助個案發展出因先天問題而從未產生的肌肉功能（Bolek, 2006, 2012, 2013; Bolek, Rosenthal, & Sherman, 2016）。

三、皮膚溫度

膚溫感測器是透過熱敏電阻（即對溫度變化敏感的電阻計）測量皮

膚溫度，通常黏貼在手指或腳趾上（參考圖二將膚溫感測器放置在手指上）。皮膚溫度主要反應小動脈血管的舒張，血流量增加會使表面膚溫升高、血流量下降則會使表面膚溫降低。手部溫暖或冰冷是由不同的機制產生的，調節歷程也涉及不同的能力，當處在焦慮或過度警覺狀態導致交感神經活性增加，血管會收縮、手溫會下降；相反的，當副交感神經活性增加會使小動脈血管舒張、手溫會上升。在膚溫生理回饋訓練中，呈現給個案看的膚度指標應維持在當前溫度十分之一的範圍（譯註：若目前溫度爲30 度，約呈現 30 度上下約 3 度左右的範圍），且以數秒或更快的速度更新數據。然而，從外在刺激出現到膚溫因此產生變化之間存在約 30 秒的延遲，以及壓力刺激過後到膚溫逐漸恢復之間也相對緩慢，有時甚至可能超過一分鐘；意即，當血流發生變化隨之而來的膚溫升降需要一段時間才會顯現（Shaffer et al., 2019）。

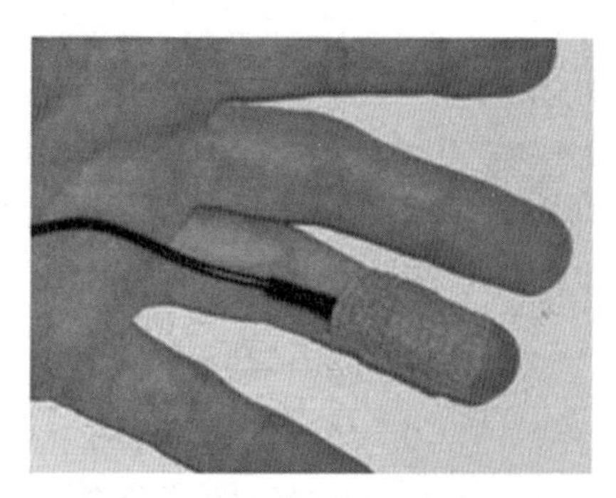

圖二　膚溫感測器的放置

註：以自黏式膠帶將膚溫感測器固定在無名指的指腹表面（Thought Technology, Ltd., Montreal）。

生理回饋實務界的先驅之一 Patricia Norris 建議，當面對患有焦慮症狀或受生活壓力所苦的個案，皆可將膚溫生理回饋和暖手訓練作爲初始訓練，因爲膚溫生理回饋訓練有助於自主神經系統的放鬆與調節（Norris, 2008）。

讓手部變暖的策略。讓手腳變得溫暖的主要策略是讓個案投入在回饋學習的過程，也就是持續呈現個案當下的膚溫，並透過回饋引導增加覺察與控制感。許多治療師也會另外教導個案一種或多種輔助技巧來加強訓練果，像是學習全身性的放鬆、放鬆腹式呼吸，以及視覺化想像一個溫暖舒適的場景往往也有暖手的效果，或者是結合放鬆的呼吸與意象法的練習，當個案能同時以緩慢而平穩的方式呼吸，並且想像自己徜徉在一個溫暖的陽光沙灘上或坐在一個溫暖且劈啪作響的壁爐旁，通常手部也會變得溫暖；此外，也有許多治療師將膚溫生理回饋與自律訓練（Autogenic Training）結合，自律訓練是一種專門用於促進自主神經系統深度放鬆的訓練方式（Linden, 2007; Luthe & Schultz, 1969）。以上提及的全身性放鬆、呼吸訓練、意象法、自律訓練，將會在後續章節更詳細地介紹。

當單純根據回饋學習以及輔助技巧都沒有辦法讓個案成功地增加手溫時，則可以加入古典制約的技巧，常見的做法是在治療室進行生理回饋與放鬆訓練的療程時，提供個案溫暖的毛毯或電熱毯，並且引導個案在進行居家自主放鬆或意像練習時，運用古典制約的概念，將外在的溫暖感受與練習本身進行連結。

若使用外力來提升四肢膚溫的輔助下仍然沒有成效時，則會建議轉而使用其他的生理回饋模組，例如：心跳變異或是呼吸生理回饋，並且在個案專注於調整心跳變異或呼吸時，一併監控膚溫的變化，通常適用於多數的個案。

監控多個位置。在膚溫生理回饋訓練中，治療師通常會監控多個部位，以評估單一手部或腳部的整體血流型態。

因為膚溫生理回饋的訓練效果可能會侷限在訓練處，而未受訓練的位置仍然維持冰冷的狀態，又或是只對部分手指有效，而對其他手指無效。因此，治療師可以同時或分別訓練兩隻手，也可以在同一手或腳的多個部位進行訓練，以確保自主神經系統達到預期中的整體放鬆與血管舒張狀態。

雖然對腳部進行訓練更具有挑戰性，但若個案有血管收縮導致嚴重的醫學狀況時，像是雷諾氏症，仍建議在腳部進行訓練。

治療師可以只花費不到二十秒的時間，就使用手持的紅外線溫度掃描設備測得兩手每隻手指的血流，以建立完整的合成圖像（Copeman et al., 2005），膚溫感測器的優點與 SEMG 相同，具有節省前置準備時間與低成本的優勢。

用血液容積脈搏波生理回饋輔助膚溫生理回饋。治療師可以使用血液容積脈搏波生理回饋（Blood Volume Pulse，以下簡稱 BVP）輔助膚溫生理回饋，BVP 生理回饋是使用魔鬼氈將光體積變化描記圖（以下簡稱 PPG）感測器固定於手指上，測量經過手指的相對血流量（Peper et al., 2007）。將食指置於 BVP 感測器中（參考圖三將食指放置在 BVP 感測器中），紅外光會穿透人體組織或被組織反射，再被光電晶體管所接收，並可以任意單位量化。當血液流量較多，會使得較多的光被吸收，從而降低到達感測器的光強度。由於 PPG 相較於熱敏電阻更敏於偵測微小的血流變化，因此在壓力刺激後 BVP 僅需要約 0.5 到 3 秒即可快速反映出變化，周邊膚溫則大約需要 30 秒才會產生變化。

同樣地，在壓力源解除後，BVP 可能也會相較周邊膚溫恢復得更快（Shaffer et al., 2019）。在訓練過程中，在個案的手部不致太冰涼的情況下，且手溫也達到平穩狀態且不再上升時，治療師便可從訓練膚溫生理回饋轉為訓練 BVP 生理回饋。

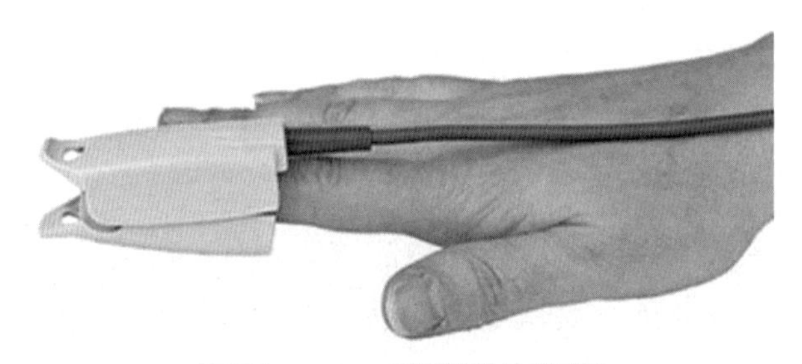

圖三　BVP 感測器的放置

註：將食指放置在 BVP 感測器中（MindMedia, Herten, the Netherlands）。

在治療室外，個案可以使用相對平價的膚溫回饋儀、簡易型酒精溫度計以及對溫度敏感的液晶製產品（例如：綁帶、卡片、圓點片或戒指）持續自我監控膚溫，這些工具可以幫助個案提高對手溫的覺察，並辨識出引發手部冰冷的內外在刺激，藉此強化個案發展出暖手策略與壓力管理技巧；進一步經過練習，許多人甚至可以只藉著觸碰臉部，就能辨識出手是相對溫暖或冰冷的，形成一種適用於所有狀況且不需要任何儀器設備的生理回饋技巧。

生理回饋治療師可以使用膚溫生理回饋改善慢性疼痛、水腫、偏頭痛與緊縮型頭痛、原發性高血壓、雷諾氏症、焦慮與壓力狀態（Shaffer & Moss, 2006, 2019）。

四、膚電感測器

膚電感測器是將電極放置在手指、手掌或手腕上，以直接方式測得皮膚電位活動（皮膚導電度與皮膚電位），或是以間接方式測得皮膚電阻（Shaffer et al., 2019）（參考圖四的兩種膚電感測器放置方式）。一般當個體面臨到非預期的刺激、激發與憂慮、進行認知活動時，其外分泌汗腺活動會增加，進而提升皮膚對電流的傳導性。

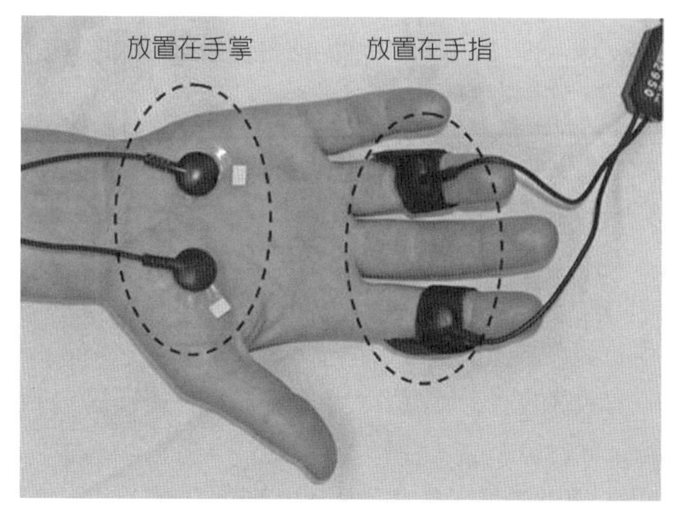

圖四　膚電感測器的兩種放置方式

註：圖中呈現兩種感測器的放置方式，一種是將感測器加裝貼片黏貼於手掌上，另一種是將兩個感測器固定在兩根手指表面，以測量皮膚導電度、皮膚電阻或是皮膚電位（Thought Technology, Ltd., Montreal）。

若是測量**「皮膚導電度（Skin Conductance）」**，會經由膚電感測器在皮膚上施加人體不會感知到的微弱電流，並測量它通過皮膚的難易程度，當個案的焦慮度上升時，汗腺會分泌較多汗水，導致皮膚導電度上升；測量單位爲微西門子（Microsiemens，百萬分之一西門子）。若是測量**「皮膚電位」**，治療師會將活動電極放置在汗腺活動較明顯的部位（例如：手掌表面），以及將參考電極放置在汗腺活動相對不明顯的部位（例如：前臂），根據外分泌汗腺與其他組織之間的電壓差產生皮膚電位，測量單位爲毫伏（Millivolts，千分之一伏特）。若是測量**「皮膚電阻（Skin Resistance）」**，又稱皮膚電反應（以下簡稱 GSR），會經由膚電感測器在皮膚上施加電流，並測量電流所遇到的阻力，測量單位爲千歐（Kohms）。

三種形式的膚電生理回饋成效相差不大，不過生理回饋治療師較常使用皮膚導電度多於使用皮膚電位與皮膚電阻。膚電生理回饋的訓練目標是降低過度與持續的自主神經活化，進而恢復正常的汗腺分泌功能，而不是抑制在非預期或威脅刺激下的汗腺反應。治療師應將汗腺分泌視爲情緒反應與自主神經反應的指標，最終目標是要協助個案提升對於情緒與焦慮的自我調節技巧；個案則可以使用平價的攜帶式膚電感測器，在治療室外持續地自我監控。

治療師一般將膚電生理回饋訓練用於改善焦慮症、多汗症（即汗腺分泌過盛）與壓力狀態（Moss, 2003），也經常將膚電生理回饋作爲心理治療的輔助療法，對於在心理治療過程中否認感受到負向情緒或焦慮的個案，讓個案一次次地觀察到皮膚導電度在討論工作或關係困擾時上升，有助於個案覺察與辨識自身的情緒（Toomim & Toomim, 1975; Moss, 2005），第一個顯著的膚電反應大約會在情緒事件後延遲約 1 到 3 秒出現（Braithwaite et al., 2013）。

除此之外，膚電測量已是測謊儀的主要方式之一，因爲膚電訊號可以迅速地反映出焦慮或情緒激發的變化〔Pennebaker & Chew, 1985；美國國防部（Department of Defense, DOD），2006〕，但是目前測謊儀在法庭上的使用或研究中的結果仍存有爭議，測量結果的有效性也受到廣泛地質疑〔Cook & Mitschow, 2019；美國國家科學院（National Academy of Sciences），2002〕。

五、腦電圖

腦電圖（Electroencephalograph，以下簡稱 EEG）是從人體皮質上方的頭皮處測量大腦的電位活動，無論是思考、注意力、決策、語言甚至是藝術表達，這些高階功能皆仰賴大腦皮質的處理。透過 EEG 呈現各個大腦皮質區的電位活動振幅與各類波形的振幅，不同大腦皮質區之間同時放電的程度（同步性，Coherence），以及左右側半腦皮質活動振幅的平衡程度（對稱性，Symmetry）。專欄一提供腦波訊號分析的介紹，以及振幅、同步性、對稱性與 Z 分數的定義。

EEG 的電極由貴重金屬製成，在一個或多個頭皮處放置活動電極，以及常在耳垂處放置參考電極，測量兩者之間的電壓差（參考圖五將單點 EEG 金製盤狀活動電極置於頭皮處，以及將參考電極置於耳垂上）。EEG 會記錄到在上皮質層中直徑數毫米的皮層柱中錐體細胞之樹突頂端所產生的興奮性突觸後電位（Excitatory Postsynaptic Potential, EPSP）和抑制性突觸後電位（Inhibitory Postsynaptic Potentials, IPSP）。EEG 生理回饋也被稱之爲神經回饋（Neurofeedback），可以偵測到慢速皮質電位與快速皮質電位。

慢速皮質電位（Slow Cortical Potential）是皮質層中樹突所產生的漸進式膜電位變化，持續時間落在 300 毫秒到數秒間，包含：關聯性的負電位變化、準備電位、動作相關電位，以及 P300 與 N400 電位。

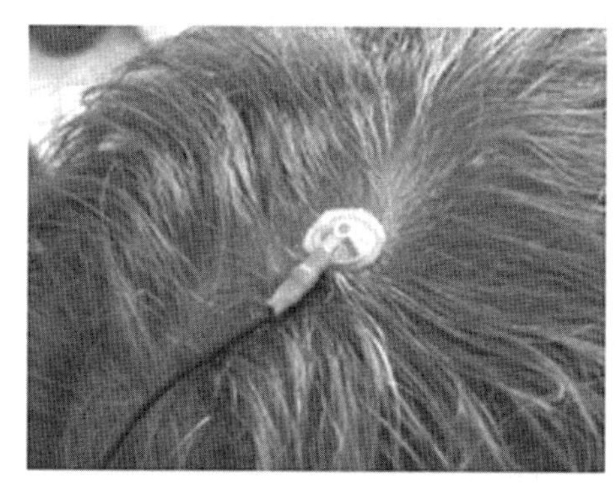
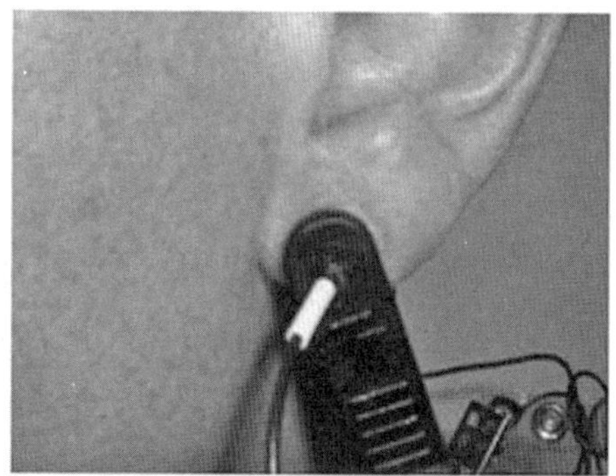

圖五　活動電極與參考電極的放置

註：此圖呈現置於頭皮上的單點 EEG 金製盤狀活動電極以及置於耳垂上的參考電極。

快速皮質層電位（Fast Cortical Potential）的範圍落在 0.5Hz 到 100Hz 之間（LaVaque, 2003），一般根據主要頻帶來定義，包含表三所羅列的：Delta 波、Theta 波、Alpha 波、感覺運動節律（SMR 波）、Beta 波與 Gamma 波，不同研究者會使用不同的切分點定義頻帶範圍。

Delta 波介於 0.5-3.5Hz，是 1 至 2 歲嬰兒的主要腦波，也與成年人在深度睡眠狀態或大腦的病理現象有關，例如：腦部創傷、腫瘤、學習障礙。

Theta 波介於 4-7Hz，是 2 至 6 歲一般兒童的主要腦波，也與睏睡、即將入睡、快速動眼期睡眠（Rapid Eye Movement, REM）、臨睡幻覺（Hypnagogic Imagery，指入睡前經驗到強烈的視覺意象）、催眠、注意力、認知與知覺處理歷程等狀態有關。

專欄一

腦波分析

在分析 EEG 時，不同的腦波變項不只是有助於我們了解大腦當前的運作歷程，各個變項也可以作爲神經回饋訓練的目標。首先，我們要了解 EEG 偵測到皮質中的電位活動振盪（Oscillation），是由多個頻率振盪所組合而成的一個複合波。因爲 EEG 包含不同的頻率振盪的成分（Component），所以 EEG 的頻譜分析會經過數學運算區分出不同的波形成分，表二列出常見的 EEG 頻帶範圍。

電生理訊號的振幅（Amplitude）根據特定波與平均值之間的差距，量化出訊號的大小或強度，EEG 中一般使用的單位是微伏（Microvolts）。在分析 EEG 訊號時，因從各個頻帶範圍分析出的成分會共同形成總訊號，因此將特定頻帶範圍內的振幅從整個腦波訊號的振幅區分開來有其重要性，例如：大多數患有注意力不足過動症（Attention Deficit Hyperactivity Disorder, ADHD）個案的基準期腦波會在前額葉皮質區域呈現過高的 Theta 波振幅和過低的 Beta 波振幅，而依此將神經回饋訓練的目標設定爲增加 Beta 波的平均振幅與降低 Theta 波的平均振幅。

同步性（**Coherence**）是一個大腦皮質區域的振盪與另一個大腦皮質區域同步活化的程度，也就是測量兩個腦區振盪的同步性，較高的同步性代表兩個腦區的功能連結較為緊密。大腦區域不應該全部一起同步活化，兩個腦區間的同步性一般有一個正常範圍，而同步性過高或過低都會導致失調的結果。

對稱性（**Symmetry**）與**不對稱性**（**Asymmetry**）是評估左半腦與右半腦相對應位置的振幅落差有多大，例如：前額腦區出現 Alpha 波不對稱性的現象被指出與憂鬱有關（Davidson, 1993; Allen & Reznik, 2015），而依此將神經回饋訓練的目標設定為減少前額葉 Alpha 波不對稱性，以調節焦慮與憂鬱（Kerson et al., 2009）。

Z 分數（**Z scores**）是一個或多個變項偏差程度的統計測量值，以標準差為單位計算出與平均值的距離。平均值可以是特定電極點的特定頻帶振幅之單一平均值，也可以是多個電極點的多個頻帶振幅之複合平均值，甚至再加入多個同步性與對稱性分數進行平均。在 Z 分數神經回饋中訓練個案降低其 Z 分數，即是要個案盡可能使複合 Z 分數接近平均值，以促進所有變項的整體常態化。

表三　常見的腦波頻帶

腦波頻帶	頻帶範圍	狀態
Delat 波	0.5-3.5 Hz	睡眠、創傷性腦傷
Theta 波	4-7 Hz	白日夢、睏睡、想像、分心
Alpha 波	8-13 Hz	冥想、接納
SMR 波	12-15 Hz	動作抑制
Low Beta 波	13-21 Hz	認知活動、專注思考
High Beta 波	20-32 Hz	焦慮、過度警覺、恐慌、巔峰表現、擔心
Gamma 波	36-44 Hz	感知意義、冥想覺察

Alpha 波介於 8-13Hz，但主要根據波形而非頻率範圍來定義。在清醒且放鬆狀態下的成人，有 75% 者的腦波會出現 Alpha 波，且在移動、處

理複雜問題和聚焦視線時，Alpha 波會被低振幅且不同步的 Beta 波所取代，此現象稱之爲 Alpha 波中斷（Alpha Blocking）。

SMR 波介於 12-15Hz，只會在感覺運動皮質（中央溝）的區域出現，與抑制動作及肌肉張力下降有關。

Beta 波可以分爲 Low Beta 波（13-21Hz）與 High Beta 波（20-32Hz），Low Beta 波一般在認知活動、訊息處理與移動狀態下出現，High Beta 波則與焦慮、芻思、擔心、過度警覺狀態有關。

Gamma 波是相對高頻的 EEG 活動，頻帶範圍在不同研究中有不同定義，可能介於 20-80Hz 或介於 30-200Hz（Amo et al., 2017; Malik & Amin, 2017），會出現在有意識的感知狀態，像是當個案知覺到更高的意義或是進入冥想的意識狀態（Shaffer & Moss, 2019）。

治療師會根據評估與訓練目標決定使用何種範式（Montages）來配置對應的表層電極，以測量局部或全腦 EEG 活動（LaVaque, 2003; Thompson & Thompson, 2016），電極的擺放通常根據國際 10-20 系統放置 21 個電極點，或是由國際 10-20 系統擴增的 10-10 系統放置 75 個電極點（Budzynski et al., 2009）（參考圖六的國際 10-20 系統，以及圖七配戴 21 個或更多個的電極點腦波帽）。治療師可以只監測單點電極，也可以選擇 19 點、72 點或更多電極點的測量範式。

量化腦波（Quantitative EEG, QEEG）計算特定頻帶範圍內的平均 EEG 電壓，目前的 QEEG 軟體可以將個案在多點電極的 EEG 活動、不同電極點間的連結性與常模資料庫進行比較，以幫助診斷或作爲 QEEG 神經回饋訓練方案的指引（Budzynski et al., 2009; Collura, 2019a）。

QEEG 軟體也可以根據單個或多個電極記錄到的 EEG 資料計算出 Z 分數，提供一個總 Z 值以代表個案不同向度上的神經活動狀態與平均值的差距；當 Z 分數爲 0 時，代表個案的神經活動狀態整體而言落在正常範圍中，然而當 Z 分數每增加 1 個單位，則代表個案的大腦活動狀態偏離正常神經活動狀態一個標準差的差距。Z 分數可能是單一個或數百個腦波變項的組合，但個案並不需要知道 Z 分數由哪些變項組成，只要讓大腦學著朝向獎勵的方向移動以接近正常的神經活動狀態。

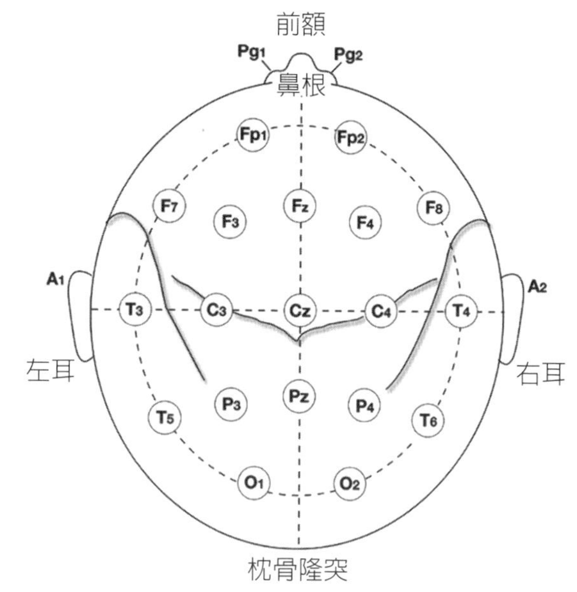

圖六　國際 10-20 系統的 21 個電極點

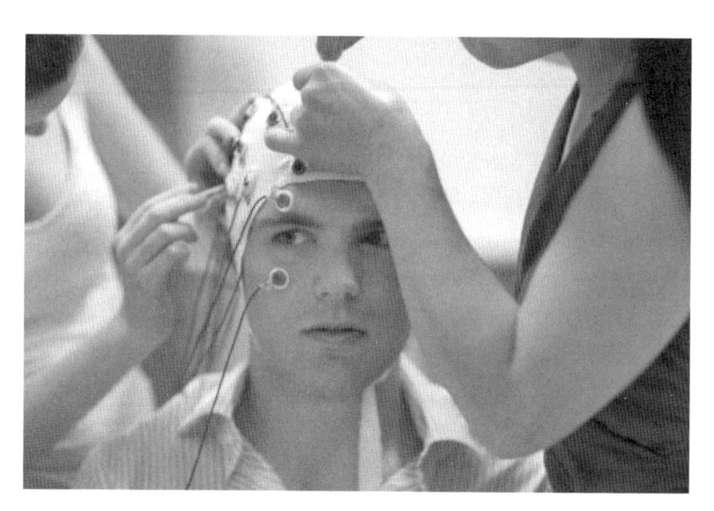

圖七　配戴腦波帽

註：圖中個案正在配戴依據國際10-20系統所設置的21個或更多個的電極點腦波帽。

Z 分數訓練可以引導個案將多個電極點的振幅、大腦左右半腦的不對稱性或是不同腦區的同步性往常態化的方向訓練（Collura, 2019a, 2019b），治療師需要充分具備神經科學的相關知能，才能在設定目標時將與個案主訴症狀或疾病有關的神經網絡納入，以及排除代表正向個體差異的異常大腦活動。

隨著低解析度電磁斷層掃描（Low Resonance Brain Electromagnetic Tomography, LORETA）技術的加入，Z 分數訓練也可以進一步用來評估與訓練表層皮質下的神經活動。LORETA 是將表層 EEG 資料經過數學運算，推算出大腦內電位活動的三維訊號來源（Pascual-Marqui, 2002; Pascual Margui et al., 2002），經過分析可以定位出產生或驅動表層電位活動的源頭，再進一步透過 LORETA 合併 Z 分數來訓練特定的腦區與網絡（Collura, 2019a, 2019b）。

神經回饋治療師將神經回饋應用於改善成癮、注意力不足過動症、學習障礙、焦慮症（包含：恐慌症、畏懼症、廣泛性焦慮症、強迫症、創傷後壓力症候群）、憂鬱、癲癇症（Khazan et al., in press; Monastra et al., 2005; Tan et al., 2016）。

六、呼吸

呼吸感測器（Respirometer）或胸腹呼吸綁帶（Respiratory Strain Gauge）是使用有彈性或可調鬆緊的感測綁帶，同時或分別放置在胸部與腹部兩個位置（參考圖八將彈性感測器綁帶同時放置於胸部與腹部上）。使用呼吸綁帶可以回饋胸部與腹部的相對擴張和收縮程度，並測得呼吸速

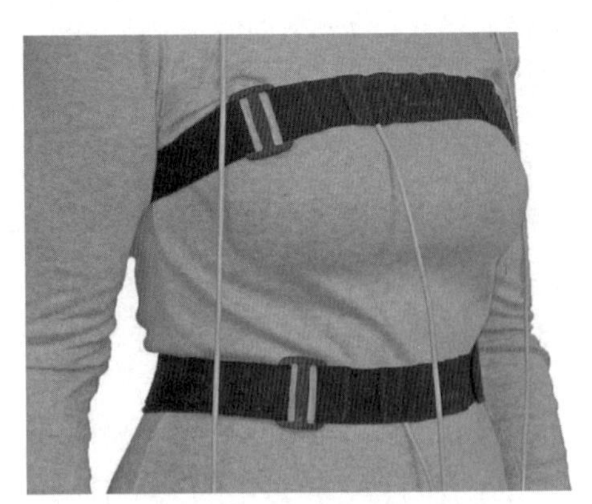

圖八　呼吸綁帶的放置

註：此圖呈現將有彈性的感測綁帶放置在胸部與腹部的位置（MindMedia, Herten, the Netherlands）。

率。在生理回饋評估中，可以從呼吸感測器顯示的線圖觀看時時刻刻的呼吸過程，包含：停頓、憋氣、嘆氣、加速、規律或不規律；在生理回饋訓練中，可以透過呼吸感測器的畫面引導個案平穩呼吸、放慢呼吸的速度、增加每一個呼吸的深度，以及調整任何特定不良的呼吸型態。

使用呼吸綁帶進行呼吸生理回饋訓練有兩個限制：其一是測量到的資料是相對單位，其二是即便目測呼吸型態沒有問題，但個案卻可能因爲過度努力呼吸或是呼吸與心跳速率改變不同步，而導致出現潮氣末端吐氣二氧化碳（$ETCO_2$）以及呼吸竇性心律不整（Respiratory Sinus Arrhythmia, RSA）減少，或者也可以說乍看很相似的兩條呼吸曲線，也可能產生非常不同的心跳變異型態。

Gilbert（2019）提出六種用來評估與訓練呼吸的生理回饋模組，包含：(1) 使用呼吸感測器監測腹部與胸部在呼吸時的擴張與收縮；(2) 使用 SEMG 監測與呼吸有關的頸部與肩膀肌肉組織；(3) 使用二氧化碳感測器測量鼻孔呼出到乳膠管中的末端吐氣二氧化碳濃度（指吐氣末端所呼出空氣的二氧化碳分壓）（參考圖九的左圖爲二氧化碳感測器的畫面、右圖爲放置於鼻孔以對末端吐氣二氧化碳進行測量）；(4) 使用血氧計的紅外線測量手指表面的血氧飽和濃度（圖十爲血氧計）；(5) 使用誘發性肺量計（Incentive Spirometry）監測呼吸循環吸入的空氣量（圖十一爲誘發性肺

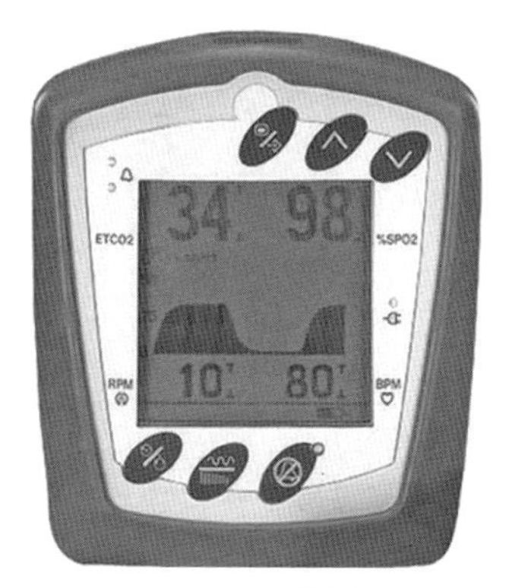

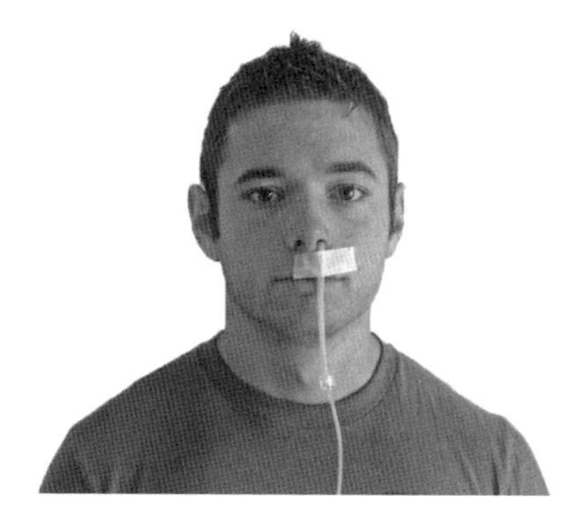

圖九　二氧化碳感測器與測量方式

註：左圖為二氧化碳感測器畫面顯示的二氧化碳濃度、氧氣濃度、每分鐘呼吸次數與心跳速率（Avante Health Solutions）；右圖為將二氧化碳感測器放置於鼻孔以測量潮氣末端吐氣二氧化碳。

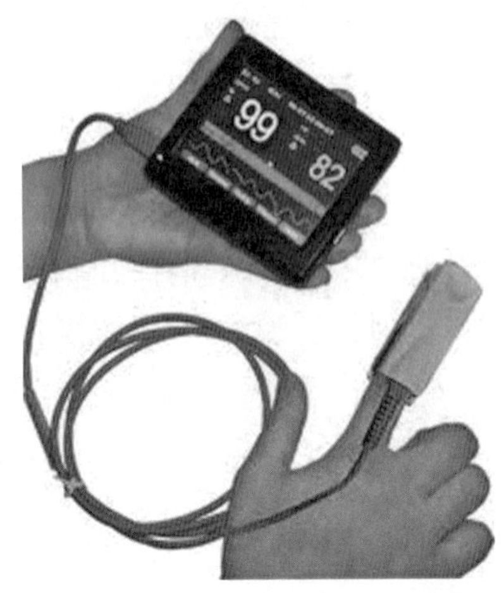

圖十　脈搏血氧計測得的血氧飽和濃度與心跳速率

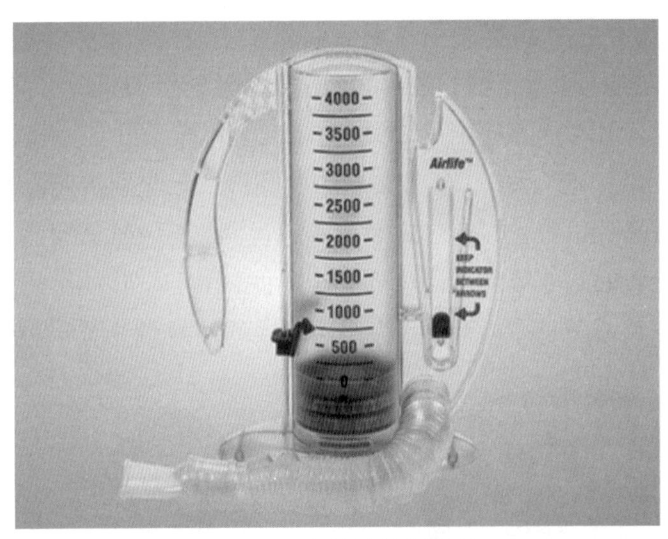

圖十一　誘發性肺量計

量計）；(6) 使用膚溫感測器測量鼻孔的溫度變化，以記錄呼吸的頻率與規律性。

此外，治療師經常使用視覺或聽覺的定速呼吸引導（Breath Pacer），訓練個案跟隨引導的速度平穩呼吸。現今也有許多個案會在療程之間使用智慧型手機或其他設備上的定速呼吸引導進行自主呼吸練習。

治療師可以運用多種生理回饋模組進行整合性的呼吸訓練以克服失功能的呼吸型態。在治療患有氣喘、慢性阻塞性肺病（Chronic Obstructive Pulmonary Disease, COPD）等呼吸性疾病的個案時，有時可以同時使用測量呼吸型態的呼吸感測器，搭配測量末端吐氣二氧化碳濃度的二氧化碳感測器進行呼吸生理回饋訓練。

關於使用二氧化碳感測器進行的生理回饋，可以參考 Meuret 等人（2008）與 Kim 等人（2012）所發展用於治療焦慮症的介入方案。一般來說，成人在靜止休息狀態下的末端吐氣二氧化碳濃度平均值爲 5%（36 托）（Fried, 1987; Fried & Grimaldi, 1993），二氧化碳感測器可以作爲評估個案呼吸品質的敏感指標（Shaffer et al., 1999），短淺、快速且費力的呼吸型態會降低二氧化碳濃度，而深沉、緩慢且不費力的呼吸型態會增加二氧化碳濃度。

生理回饋治療師會將呼吸生理回饋運用在患有焦慮症、氣喘、慢性阻塞性肺病、原發性高血壓、恐慌症與壓力感受高的個案上（Tan et al., 2016; Khazan et al., in press）。不良的呼吸型態也常見於慢性疼痛與慢性疾病中，亦可以透過呼吸生理回饋訓練對這類個案有所助益。

七、心跳速率與心跳變異

心跳速率（Heart Rate，以下簡稱爲 HR）長期以來被認爲是自主神經活化的基本指標，因爲交感神經活化會使 HR 上升、副交感神經活化會使 HR 下降。較高的 HR 被視爲創傷後壓力症候群與一般焦慮症的診斷標誌。早期研究結果顯示生理回饋訓練可以改善心室早期收縮（Premature Ventricular Contractions, PVC）病人的 HR（Engel, 1973）；然而，當時臨床上直接進行 HR 生理回饋訓練的效果相對不彰，反而是透過放鬆訓練、冥想技巧與注意力策略的練習更加有效，再以較低的 HR 作爲代表訓練有成效的指標。

研究者與實務工作者近幾年開始對於心跳變異（Heart Rate Variability，以下簡稱 HRV）生理回饋模組變得感興趣（Moss & Shaffer, 2016），HR 會受到體力勞動、血壓改變、負向情緒與呼吸等各種因素的影響而持續變動（Moss, 2004），較高的 HRV 已經被證實與較佳的心臟健康、整體健康與整體幸福感有關。因爲「健康的心臟不應像節拍器一樣的規律跳動」（Shaffer et al., 2019, p. 117），生理上的變異性對生物體來說是一種代表健康的標誌。

HR 與 HRV 在臨床生理回饋中，可以透過兩種類型的感測器進行測量。第一種是使用心電圖（Electrocardiogram, ECG），將電極放置在軀幹、手腕或腿上（參考圖十二在臨床生理回饋訓練中常將心電圖感測器放置在手腕上進行測量）。心電圖測量心臟的電位活動，特別是計算 QRS 複合波中連續 R 波之間的時間差[2]，稱之爲心跳間隔（Interbeat Interval）。以 60 秒除以心跳間隔，可以計算出該瞬間的 HR，以統計方式算出心跳間隔的變異程度即爲 HRV。

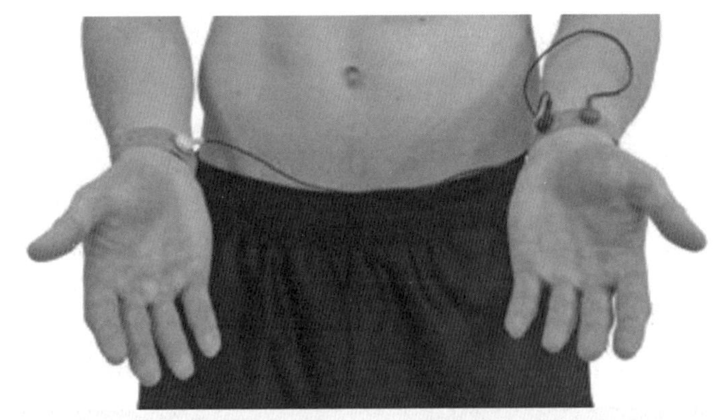

圖十二　心電圖

註：心電圖可以放置在軀幹、前臂或是手腕上，此圖呈現的是將心電圖感測器放置在手腕上，為臨床生理回饋訓練中常用的測量方式。

第二種方式則是透過前述提到的 BVP 感測器（圖三），使用遠紅外光 PPG 感測器，通常放置在手指上，測量由心血管系統壓力變動所引發血容量改變的瞬間。根據血容量曲線中每個高峰之間的間隔時間計算出 HR，透過 BVP 測得的心跳間隔會接近心電圖測得的數值，但不會完全相

[2] 心房與心室去極化和再極化的過程會在心電圖中形成一系列的波型：先是 P 波，接著是 QRS 複合波，最後是 S-T 段。

同；以 BVP 測量出的心跳間隔變異度，也可以進一步計算出 HRV。

HRV 生理回饋可以使用很多種方式呈現與分析 HRV，例如：時域（Time Domain）或頻域（Frequency Domain）的分析方法。時域分析是透過分析心跳間隔呈現變異量的強度，常用指標包含：相鄰正常心跳與心跳間期的標準差（Standard Deviation of the Normal to Normal Intervals, SDNN）、正常心跳間期差值平方和的均方根（The Square Root of the Mean of the Sum of the Squares of Differences between Adjacent NN Intervals, RMSSD），以及最大心跳與最小心跳的差值（The HR Maximum minus the HR Minimum，即以 HR 最大值減去 HR 最小值），用 HR 最大值減去 HR 最小值來描述特定時間內 HR 變化的平均振幅，可能會是個案最容易理解的說法。

頻域分析則是利用頻譜分析，呈現心臟的整體變異各以多少程度分別落在特定的頻率範圍中，與臨床生理回饋相關的頻帶範圍包含：極低頻（Very Low Frequency, VLF）、低頻（Low Frequency, LF）與高頻（High Frequency, HF）頻帶（表四）。常用來評估 HRV 的頻域指標包含：總功率（Total Power，指所有頻帶範圍內的總功率）、高頻功率（High Frequency Power，指 HF 內的絕對功率）、高頻百分比功率（High Frequency % Power，指 HF 功率占總功率的百分比）、低頻功率（Low Frequency Power，指 LF 內的絕對功率）、低頻百分比功率（Low Frequency % Power，指 LF 功率占總功率的百分比）。

表四　頻域指標的頻帶範圍

	頻帶範圍	生理學上的來源
極低頻	< 0.04 Hz	受到溫度調節、血漿腎素波動、內皮細胞與身體活動影響，可能由副交感與交感神經調節。
低頻	0.04-0.15 Hz	反映副交感神經輸入與感壓反射活動。
高頻	0.15-0.4 Hz	反映出由呼吸引發的副交感神經輸入。

註：根據短時間（5 分鐘）的測量結果與生理訊號來源定義出 HRV 的頻域範圍（Shaffer & Ginsburg, 2019; Shaffer, McCraty, & Zerr, 2019; Shaffer & Venner, 2016; Task Force, 1996）。

無論何種分析方式，HRV 都與身體及情緒方面的健康有關，像是在心臟病發作後，HRV 較高的個案較有可能恢復並存活更長時間（Kleiger et al., 1987），或是具有良好心肺能力的年輕人會呈現較高的 HRV，例如：在基準狀態下的 HR 振盪就可能達到 20 以上。HRV 會隨著年齡增長而下降，大部分 50 歲以上成人之基準期的 HR 振盪可能下降到 10 以下。透過運動訓練可以增加正常健康成人的 HRV，而 HRV 較低的個案則較容易因爲各種原因死亡。

在健康呼吸的過程，吸氣時 HR 上升、吐氣時 HR 下降，此正常現象稱爲呼吸竇性心律不整。負向情緒與焦慮都會降低 HRV，反之當個案感到放鬆、培養正向情緒狀態以及維持緩慢而平穩的呼吸型態時，會增加呼吸對於心跳變化的影響，進而使整體 HRV 達到最高。

（一）HRV 生理回饋訓練

治療師可以使用心電圖或 BVP 感測器來測量並計算出 HRV，考量個案的舒適與不影響其衣著端莊，在臨床實務上通常以測量手腕的方式進行心電圖生理回饋訓練，BVP 感測器則通常放置在手指或耳垂；此外，治療師也會使用呼吸感測器／呼吸綁帶測量每個呼吸週期之腹部或胸部的擴張與收縮，以及呼吸速率。當個案維持放鬆、均勻的呼吸，生理回饋訓練畫面會呈現一條平滑的正弦曲線，描繪出呼氣與吸氣的型態，同時會在訓練畫面上同步呈現另一條顯示 HR 變化的平滑而規律的正弦曲線（參考圖十三生理回饋畫面中同時呈現呼吸與心跳速率的線圖）；當個案持有焦慮的想法或像是生氣的負向情緒，則會產生不規則鋸齒狀的呼吸訊號與 HR 變化。生理回饋的訓練目標即是要讓呼吸與 HR 變化產生平滑、有組織且規律的同步性（Tiller et al., 1996）。

（二）共振頻率訓練

HRV 生理回饋運用呼吸的效果以使 HRV 達到最大化，而能夠引發最高 HRV 的呼吸頻率稱爲共振頻率（Resonance Frequency，以下簡稱 RF）（Lehrer et al., 2000; Lehrer et al., 2016）。通常 RF 大約是以每分鐘 6 次呼吸的速度，會因爲體型、總血流量不同而有個體差異。若要找到個案

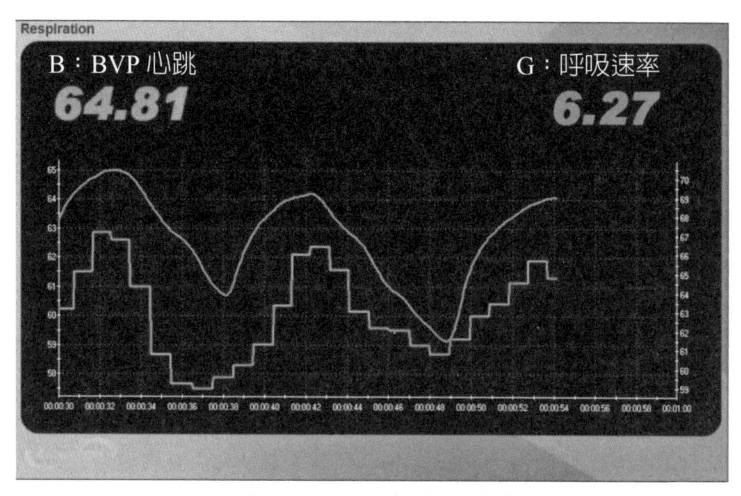

圖十三　呼吸與心跳速率

註：此圖顯示呼吸與心跳速率的同步曲線，上方的線為呼吸，吸氣時上升、吐氣時下降；下方的線為每一瞬間的心跳速率。當個案接近自己的共振呼吸速率時，兩條曲線會維持高度的同相位。螢幕畫面中亦同時以數值的方式顯示目前的心跳速率與呼吸速率。

確切的 RF，則需在評估中引導個案輪流以特定呼吸頻率呼吸，從每分鐘 7.5 次呼吸逐步下降至 7 次、6.5 次、6 次、5.5 次、5 次到 4.5 次，並同時測量每一個呼吸速率下的多個 HRV 指標，可以根據 HR 的振盪幅度、SDNN、LF 功率振幅以及呼吸與 HR 曲線同相位的程度，作爲判斷哪個呼吸頻率能產生最高 HRV 的依據（Lehrer et al., 2000; Lehrer et al., 2016）。完成評估後，治療師會引導個案使用個人的 RF，也就是以能產生最大 HRV 的呼吸速率進行呼吸，一方面鼓勵個案每天至少進行兩次、每次至少 20 分鐘的自主 RF 呼吸練習，另一方面則在訓練中進行 HR 與呼吸生理回饋，以協助個案在特定的呼吸速率下達到更平滑且規律的呼吸型態，進而產生更大而平穩的 HR 振盪正弦曲線。

根據個人的 RF 進行規律呼吸練習，可對個體生理內在系統的平衡與健康產生正向效果（Gevirtz, 2016），HRV 生理回饋的效果最初被解釋爲因爲在生理上強化副交感神經系統所引發的放鬆反應，然而近期 HRV 被認爲是訓練交感神經與副交感神經分支對於心跳速率變化的動態平衡，並在生理層面上具有其他許多益處（Lehrer, 2016）。

生理回饋治療師經常將 HRV 生理回饋治療運用於焦慮症、氣喘、慢性阻塞性肺病、憂鬱與心血管疾病的個案（Del Pozo & Gevirtz, 2003; Del Pozo et al., 2004; Gevirtz, 2016, 2021; Giardino et al. 2004; Karavidas et al., 2007; Lehrer, 2007; Lehrer et al., 2004; Moss & Shaffer, 2016）。此外，隨著近期的研究進展，大量的醫學狀況或情緒障礙症皆對 HRV 生理回饋有正向療效反應（Moss & Shaffer, 2017）。

八、總結

生理回饋的概念是運用電子儀器測量生理訊號，再將生理訊號即時回饋給個案，個案則根據聽覺或視覺回饋提升對於生理反應的自我覺察，進而能自主控制身體運作歷程。任何可以被測量並回饋給個案的生理歷程，都可以作爲生理回饋訓練的標的。然而，不同類型的生理歷程可以被控制的程度會有所不同，也並非所有的訓練都能在臨床或教育上發揮效用。幸運的是，目前多個生理回饋模組分別測量不同的特定生理訊號，已經被證實在醫療、教育與促進巔峰表現上相當有效，一般使用上最普遍的生理回饋儀包含：測量肌肉活動的表面肌電圖感測器、測量周邊溫度的膚溫生理回饋、測量皮膚電位變化的膚電生理回饋、測量大腦電位活動的腦波生理回饋、測量呼吸型態的呼吸感測器與二氧化碳感測器，以及測量心跳速率與心跳變異的心電圖及光體積變化描記圖。

參考文獻

Allen, J. J. B., & Reznik, S. J. (2015). Frontal EEG asymmetry as a promising marker of depression vulnerability: Summary and methodological considerations. *Current Opinion in Psychology, 4*, 93-97. https://doi.org/10.1016/j.copsyc.2014.12.017

Amo, C., de Santiago, L., Barea, R., Lopez-Dorado, A., & Boquete, L. (2017). Analysis of gamma-band activity from human EEG using empirical mode decomposition. *Sensors, 17*(5), 989. https://doi.org/10.3390/s17050989

Arena, J. G. (2010). Future directions in surface electromyography. *Biofeedback,*

38(2),78-82.

Arena, J. G., & Whitford, J. L. (2010). Telehealth applications of psychophysiological interventions for chronic pain disorders. In A. M. Columbus (Ed.), *Advances in Psychology Research (vol. 51)*. Nova Science Publishers.

Bolek, J. E. (2006). Use of multiple-site performance-contingent SEMG reward programming in pediatric rehabilitation: A retrospective review. *Applied Psychophysiology and Biofeedback*, *31*(3), 263-272.

Bolek, J. E. (2012). Quantitative surface electromyography: Applications in neuromotor rehabilitation. *Biofeedback, 40*(2), 47-56.

Bolek, J. E. (2013). Motor control recovery after a severe brain injury: Applications of quantitative surface electromyography. *Biofeedback, 41*(2), 50-55.

Bolek, J. E., Rosenthal, R. L., & Sherman, R. A. (2016), Advanced topics in surface electromyography. In M. S. Schwartz and F. Andrasik (Eds.). *Biofeedback: A practitioner's guide* (4th ed.). Guilford.

Braithwaite, J. J., Watson, D. G., Jones, R., & Rowe, M. (2013). A guide for analyzing electrodermal activity (EDA) and skin conductance response (SCR) for psychological experiments. Technical report: Selective Attention and Awareness Laboratory, Behavioral Brain Sciences Centre, University of Birmingham, UK. https://www.biopac.com/wp-content/uploads/EDA-SCR-Analysis.pdf

Budzynski, T., Budzynski, H., Evans, J. R., & Abarbanel, A. (Eds.) (2009), *Introduction to quantitative EEG and neurofeedback: Advanced theory and applications* (2nd ed.) Elsevier.

Collura, T. (2019a). The quantitative electroencephalogram and the use of normative databases. In D. Moss & F. Shaffer (Eds.), *Physiological recording technology and applications in biofeedback and neurofeedback* (pp. 279-291). Association for Applied Psychophysiology and Biofeedback.

Collura, T. (2019b). Live Z-score neurofeedback. In D. Moss & F. Shaffer (Eds.), *Physiological recording technology and applications in biofeedback and neurofeedback* (pp. 292-300). Association for Applied Psychophysiology and Biofeedback.

Cook, L. G., & Mitschow, L. C. (2019). Beyond the polygraph: Deception detection and the autonomic nervous system. *Federal Practitioner: For the Health Care Practitioners of the VA, DoD, and PHS, 36*(7), 316-321.

Copeman, B., Lynam, I., & Brotman, J. (2005). Validation of infrared temperature comparisons between sites on the left and right hands (abstract). *Applied*

Psychophysiology and Biofeedback, *29*(4), 307.

Davidson, R. J. (1993). Cerebral asymmetry and emotion: Methodological conundrums. *Cognition and Emotion, 7,* 115-138. https://doi.org/10.1080/02699939308409180

Del Pozo, J., & Gevirtz, R. N. (2003). Complementary and alternative care for heart disease. *Biofeedback, 31*(3), 16-17.

Del Pozo, J. M., Gevirtz, R. N., Scher, B., & Guarneria, E. (2004). Biofeedback treatment increases heart rate variability in patients with known coronary artery disease. *American Heart Journal, 147* (3), G1-G6.

Department of Defense (2006). *Federal psychophysiological detection of deception: Examiner handbook.* Counterintelligence Field Activity Technical Manual, Department of Defense. https://antipolygraph.org/documents/federal-polygraph-handbook-02-10-2006.pdf

Engel, B. T. (1973). Clinical applications of operant conditioning in the control of cardiac arrhythmias. *Seminars in Psychiatry*, *5*(4), 433-438.

Fried, R. (1987). *The hyperventilation syndrome: Research and clinical treatment*. Johns Hopkins University Press.

Fried, R., & Grimaldi, J. (1993). *The psychology and physiology of breathing: In behavioral medicine, clinical psychology, and psychiatry.* Plenum Press. https://doi.org/10.1007/978-1-4899-1239-8

Gevirtz, R. N. (2021). Psychophysiological interventions for stress-related, medically unexplained, and anxiety disorders. In P. M. Lehrer, & R. L. Woolfolk (Eds.), *Principles and practice of stress management* (4th ed.) (pp. 131-150). Guilford.

Gevirtz, R. (2016). The promise of heart rate variability: Some preliminary results and speculations. In D. Moss & F. Shaffer (Eds.) (2016). *Foundations of heart rate variability: A book of readings* (pp. 20-26). Association for Applied Psychophysiology and Biofeedback.

Giardino, N. D., Chan, L., & Borson, S. (2004). Combined heart rate variability and pulse oximetry biofeedback for chronic obstructive pulmonary disease. *Applied Psychophysiology and Biofeedback, 29* (2), 121-133.

Gilbert, C. (2019). A guide to monitoring respiration. In D. Moss & F. Shaffer (Eds.), *Physiological recording technology and applications in biofeedback and neurofeedback* (pp. 100-106). Association for Applied Psychophysiology and Biofeedback.

Karavidas, M., Lehrer, P., Vaschillo, E., Vaschillo, B., Marin, H., Buyske, S., et al. (2007). Preliminary results of an open label study of heart rate variability biofeedback for the treatment of major depression. *Applied Psychophysiology and Biofeedback, 32*(1), 19-30.

Kerson, C., Sherman, R. A., & Kozlowski, G. P. (2009). Alpha suppression and symmetry training for generalized anxiety symptoms. *Journal of Neurotherapy, 13,* 146-155. https://doi.org/10.1080/10874200903107405

Khazan, I. (2019). A guide to normal values for biofeedback. In D. Moss & F. Shaffer (Eds.). *Physiological recording technology and applications in biofeedback and neurofeedback* (pp. 2-6). Association for Applied Psychophysiology and Biofeedback.

Kim, S., Wollburg, E., & Roth, W. T. (2012). Opposing breathing therapies for panic disorder: A randomized controlled trial of lowering vs raising end-tidal P(CO). *Journal of Clinical Psychiatry, 73*(7), 931-939. https://doi.org/10.4088/JCP.11m07068

Khazan, I., Shaffer, F., Moss, D., & Lyle, R. (Editors). (in press). *Evidence-based practice in biofeedback and neurofeedback* (4th edition). Association for Applied Psychophysiology and Biofeedback.

Kleiger, R. E., Miller, J. P., Bigger, J. T., & Moss, A. J. (1987). Decreased heart rate variability and its association with increased mortality after acute myocardial infarction. *American Journal of Cardiology, 59*, 256-262. https://doi.org/10.1016/0002-9149(87)90795-8

LaVaque, T. J. (2003). Neurofeedback, neurotherapy, and quantitative EEG. In D. Moss, A. McGrady, T. Davies, & I. Wickramasekera (Eds.), *Handbook of mind-body medicine for primary care* (pp. 123-136). Sage.

Lehrer, P. M. (2007). Biofeedback training to increase heart rate variability. In P. M. Lehrer, R. L. Woolfolk, & W. E. Sime (Eds.), *Principles and practice of stress management* (3rd ed., pp. 227-248). Guilford.

Lehrer, P. M. (2016). How does heart rate variability biofeedback work: Resonance, the baroreflex, and other mechanisms. In D. Moss & F. Shaffer (Eds.) (2016). *Foundations of heart rate variability: A book of readings* (pp. 55-58). Association for Applied Psychophysiology and Biofeedback.

Lehrer, P. M., Vaschillo, E. G., & Vaschillo, B. (2000). Resonant frequency biofeedback training to increase cardiac variability: Rationale and manual for training. *Applied Psychophysiology and Biofeedback, 25,* 177-191.

Lehrer, P. M., Vaschillo, E., Vaschillo, B., Lu, S-E, Scardella, A., Siddique, M, &

Habib, R. (2004). Biofeedback treatment for asthma. *Chest, 126,* 352-361.

Lehrer, P. M., Vaschillo, B., Zucker, T., Graves, J., Katsamanis, M., Velez, M. A., & Wamboldt, F. (2016). Protocol for heart rate variability training. In D. Moss & F. Shaffer (Eds.), *Foundations of heart rate variability biofeedback* (pp. 9-19). Association for Applied Psychophysiology and Biofeedback.

Linden, W. (2007). The autogenic training method of J. H. Schultz. In P. M. Lehrer, R. L. Woolfolk, & W. E. Sime (Eds.), *Principles and practice of stress management* (pp. 151-174). Guilford.

Luthe, W., & Schultz, J. (1969). *Autogenic training*. Grune and Stratton.

Malik, A. S., & Amin, H. U. (2017). *Designing EEG experiments for studying the brain: Design code and example datasets*. Academic Press. https://doi.org/10.1016/B978-0-12-811140-6.00001-1

McGuigan, F. J., & Lehrer, P. M. (2007). Progressive relaxation: Origins, principles, and clinical applications. In P. M. Lehrer, R. L. Woolfolk, & W. E. Sime (Eds.), *Principles and practice of stress management* (3rd ed., pp. 57-87). Guilford.

Meuret, A. E., Wilhelm, F. H., Ritz, T., & Roth, W. T. (2008). Feedback of end-tidal pCO2 as a therapeutic approach for panic disorder. *Journal of Psychiatric Research, 42*(7), 560-568.

Monastra, V., Lynn, S., Linden, M., Lubar, J. F., Gruzelier, J., & LaVaque, T. J. (2005). Electroencephalographic biofeedback in the treatment of attention-deficit/hyperactivity disorder, *Applied Psychophysiology and Biofeedback, 30*(2), 95-114.

Moss, D. (2003). The anxiety disorders. In D. Moss, D., A. McGrady, T. Davies, & I. Wickramasekera (Eds.), *Handbook of mind-body medicine in primary care* (pp. 359-375). Sage.

Moss D. (2004). Heart rate variability and biofeedback. *Psychophysiology Today: The Body-Mind Magazine,* 1, 4-11.

Moss, D. (2005). Psychophysiological psychotherapy: The use of biofeedback, biological monitoring, and stress management principles in psychotherapy, *Psychophysiology Today: The Magazine for Mind-Body Medicine, 2*(1), 14-18.

Moss, D., & Shaffer, F. (Eds.) (2016). *Foundations of heart rate variability: A book of readings.* Association for Applied Psychophysiology and Biofeedback.

Moss, D., & Schaffer, D. (2017). Applications of heart rate variability biofeedback in common medical and mental health disorders. *Biofeedback, 45*(1), 2-8.

National Academy of Sciences (2002). *The polygraph and lie detection.* National

Academy Press.

Nestoriuc, Y., Rief, W., & Martin, A. (2008). Meta-analysis of biofeedback for tension type headache: Efficacy, specificity, and treatment moderators. *Journal of Consulting and Clinical Psychology, 76*(3), 379-396.

Norris, P. (2008). Thermal biofeedback: The essential ingredient in self-regulation. Abstracts of scientific papers presented at the 12th Anniversary Meeting of the Biofeedback Foundation of Europe in Salzburg, Austria. *Applied Psychophysiology and Biofeedback, 33*(4), 239-240.

Pascual-Marqui, R. D. (2002). Standardized low resolution brain electromagnetic tomography (sLORETA): Technical details. *Methods and Findings in Experimental and Clinical Pharmacology 2002, 24*(Suppl D), 5-12.

Pascual-Marqui, R. D., Esslen, M., Kochi, K, & Lehmann, D. (2002). Functional imaging with low resolution brain electromagnetic tomography (LORETA): A review. *Methods & Findings in Experimental & Clinical Pharmacology 2002, 24*(Suppl C), 91-95.

Pennebaker, J. W., & Chew, C. H. (1985). Behavioral inhibition and electrodermal activity during deception. *Journal of Personality and Social Psychology, 49*(5), 1427-1433.

Peper, E., & Gibney, K. H. (2000). *Healthy computing with muscle biofeedback*. Mosaic.

Peper, E., Harvey, R., Lin, I.-M., Tylova, H., & Moss, D. (2007). Is there more to blood volume pulse than heart rate variability, respiratory sinus arrhythmia, and cardiorespiratory synchrony? *Biofeedback, 35*(2), 54-61.

Sella, G. (2019a). Static surface electromyography and neuromuscular reeducation. In D. Moss & F. Shaffer (Eds.), *Physiological recording technology and applications in biofeedback and neurofeedback*. (pp. 59-74). Association for Applied Psychophysiology and Biofeedback.

Sella, G. (2019b). Surface EMG (SEMG): A synopsis. In D. Moss & F. Shaffer (Eds.), *Physiological recording technology and applications in biofeedback and neurofeedback* (pp. 75-84). Association for Applied Psychophysiology and Biofeedback.

Shaffer, F., Combatalade, D., & Peper, E. (2019). A guide to cleaner skin temperature recordings and more versatile use of your thermistor. In D. Moss & F. Shaffer (Eds.), *Physiological recording technology and applications in biofeedback and neurofeedback* (pp. 222-232). Association for Applied Psychophysiology and

Biofeedback.

Shaffer, F., Combatalade, D., Peper, E., & Meehan, Z. (2019). A guide to cleaner electrodermal activity measurements. In D. Moss & F. Shaffer (Eds.), *Physiological recording technology and applications in biofeedback and neurofeedback* (pp. 233-246). Association for Applied Psychophysiology and Biofeedback.

Shaffer, F., & Ginsberg, J. P. (2019). An overview of heart rate variability metrics and norms. In D. Moss & F. Shaffer (Eds.), *Physiological recording technology and applications in biofeedback and neurofeedback* (pp. 170-200). Association for Applied Psychophysiology and Biofeedback.

Shaffer, F., Mayhew, J. L., Bergman, S., Dougherty, J., & Koestler, A. (1999). Effortful breathing may lower end-tidal CO2 through increased tidal volume [Abstract]. *Applied Psychophysiology and Biofeedback, 24*(2), 124.

Shaffer, F., McCraty, R., & Zerr, C. (2019). A healthy heart is not a metronome: A review of the heart's anatomy and heart rate variability. In D. Moss & F. Shaffer, *Physiological recording technology and applications in biofeedback and neurofeedback* (pp. 117-147). Association for Applied Psychophysiology and Biofeedback.

Shaffer, F., & Moss, D. (2006). Biofeedback. In C.-S. Yuan, E. J. Bieber, & B. A. Bauer (Eds.), *Textbook of complementary and alternative medicine* (2nd ed., pp. 291-312). Informa Healthcare.

Shaffer, F., & Moss, D. (2019). Biofeedback. In S. Govoni, P. Politi, & E. Vanoli (Eds.), *Brain and heart dynamics* (pp. 1-13). Springer International Publishing. https://doi.org/10.1007/978-3-319-90305-7_17-1

Shaffer, F., & Venner, J. (2016). Heart rate variability anatomy and physiology. In D. Moss & F. Shaffer (Eds.), *Foundations of heart rate variability: A book of readings* (pp. 31-41) Association for Applied Psychophysiology and Biofeedback.

Tan, G., Shaffer, F., Lyle, R., & Teo, I. (Eds.) (2016). *Evidence-based treatment in biofeedback and neurofeedback* (3rd edition). Association for Applied Psychophysiology and Biofeedback.

Task Force of the European Society of Cardiology and the North American Society of Pacing Electrophysiology. (1996). Heart rate variability: Standards of measurement, physiological interpretation, and clinical use. *Circulation, 93*, 1043-1065. https://doi.org/10.1161/01.CIR.93.5.1043

Thompson, M., & Thompson, L. (2016). *The neurofeedback book: An introduction to basic concepts in psychophysiology.* Association for Applied Psychophysiology and Biofeedback.

Tiller, W. A, McCraty, R., & Atkinson, M. (1996). Cardiac coherence: A new non-invasive measure of autonomic nervous system order. *Alternative Therapies, 2*, 52-65.

Toomim, M., & Toomim, H. (1975). GSR biofeedback in psychotherapy: Some clinical observations. *Psychotherapy: Theory, Research, and Practice, 12*(1), 33-38.

第三章

生理回饋起源

第三章將回顧生理回饋的歷史演進，從 20 世紀初期幾位研究者與實務工作者脫穎而出，成爲生理回饋的先驅；接著，1960 年代，許多研究成果經過匯集而促成生理回饋的發展，直到 1969 年 10 月，在加州聖塔莫尼卡（Santa Monica）舉行的一場研討會中，將生理回饋公認爲一個專門的科學議題與實務取向，生理回饋才算是眞正誕生。在這場會議之後，生理回饋的相關研究以及在臨床、教育與巔峰表現領域中的嶄新應用也加速蓬勃發展。

關鍵詞：生理回饋的歷史、生理回饋的先趨、自我調節、生理回饋的應用

從貫徹現代生理學與行爲科學歷史的角度，我們可以看到生理回饋及生理回饋之外更廣泛的心理生理自我調節取向的起源；此外，也可以從過去追溯許多自我照顧的練習是如何發展，從東方傳統的瑜伽與印度的阿育吠陀醫學，到 19 世紀美國推行自助與健康的風潮被心理學家 Eugene Taylor 喻爲「影子文化（Shadow Culture）」，包含美國超覺經驗主義（American Transcendentalism）、基督科學教派（Christian Science）、基督復臨安息日會（Seventh Day Adventist）、自然療法（Naturopathy）以及當時的許多主流學派都隱含著現代自我照顧和自我控制技巧的要素（Taylor, 1999）。不過本章僅回顧 20 世紀醫學與科學上促進生理回饋發展的主要成果以及臨床突破的例子。

一、生理回饋之臨床與科學先驅

許多早期的研究人員和實務工作者促成了生理回饋的出現，以下將介紹 Edmund Jacobson、Johannes Schultz、Wolfgang Luthe、B. F. Skinner 與 Herbert Benson 的主要貢獻。

（一）Edmund Jacobson（1888-1983）

Edmund Jacobson 是一位受過哈佛教育的心理學家、生理學家和醫師，他的職業生涯致力於研究肌肉活動以及開發能精準測量肌肉活動的整合型神經電壓計（Neurovoltmeter），也是生理回饋目前在臨床與研究上最爲廣泛使用的儀器之一：肌電圖的前身。此外，Jacobson 首創漸進式肌肉放鬆法（Progressive Muscle Relaxation），逐步且有順序地訓練個體將全身每個區域的肌肉拉緊與放鬆。

Jacobson 的方法系統性地引導個體知覺肌肉拉緊與放鬆之間的差異，以培養出對肌肉緊繃的覺察以及相對應釋放緊繃肌肉的能力。個案在各組肌群遵循拉緊肌肉、觀察緊繃與感覺、釋放緊繃肌肉的程序，並且觀察肌肉拉緊與放鬆之間的差異，從頭到腳、一次一組肌群進行練習，並增加對肌肉的覺察以及自主的控制。

Jacobson 爲了將肌肉放鬆法推廣到不同疾病的治療，包含緊縮型頭痛、腸躁症以及高血壓，同時撰寫專業書籍以及科普書籍（Jacobson, 1934, 1938）。Jacobson 自身也累積與許多不同類型患者治療的經驗，對每位患者進行詳盡的訓練過程，在各組肌群進行直到個體發展出對肌肉的精細覺察與控制。

（二）Johannes Schultz（1884-1970）

Johannes Schultz 是德國精神科醫師和心理治療師，他首創自律訓練（Autogenic Training）[1] 的方法。Schultz 研究瑜伽、冥想和催眠所伴隨

[1] 自律訓練一直是生理回饋治療師廣泛使用的一項寶貴技能，作爲臨床上進行生理回饋訓練時的輔助療法，由 Johannes Schultz 首創，後來也對第二次世界大戰

的身體感覺，並發展一系列描述身體深度放鬆經驗的「自律訓練短句（Autogenic Phrases）」，以產生一種生理與情緒深度放鬆的狀態。該技術透過重複默念一些強調四肢沉重與溫暖的鮮明感、平靜而有規律的心跳、被動感受正在呼吸的感覺、太陽穴感覺溫暖、前額感覺涼爽等短句，個案通常會隨著不斷複誦而漸漸體驗到這些感覺在體內不斷增長，並且隨之而來的是一種很深的平和、寧靜和安適的感覺。

（三）Wolfgang Luthe（1922-1985）

之後，Wolfgang Luthe 與 Schultz 合作，進一步發展自律訓練並在美國進行推廣（Schultz & Luthe, 1959），兩人共同撰寫三卷關於自律訓練的大本叢書，而 Luthe 在 Schultz 去世後又完成了另外三卷。截至目前已有大量的研究試圖檢驗自律訓練對各種類型疾病的有效性，自律訓練對於許多疾病的療效也在2002年一篇回顧60篇研究的後設分析中被證實（Stetter & Kupper, 2002）。

（四）Burrhus Fred Skinner（1904-1990）與操作制約（Operant Conditioning）

20 世紀初，實驗心理學的主流理論是 Pavlov 所提出的古典制約（Pavlov's Classical Conditioning），最常用來說明古典制約歷程的 Pavlov 實驗是，讓狗在看見食物時同時響鈴，使得原先由食物（非制約刺激）所引發的唾液反應也會被鈴聲（制約刺激）所誘發，並透過重複配對，制約刺激引發反應的能力會相當於原先的非制約刺激。

在 1920 年代，B. F. Skinner 開始進行動物實驗，提出「操作制約（Operant Conditioning）」的新學習理論（Skinner, 1938, 1953），也被

後的心理治療領域發揮了重要功效。不幸的是，Brunner 等人（2008）根據可靠的歷史證據證明 Schultz 在納粹時代曾犯下的危害人類罪，像是公開提倡強制絕育以及「消滅不值得活下來的生命」的主張（Brunner et al., 2008, p. 257）、制定有助於合理化處決罹患遺傳性與無法治癒疾病患者的診斷準則，以及在從事專業活動和其出版刊物中表現對同性戀者的貶低態度，包括在其 1940 年所發表的〈遺傳生物學與種族人類學〉的文章（引自 Brunner et al., 2008）。

稱作「工具制約（Instrumental Conditioning）」，其概念爲在任何特定行爲之後提供「獎勵（Reward）」（或「增強（Reinforcement）」），動物會增加這些行爲出現的頻率。Skinner 也發明精密的實驗室設備，像是用「史金納箱（Skinner box）」來記錄各種行爲（例如：壓桿）出現的比率，並設定精確的比率，在行爲發生後提供增強。Skinner 與其擁護者認爲，仔細設計「增強時制（Schedule of Reinforcement）」可以增加新制約行爲的強度（Skinner, 1969）。舉例來說，「間歇性隨機增強（Intermittent Random Reinforcement）」是以變動的時間間距提供獎勵，獎勵是隨機且不可預測的，而不會在每次行爲之後都出現，這種特殊的增加時制會讓行爲在獎勵停止出現後，仍持續很長的時間而很難被「消弱（Extinguish）」。

Skinner 接著開發一種稱爲行爲實驗分析（Experimental Analysis of Behavior）的方法，用於辨識動物與人類在自然環境中從刺激到反應的關聯（Stimulus-Response Contingencies）。例如，家族治療師可能應用這種方法檢驗兒童在家中的不良行爲是如何經過「後效增強（Reinforcement Contingencies）」的歷程而維持，亦即疲倦與氣餒的家長提供了足夠的增強，使得兒童頑強的不良行爲持續存在。

隨後，Albert Bandura、Joseph Wolpe 與其他學者將操作制約的原理從動物實驗室擴展到行爲治療、行爲矯正與社會學習理論等更加精煉的科學領域中（Bandura, 1969; Wolpe & Lazarus, 1966），這些嶄新的行爲科學所提供的學習原理，也引領生理回饋的早期發展。

（五）Herbert Benson 與放鬆反應

Herbert Benson 分別在 1974 年的經典文章（Benson et al., 1974）和在 1975 年的暢銷書（Benson, 1975）中，都提到壓力管理和行爲醫學的新模式。Benson 提出對超覺靜坐（Transcendental Meditation）所進行研究調查的成果，超覺靜坐原本是冥想的一種常見形式，源自於印度傳統的修行方法，而 Benson 在研究過程中創立目前生理回饋領域中最廣爲使用的派典之一：放鬆反應的訓練，也替數以萬計的生理回饋療程提供指引的方向。

Benson 強調「放鬆反應恰好完全與壓力反應相反」，以類比人類的壓力反應和放鬆反應之間的關係。以下將詳細描述當代壓力理論的歷史脈絡，在 Benson 著手進行研究時，當時人們已熟知壓力反應是一種心理生理歷程，且伴隨著因應危險所產生的生理活化。人類的壓力反應是一種對威脅做出緊急反應的適應性生理機制，但隨著時間拉長會耗損個體的健康，而會伴隨壓力反應出現的生理變化包括：

· 交感神經系統活動增加
· 心跳與血壓上升
· 呼吸加快
· 肌肉緊繃程度上升
· 新陳代謝加快
· 腎上腺素和血糖上升
· 皮質醇上升
· 流向手臂與腿部肌肉的血流量增加
· 大腦皮質的快波活動增加

研究顯示人類壓力反應中的關鍵生理路徑，包括下視丘—腦下垂體—腎上腺軸（Hypothalamus-pituitary-adrenal Axis）以及交感神經—腎上腺—髓質系統（Sympatho-adrenal-medullary System）。

Benson 的貢獻即是透過研究超覺靜坐與其他形式的放鬆訓練，將人類的放鬆反應界定爲壓力反應的反向心理生理歷程。在每個生理系統中，放鬆訓練都反轉壓力反應的影響，像是暴露在壓力下會使心跳、血壓與呼吸速率增加，而經過放鬆反應訓練則會使心跳、血壓與呼吸速率下降。

Benson 在 1975 年的著作《放鬆反應》（*The Relaxation Response*）中將當時的研究統整爲一張表格，呈現六種不同的放鬆技術：超覺靜坐、禪修與瑜伽（Zen and Yoga）、自律訓練（Autogenic Training）、漸進式放鬆（Progressive Relaxation）、暗示深度放鬆的催眠（Hypnosis）以及感覺循環（Sentic Cycle），都會在整個人體生理系統中產生相似可見的放鬆反應（Benson, 1975, pp. 70-71）。Benson 將放鬆反應描述爲一種低代謝狀態，強調許多生理系統的運作普遍性減慢（Beary & Benson, 1974），而存在危險時會增加新陳代謝，並激發緊急行動的生理反應，從而耗損身體的儲備；相較之下，透過規律練習放鬆可以使新陳代謝平靜下來，創造休息與恢復的狀態，使身體恢復儲備狀態。Benson 進行的研究也顯示出規律進行放鬆反應對治療頭痛（Benson, Klemchuk, & Graham, 1974）與高血壓（Benson, Rosneret al., 1974）的益處。

Benson 所所提出的放鬆反應概念，立即被當時正在發展的生理回饋所採用，生理回饋經常被視爲是一項技術，是促進放鬆反應的途徑。

二、直接促成生理回饋派典的心理生理學研究

在 1950 年代與 1960 年代，許多研究領域直接證實透過回饋式學習或操作制約學習如何控制身體及身體運作歷程的可能性。這項研究清楚地表明自主控制生理上的內臟運作歷程、肌肉與大腦是有可能做到的事。

（一）Neal Miller 與內臟學習（Visceral Learning）

Neal Miller（1909-2002）是一名實驗室科學家，最初在維也納接受精神分析訓練，後來在工具學習（Instrumental Learning）與社會學習（Social Learning）進行了廣泛的研究。Miller 相當讚賞俄羅斯生理學家 K. M. Bykov 所提出古典制約中的生理反應會受到自主神經系統的調節，認爲可透過工具制約影響這類的內臟反應（Coons & Leibowitz, 2010）。

Miller、Leo DeCara 與其同事在 1960 年代進行了一系列動物實驗，證實了各種自主神經調節生理歷程的工具制約，包括血壓、心臟功能與腸道活動（Miller & DeCara, 1967; Miller, 1969; Miller, 1978）。在這些研究問世之前，生理學家普遍認爲個體對身體功能的控制是受到中樞／自主控制的神經系統（Central/Voluntary Nervous System）所管轄，而內在生理歷程則是受到自主神經系統（Autonomic/Involuntary Nervous System）所管轄，超出自主控制覺察與控制範圍。

Miller 與 DeCara 用南美箭毒麻痺動物，這些動物的內臟變化將無法藉由中樞神經系統調節而進行自主控制活動，然而，卻發現動物在麻痺狀態下仍然能夠改變內臟運作，像是口渴的狗被訓練增加唾液分泌（或減少唾液分泌）以獲得水分，或是被施以南美箭毒的大鼠甚至能夠改變腦波活動。

Neal Miller 在箭毒動物的實驗，並沒有成功在其他實驗室情境中被重複驗證，但卻推動後續研究將內臟學習的操作制約模式擴展到人體實驗上（Miller & Dworkin, 1974），舉其中一個受到其鼓舞的研究成果爲例，Bernard Engel 驗證操作制約應用在降低血壓以及改善其他自主神經系統相關疾病的實際效用（Engel, 1973）。更廣泛地說，Miller 的研究啟發了人們能夠經由生理回饋更主動地恢復與維持自身健康。

因此，Miller 被視爲是生理回饋領域之父，其發表的文章中，共有 17 篇提到「生理回饋」一詞，也擔任美國生理回饋學會（Biofeedback Society of America）的理事長。他在 1978 年發表的文章：〈生理回饋與內臟學習〉（Biofeedback and Visceral Learning）是介紹生理回饋領域最被廣爲閱讀的文章之一。

（二）John Basmajian 與單一運動單位的控制

眾所周知，人類透過中樞神經系統有自主控制骨骼肌，即人類的運動是基於有意識的自主控制，個體會先想像要移動的目標位置再開始移動。在同一時間，中樞神經系統將肌肉活動中的多個組成成分整合爲同一個「動作旋律（Kinetic Melody）」，以有效地使個體達成其目標。單一個活動或動作會使用到成千上萬個「運動單位（Motor Unit）」（每個運動單位則由 Alpha 運動神經元控制的許多肌肉纖維所組成），而每一個獨立的運動單元的活化會按照全或無定律而運作，若要產生更高強度的肌肉收縮，將需要聚集更多的運動單位。

有許多類型的疾病、損傷與病理情況會破壞肌肉的整合，光是要對肌肉疼痛與功能性動作缺損進行復健就相當具有挑戰性。在多數情況下，損傷會破壞連接大腦與肌肉的感覺運動路徑，即便肌肉纖維本身保有完整的結構，彼此之間卻無法協調運作；即使是健康的個體也很少能夠非常精確地覺察或控制肌肉中的單一運動單位，通常個體在缺乏本體感覺引導對肌肉功能進行微觀之控制的狀況下，將無法感覺個別的運動單位或其神經路徑。

John V. Basmajian 在 1950 年代開始一項研究計畫，測試有自主控制骨骼肌的外在限制，同時使用放置在肌肉上的表面電極和插入肌肉的細針電極，向參與者以示波器呈現視覺以及聽覺回饋（Basmajian, 1967），最後證實幾乎所有參與者都可以在短時間內建立起對肌肉單一運動單元的意識控制和學習。某一次特別的狀況下，他測量的對象是一位電視採訪者，堅持要在學習運動控制的同時進行錄影採訪，雖然 Basmajian 並不鼓勵這種冒險逞強的做法，但在採訪者堅持下，結果仍能在成功根據回饋控制運動的同時完成半小時的採訪（Brown, 1980）。

Basmajian 以及之後大量的研究結果證實表面肌電圖在物理治療、神經肌肉再教育，以及疼痛治療可以發揮強大的作用（Moss et al., 2004），應用的範圍從緩解緊縮型頭痛，到恢復中風後腳無力下垂的症狀。此外，Basmajian 的研究成果也爲生理回饋模式的基礎提供確鑿的佐證，如果外部的儀器設備能夠爲個體提供有關生理歷程的精確訊息，則可以增加個體對這些身體歷程的控制能力，即使是因受傷或疾病過程而導致肌肉或其他器官功能受損的個體，也可能在接受儀器回饋後，以某種補償形式而得到控制。表面肌電生理回饋有助於在神經肌肉系統中形成替代的神經途徑、納入額外的運動單位，生理回饋儀器也可以說是創造一個外部回饋迴路作爲功能性的替代機制，取代身體原有的內部回饋與自我調節歷程。

（三）Joseph Kamiya 與 EEG 活動的自主控制

1950 年代後期，Joseph Kamiya 研究內在感知的現象或對個人內在經驗的覺察，其研究問題在於探討人類可以觀察和區辨內在事件的程度，包括大腦運作歷程。Kamiya 最初是發現一位參與者可以透過回饋學習，正確地區辨腦波何時出現 Alpha 波，隨後又發現該名參與者可以應要求使大腦產生 Alpha 波的狀態（Kamiya, 1969, 2011; Kamiya, Personal communication, 1994; Gaarder & Montgomery, 1977, p. 4），在進一步研究下，他也發現透過足夠的訓練與回饋，許多參與者皆可以同樣學會控制大腦皮質活動。

Kamiya 對於自主控制產生 Alpha 波狀態的成果，適逢美國的非主流文化開始對意識狀態改變產生興趣，以及東方宗教、意識心理學和超個人心理學的出現（Moss, 1998），也正是 Timothy Leary 因爲鼓勵年輕人使用迷幻劑〔麥角二乙胺（Lysergic acid diethylamide, LSD）〕來發現人類意識的新層次而吸引大量媒體關注的時代。

大腦呈現 Alpha 波的狀態與創造力、開放覺察、接受性與冥想狀態有密切相關。Kamiya 的研究指出，電子儀器的監控與引導提供一個捷徑，有望幫助個體在短時間內培養出一種輕鬆、靈性層次上的覺醒或富創造性的心理狀態，此時，人類已可以藉由科學記錄的方式探索意識狀態的改變。

大量的腦波研究與正向的臨床報告接著湧現，Les Fehmi 在 1967 年開始一系列引發人類大腦同步的相關實驗，以期拓展訊息處理的理解和範圍，他在親身實驗的過程中發現，自己因無法增加 Alpha 波感到受挫而放棄努力後，Alpha 波卻反而大大提升。Fehmi 對於自發性增加大腦 Alpha 波狀態進一步進行研究，包括探討放鬆與意象法，而得到「廣泛且分散的意識狀態」的結論，他認爲這種非專注、非目標導向的注意力狀態有助於釋放生理緊張、緩和人際關係、促進生理功能和健康。除此之外，Fehmi 也提出以「開放式焦點模型（Open Focus Model）」訓練個體學習、冥想的注意力型態（Fehmi & Fritz, 1980; Fehmi & Robbins, 2007; Fehmi & Selzer, 1980）。

Alpha 波產生與冥想心靈意識的研究，在當時的主流媒體已有一定程度的接受度，也出現一種新興產業，專門提供訓練 Alpha 波的原始生理回饋儀器設備，宣稱能透過冥想引導個案增強 Alpha 狀態；但對此，具科學思想與素養的社群卻愈發秉持懷疑的態度，Ancoli 與 Kamiya（1978）批評早期許多 Alpha 波回饋訓練研究在方法學上的問題與不一致，像是訓練品質與長度不足、未監測研究者與參與者之間的社會互動與指導語等關鍵變項（Ancoli & Kamiya, 1978, pp. 179-180），在 1979 年，Basmajian 宣稱「Alpha 波回饋仍是個謎，尚不能作爲一種治療方法」（Basmajian, 1979, p. 1）。

儘管如此，關於如何自主控制大腦運作的基本原理仍然令人興奮，在接下來的四十個年頭中不斷增加科學支持的證據，也在儀器與電腦訊號處理的快速發展下，開發出無比精準的腦波測量與即時回饋技術。與此同時，人們對於透過追求冥想與 Alpha 波爲主的心理狀態，以利於達到某種精神層面整合的興趣從未完全消失，與控制腦波有關的實際應用至今仍持續推動著腦波回饋或神經回饋的風潮。

Barry Sterman（1986）進行一系列嚴謹的研究，發展出透過自主控制腦波來控制癲癇發作的方案，在研究過程中發現當在右半腦的感覺運動皮質訓練增加感覺運動節律（Sensorimotor Rhythm, SMR）時，不論是貓與人類都展現抑制癲癇發作的結果。Joel Lubar 將 Sterman 的成果擴展，依序應用在過動以及注意力問題上，Lubar 表示，被診斷有注意力不足過動症的學童可透過腦波訓練選擇性抑制 Theta 波與增強 Beta 波的大腦活動，進而提高注意力（Lubar, 1989, 1991; Lubar & Shouse, 1976, 1977）。此外，Eugene Peniston 在 1989 年發表透過增強 Alpha/Theta 方案治療酒精使用者的成功案例，也引發了眾人對於改變意識狀態竟能幫助個人成長與康復的濃厚興趣（Peniston & Kukolsi, 1989）。

三、生理回饋的起源

在以 Neal Miller、John Basmajian 與 Joe Kamiya 的科學研究成果搭建好的舞臺上，生理回饋這門新興科學作為一種研究派典和一種臨床訓練取向接著登場，也反映出當時神經生理學、生理心理學、睡眠研究等學術部門，以及像是退伍軍人管理局（Veterans Administration）和門寧格基金會（Menninger Foundation）等一些醫療機構正展開大範圍的工作，隨後這些科學運動在 1968 年和 1969 年所舉辦的三個重要科學會議中變得更加明朗具體。

在聖塔莫尼卡會議（Santa Monica Conference）之前，Kenneth Gaarder 籌組兩次會議、積極連結相關的網絡最終創立生理回饋研究學會（Biofeedback Research Society）（Gaarder, 1994, Personal Communication）。首先，一些研究回饋的學者出席退伍軍人管理局 1968 年在丹佛舉行的年度研究會議，包含：Thomas Budzynski、Kenneth Gaarder、Thomas Mulholland、Barry Sterman 與 Johann Stoyva。接著，1969 年 4 月在堪薩斯州的康瑟爾格羅夫市（Council Grove），美國人本主義心理學學會與門寧格基金會共同主辦一場主題為意識狀態改變的會議，匯集許多探討各種意識層面與健康之間關係的研究者，當時對冥想、迷幻藥物、神祕主義與超感官知覺的研究成果也反映著 1960 年代的氛圍，會議的主要推動者之一爲 Elmer Green，出席者則包括 Barbara Brown、Kenneth Gaarder、Joe Kamiya、Gardner Murphy 與 Johann Stoyva。最後，才在 1969 年加州聖塔莫尼卡舉辦的第三次會議上，正式宣布生理回饋爲一種臨床與研究派典。

四、聖塔莫尼卡會議與生理回饋研究學會

1969 年，Kenneth Gaarder、Gardner Murphy 與 Barbara Brown 成立的核心委員會打算籌組一個會議，聚焦在對生理回饋概念日益增長的興趣，又在許多同事的鼓勵和支持擴大規模、建立一個新的科學學會的構想之下，Barbara Brown 負責大部分會議所需的組織與計畫、安排相關的議程，後來也被選爲新學會的第一任主席，會議終於在 1969 年 10 月 20 日至 22 日於聖塔莫尼卡的衝浪騎士飯店（Surf Rider Inn）舉行（Moss, 1998）。

根據「自主神經功能的制約與控制」、「肌肉回饋」、「腦波回饋」、「回饋與意識狀態」、「回饋的方法學」、「回饋的理論與未來」、「動物實驗中的回饋技術」以及「回饋概念的臨床應用」等主題，將議程劃分爲一系列研究報告與專家小組。

但是在議程中都沒有列出生理回饋這個名稱，直到在其中一個議程討論到對於如何稱呼這種新的研究／治療技術以及如何稱呼該組織的爭議，生理回饋從自我調節（Self-regulation）、自律調節（Auto-regulation）以及回饋（Feedback）等選項中脫穎而出，並成立生理回饋研究學會。

名列在這場會議中的講者，包括：John Basmajian、Barbara Brown、Thomas Budzynski、Leo Di Cara、Les Fehmi、Elmer Green、Joe Kamiya、Thomas Mulholland、Gardner Murphy、Barry Sterman、Johann Stoyva、Charles Tart 與 George Whatmore 等人。

Joe Kamiya 觀察到這群聚集在聖塔莫尼卡的人，從「最執著務實的操作制約學者」到「身穿白袍的醫師」都有，這群人專業的多樣性令人著迷（Kamiya, 1994）。在東方精神以及人本主義強調將人類潛能開發到更

高層次的強烈影響之下，追求大腦 Alpha 波狀態被視爲到達靈性覺察的管道，尤其引起超個人心理學家與冥想者的興趣，但在嚴謹的方法學與心理生理學研究法也同等重要的情況之下，生理回饋似乎是建立起一個同時滿足高科技以及追求更高意識層次的交會點。

五、聖塔莫尼卡之後的生理回饋

（一）專業組織與認證

在聖塔莫尼卡的會議之後，受到廣泛關注的新生理回饋研究仍未停下腳步，在 1976 年更名爲美國生理回饋學會（Biofeedback Society of America），又在 1988 年再次更名爲美國應用心理生理學會與生理回饋學會（The Association for Applied Psychophysiology and Biofeedback, AAPB）。在 1995 年同時出現一個致力於神經回饋的組織，最初命名爲神經調節研究學會（Society for the Study of Neuronal Regulation），現今更名爲國際神經調節與研究學會（International Society for Neuroregulation and Research, ISNR）。另一個在 1981 年成立的獨立組織——生理回饋認證機構（Biofeedback Certification Institute of America, BCIA），爲生理回饋訓練與實務提供更高、更統一的標準，後來更名爲生理回饋認證國際聯盟（Biofeedback Certification International Alliance，簡稱仍是 BCIA），反映出有越來越多的國際人士提出認證申請，BCIA 認證也得到 AAPB 與 ISNR 的認可。目前 BCIA 也與澳洲、墨西哥與西班牙的全國性組織與合作成立附屬聯盟，爲這些國家的治療師進行生理回饋與神經回饋認證。

臨床技術逐漸針對各種健康問題而廣泛發展，使得學會增加對各種臨床應用的重視，在健康照護領域包含從氣喘、頭痛、纖維肌痛症、癲癇、慢性疼痛到尿失禁（Moss et al., 2004）；新的治療派典也被應用在教育領域的挑戰，包括注意力不足過動症（Lubar et al., 1995）、學習障礙（Thornton & Carmody, 2005）、表達和語言障礙（Horowitz, 2002）以及自閉症（Coben, 2007）；生理回饋與神經回饋更被應用在非疾病或障礙的領域中，以促進最佳或巔峰表現，包括運動（Edmonds & Tenenbaum,

2011; Strack et al., 2011; Wilson et al., 2006），音樂和舞蹈表演（Egner & Gruzelier, 2003; Gruzelier et al., 2006）以及一般藝術表演（Gruzelier, 2009）。

（二）心跳變異生理回饋的出現

1960、1970 與 1980 年代的醫學研究最初在產科與心臟病學領域將心跳的變異性界定為健康與疾病的重要指標，隨後才應用到其他醫學領域中（Lehrer, 2016），若個體有健康的心血管系統將呈現較高的變異性，而久坐不動的生活型態、老化與疾病則會導致變異性消失（Moss & Shaffer, 2016）。一系列研究指出，較低的心跳變異（Heart Rate Variability，以下簡稱為 HRV）伴隨著許多疾病的出現，並預測持續罹病與死亡的高風險，其中一個針對心臟病發作患者的經典研究顯示，HRV 落於最低等級患者的死亡率是最高等級患者的 5.3 倍（Kleiger et al., 1987）。相反的，較高的 HRV 可被視為健康與復原力的指標，也是正向幸福感與長壽的預測指標。

在 1990 年代，幾項獨立的研究顯示透過生理回饋訓練可以提升 HRV 並產生治療效果，像是 Paul Lehrer 將 1992 年訪問俄羅斯聖彼得堡（St. Petersburg）期間所學習到的 HRV 訓練，在返回美國後進行廣泛性的研究，並初步確定 HRV 訓練對氣喘兒童的臨床效益（Lehrer et al., 2004），隨後也與同事共同發展 HRV 訓練方案，訓練患者使用最佳共振頻率呼吸以產生最大的 HRV（Lehrer et al., 2000）。HeartMath 研究機構、亞萊恩大學（Alliant University）與渥太華大學（University of Ottawa）的研究人員也進一步進行 HRV 訓練的研究（Lehrer, 2016）。

HRV 生理回饋訓練的研究與臨床應用在 2000 年後出現了爆炸性的增長，大量研究顯示 HRV 生理回饋對各種醫學與心理健康疾病之治療效益（Moss & Shaffer, 2017），應用範圍從焦慮、氣喘、憂鬱、纖維肌痛症、高血壓到反覆性腹痛（Moss & Shaffer, 2016），第七章將更詳細的介紹 HRV 生理回饋的相關技術與應用。

（三）臨床療效的標準

有鑑於 1990 與 2000 年代更加強調將生理回饋技術廣泛應用在各種臨床問題的臨床療效進行研究記錄，AAPB 的主席 Donald Moss 在 2001 年和 ISNR 的主席 Jay Gunkelman，共同籌組一個工作小組以制定生理回饋與神經回饋療效的標準，並在 2002 年發表相關文件（LaVaque et al., 2002），隨後又發表一連串的白皮書，回顧生理回饋對一系列疾病的療效（Moss et al., 2004），包含：功能性肛門直腸疾病（Palsson et al., 2004）、注意力不足障礙症（Monastra, et al., 2005）、面部疼痛與顳顎關節障礙症（Crider et al., 2005）、高血壓（Linden & Moseley, 2006）、尿失禁（Glazer & Laine, 2006）、憂鬱症（Karavidas et al., 2006）、藥物濫用（Sokkadzee et al., 2008）以及頭痛（Nestoriuc et al., 2008）。

在這之後有研究使用相同的療效標準對各種醫學與心理疾病進行更廣泛的療效回顧（Yucha & Gilbert, 2004），而又在近期發表更新版本（Yucha & Montgomery, 2009; Tan et al., 2016），在 2016 年的版本中回顧 40 種臨床疾病，範圍從成人頭痛到血管迷走神經性昏厥（Vasovagal Syncope）；此外，第四版現在也正在籌備中（Khazan et al., in press）。

各個疾病的評分取決於對每種疾病可取得的研究資料的性質，可能從軼事類型的報告到有對照組的雙盲研究，因此療效評級較低可能僅反映目前仍缺乏研究佐證，而不是生理回饋對該問題沒有訓練效果。在 2016 年的版本中，注意力不足過動障礙症為「有效且特異（Efficacious and Specific）」的最高療效評級，許多疾病則為「有效（Efficacious）」的次高療效評級，包括：焦慮、便秘、慢性肌肉相關疼痛（口腔顏面疼痛、非心臟性胸痛、姿勢相關疼痛）、憂鬱症、糖尿病血糖控制、癲癇／抽搐發作疾病、勃起功能障礙、高血壓、成人頭痛、腸躁症、子癲前症、雷諾氏症以及顳顎肌肉與關節疾病。

生理回饋實務模式、評估與治療方法、專業行為標準、相關解剖學與生理學，以及生理回饋與神經回饋的應用領域，將會在接下來的章節分別介紹。

參考文獻

Ancoli, S., & Kamiya, J. (1978). Methodological issues in alpha biofeedback training. *Biofeedback and Self-Regulation, 3*(2), 159-183.

Bandura, A. (1969). *Principles of behavior modification*. Holt, Rhinehart, and Winston.

Basmajian, J. V. (1967). *Muscles alive: Their functions revealed by electromyography*. Williams and Wilkins.

Basmajian, J. V. (1979). *Biofeedback: Principles and practice for clinicians*. Williams and Wilkins.

Beary, J. F., & Benson, H. (1974). A. simple psychophysiologic technique which elicits the hypometabolic changes of the relaxation response. *Psychosomatic Medicine, 36*(2), 115-120.

Benson, H. (with Klipper, M. Z.) (1975). *The relaxation response*. William Morrow.

Benson, H., Beary, J. F., & Carol, M. P. (1974). The relaxation response. *Psychiatry, 37*(1), 37-46.

Benson, H., Klemchuk, H. P., & Graham, J. R. (1974). The usefulness of the relaxation response in the therapy of headache. *Headache, 14*(1), 49-52.

Benson, H., Rosner, B. A., Marzetta, B. R., & Klemchuk, H. M. (1974). Decreased blood-pressure in pharmacologically treated patients who regularly elicited the relaxation response. *Lancet, 23* (1/7852), 289-291.

Brown, B. (1974). *New mind, new body.* Harper & Row.

Coben, R. (2007). Connectivity-guided neurofeedback for autistic spectrum disorder. *Biofeedback, 35*(4), 131-135.

Coons, T., & Leibowitz, S. F. (2010). Neal E. Miller and his research. *Biofeedback, 38*(3), 101-107.

Crider, A., Glaros, A.G., & Gevirtz, R.N. (2005). Efficacy of biofeedback-based treatments for temporomandibular disorders, *Applied Psychophysiology and Biofeedback, 30*(4), 333-345.

Edmonds, W. A., & Tenenbaum, G. (2011). *Case studies in applied psychophysiology: Neurofeedback and biofeedback treatments for advances in human performance.* John Wiley and Sons.

Egner, T., & Gruzelier, J. H. (2003). Ecological validity of neurofeedback: Modulation of slow wave EEG enhances musical performance. *Neuroreport. 14*(9), 1221-1224.

Engel, B. T. (1973). Clinical applications of operant conditioning in the control of cardiac arrhythmias. *Seminars in Psychiatry, 5*(4), 433-438.

Fehmi, L. G., & Fritz, G. (1980). Open focus: Attentional foundation of health. *Somatics, 2*(4), 24-30.

Fehmi, L., & Robbins, J. (2007). *The open focus brain*. Trumpeter Books.

Fehmi, L. G., & Selzer, F. (1980). Attention and biofeedback training in psychotherapy and transpersonal growth. In S. Boorstein & K. Speeth (Eds.), *Explorations in transpersonal psychotherapy* (pp. 314-337). Jason Aronson.

Gaarder, K. R., & Montgomery, P. S. (1977). *Clinical biofeedback: A procedural manual.* Lippincott Williams and Wilkins.

Glazer, H. I., & Laine, C. D. (2006). Pelvic floor muscle biofeedback in the treatment of urinary incontinence: A literature review. *Applied Psychophysiology and Biofeedback, 31*(3), 187-201.

Gruzelier, J. (2009) A theory of alpha/theta neurofeedback, creative performance enhancement, long distance functional connectivity and psychological integration. *Cognitive Processing,* 10 Suppl. 1, S101-109. https://doi.org/10.1007/s10339-008-0248-5

Gruzelier, J., Egner, T., & Vernon, D. (2006). Validating the efficacy of neurofeedback for optimizing performance. *Progress in Brain Research, 159*, 421-31.

Horowitz, B. (Ed.). (2002). *Communication apprehension: Origins and management.* Singular/Thomson Learning.

Jacobson, E. (1934). *You must relax: A practical method of reducing the strains of modern living.* McGraw-Hill.

Jacobson, E. (1938). *Progressive relaxation.* University of Chicago Press.

Kamiya, J. (1969). Operant control of the EEG alpha rhythm and some of its reported effects on consciousness. In C. T. Tart (Ed.), *Altered states of consciousness* (pp. 507-515). Wiley.

Kamiya, J. (2011). The first communication about operant conditioning of the EEG. *Journal of Neurotherapy, 15*(4), 65-73.

Karavidas, M. K., Tsai, P., Yucha, C., McGrady, A., & Lehrer, P. M. (2006). Thermal biofeedback for primary Raynaud's phenomenon: A review of the literature, *Applied Psychophysiology and Biofeedback, 31*(3), 203-216.

Khazan, I., Shaffer, F., Moss, D., & Lyle, R. (Editors). (in press). *Evidence-based practice in biofeedback and neurofeedback*. Association for Applied Psychophysiology and Biofeedback.

Kleiger, R. E., Miller, J. P., Bigger, J. T., & Moss, A. J. (1987). Decreased heart rate variability and its association with increased mortality after acute myocardial infarction. *American Journal of Cardiology*, *59*(4), 256-262.

LaVaque, T. J., Hammond, D. C., Trudeau, D., Monastra, V., Perry, J., Lehrer, P., Matheson, D., & Sherman, R. (2002). Template for developing guidelines for the evaluation of the clinical efficacy of psychophysiological interventions. *Applied Psychophysiology and Biofeedback, 27*(4), 273-281.

Lehrer, P. M. (2016). History of heart rate variability biofeedback research: A personal and scientific voyage. In D. Moss & F. Shaffer (Eds.), *Foundations of heart rate variability biofeedback* (pp. 1-8). Association for Applied Psychophysiology and Biofeedback.

Lehrer, P. M., Vaschillo, E., & Vaschillo, B. (2000). Resonant frequency biofeedback training to increase cardiac variability: Rationale and manual for training. *Applied Psychophysiology and Biofeedback*, *25*(3), 177-191.

Lehrer, P., Vaschillo, E., Vaschillo, B., Lu, S.-E., Scardella, A., Siddique, M., & Habib, R. (2004). Biofeedback treatment for asthma. *Chest*, *126*, 352-361.

Linden, W., & Moseley, J. V. (2006). The efficacy of behavioral treatments for hypertension. *Applied Psychophysiology and Biofeedback, 31*(1), 51-63.

Lubar, J. F. (1989). Electroencephalographic biofeedback and neurological applications. In J. V. Basmajian (Ed.), *Biofeedback: Principles and practice for clinicians* (3rd ed.), pp. 67-90. Williams and Wilkins.

Lubar, J. F. (1991). Discourse on the development of EEG diagnostics and biofeedback treatment for attention-deficit/hyperactivity disorders. *Biofeedback and Self-Regulation, 16,* 201-225.

Lubar, J. F., & Shouse, M. (1976). EEG and behavioral changes in a hyperkinetic child concurrent with training of the sensorimotor rhythm: A preliminary report. *Biofeedback and Self-Regulation*, *1*(3), 293-306.

Lubar, J. F., & Shouse, M. N. (1977). Use of biofeedback in the treatment of seizure disorders and hyperactivity. In B. B. Lahey & A. E. Kazdin (Eds.), *Advances in clinical child psychology* (pp. 203-265). Plenum Press.

Lubar, J. F., Swartwood, M. O., Swartwood, J. N., & O'Donnell, P. H. (1995). Evaluation of the effectiveness of EEG neurofeedback training for ADHD in a clinical setting as measured by changes in T.O.V.A. scores, behavioral ratings, and WISC-R performance. *Biofeedback and Self-Regulation*, *20*(1), 83-99.

Miller, N. E. (1969). Learning of visceral and glandular responses. *Science*, *163,* 434-445.

Miller, N. E. (1978). Biofeedback and visceral learning. *Annual Review of Psychology*, *29*, 373-404.

Miller, N. E., & Dicara, L. (1967). Instrumental learning of heart rate changes in curarized rats: Shaping and specificity to discriminative stimulus. *Journal of Comparative and Physiological Psychology*, *63,* 12-19.

Miller, N. E., & Dworkin, B. (1974). Visceral learning: Recent difficulties with curarized rats and significant problems for human research. In P. A. Obrist; A. H. Black, J. Brener, & L. V. Dicara (Ed.), *Cardiovascular psychophysiology* (pp. 312-331). Aldine.

Monastra, V., Lynn, S., Linden, M., Lubar, J.F., Gruzelier, J., & LaVaque, T. J. (2005). Electroencephalographic biofeedback in the treatment of attention-deficit/hyperactivity disorder. *Applied Psychophysiology and Biofeedback, 30*(2), 95-114.

Moss, D. (1998). Biofeedback, mind-body medicine, and the higher limits of human nature. In D. Moss (Ed.), *Humanistic and transpersonal psychology: A historical and biographical sourcebook* (pp. 145-161). Greenwood.

Moss, D., LaVaque, T. J., & Hammond, D. C. (2004). Introduction to White Papers Series—Guest editorial. *Applied Psychophysiology and Biofeedback, 29* (3), 151-152.

Moss, D., Sella, G. E., Andrasik, F., Donaldson, S., Lehrer, P., Palsson, O., Peper, E., & Sterman, M. B. (2004). Current applications of biofeedback to physical medicine and rehabilitation. *Europa Medicophysica, 39* (4), 165-170.

Moss, D., & Shaffer, F. (2016). *Foundations of heart rate variability biofeedback: A book of readings.* Association for Applied Psychophysiology and Biofeedback.

Moss, D., & Shaffer, F. (2017). Applications of heart rate variability biofeedback in common medical and mental health disorders. *Biofeedback, 45*(1), 2-8.

Nestoriuc, Y., Martin, A., Rief, W., & Andrasik, F. (2008). Biofeedback treatment for headache disorders: A comprehensive efficacy review. *Applied Psychophysiology and Biofeedback, 33*(3), 125-140.

Palsson, O. S., Heymen, S., & Whitehead, W. E. (2004). Biofeedback treatment for functional anorectal disorders: A comprehensive efficacy review. *Applied Psychophysiology and Biofeedback, 29*(3), 153-174.

Peniston, E. G., & Kulkosky, P. J. (1989). Alpha-theta brainwave training and beta-endorphin levels in alcoholics. *Alcoholism: Clinical and Experimental Research, 13*, 271-279.

Shultz, J. H., & Luthe, W. (1959). *Autogenic training: A psychophysiological approach in psychotherapy*. Grune and Stratton.

Skinner, B. F. (1938). *The behavior of organisms: An experimental analysis*. Appleton-Century.

Skinner, B. F. (1953). *Science and human behavior*. Macmillan.

Skinner, B. F. (1969). *Contingencies of reinforcement: A theoretical analysis*. Appleton-Century-Crofts.

Sokhadze, T. M., Cannon, R. L., & Trudeau, D. L. (2008). EEG biofeedback as a treatment for substance use disorders: Review, rating of efficacy and recommendations for further research. *Applied Psychophysiology and Biofeedback, 33*(1), 1-28.

Sterman, M. B. (1986). Epilepsy and its treatment with EEG feedback therapy. *Annals of Behavioral Medicine, 8,* 21-25.

Stetter, F., & Kupper, S. (2002). Autogenic training: A meta-analysis of clinical outcome studies. *Applied Psychophysiology and Biofeedback, 27*(1), 45-98.

Strack, B. W., Linden, M. K., & Wilson, V. S. (2011). *Biofeedback and neurofeedback applications in sport psychology*. Association for Applied Psychophysiology and Biofeedback.

Tan, G., Shaffer, F., Lyle, R., & Teo, I. (Eds.). (2016). *Evidence-based practice in biofeedback and neurofeedback* (3rd ed.). Association for Applied Psychophysiology and Biofeedback.

Taylor, E. (1999). *The shadow culture: Psychology and spirituality in America*. Counterpoint.

Thornton, K. E, & Carmody, D. P. (2005). Electroencephalogram biofeedback for reading disability and traumatic brain injury. *Child and Adolescent Psychiatric Clinics of North America, 14*(1), 137-162.

Wilson, V. E., Peper, E., & Moss, D. (2006). 'The Mind Room' in Italian soccer training: The use of biofeedback and neurofeedback for optimum performance. *Biofeedback, 34*(3), 79-81.

Wolpe, J., & Lazarus, A. A. (1966). *Behavior therapy techniques*. Pergamon.

Yucha, C., & Gilbert, C. (2004). *Evidence-based practice in biofeedback and neurofeedback* (1st ed.). Association for Applied Psychophysiology and Biofeedback.

Yucha, C., & Montgomery, D. (2008). *Evidence-based practice in biofeedback and neurofeedback* (2nd ed.). Association for Applied Psychophysiology and Biofeedback.

第四章

心理生理評估與治療前的準備

有效的生理回饋與神經回饋治療皆起始於一個完整的晤談與心理生理評估，進入治療前的準備包含：(1) 由治療師與個案共同確認主要問題，(2) 治療師與個案一起建立具同理心的工作同盟與投契關係，(3) 個案能夠理解症狀形成的機制以及生理回饋如何產生效果的原理，(4) 個案在家完成症狀日誌，(5) 治療師與個案一同建構心理生理病史，以及 (6) 由治療師執行心理生理壓力評估（Psychophysiological Stress Profile），上述每一個出現在晤談與評估過程中的元素，都可以運用在向個案進行衛教與擬定治療計畫上。

關鍵詞：評估、主訴問題、心理生理病史、症狀日誌、生理基準期、心理生理壓力評估、治療計畫

一、目前的主訴困擾

每個臨床評估都是從治療師與個案共同針對當前主訴困擾進行清楚明確的討論開始，需澄清個案能否確切知道自己此時前來接受治療的主因，以及個案希望透過治療達到哪些症狀改善或生活上的轉變；此外，治療師也會釐清個案過去是否有類似困擾的相關經驗，並詢問個案當時有沒有任何策略或解決方法可以協助其度過這些困擾事件。

治療師可以詢問一些問題以協助個案進行自我評估，例如：「爲什麼是現在？」、「爲什麼是這個時間點？」、「如果治療有效的話，將會有什麼不同？」、「除此之外還會有什麼不同嗎？」、「過去有哪些資源或策略

曾經幫助你解決類似的問題？」，在這些初探的問題多停留一段時間、允許一些沉默存在，並引發個案進一步反思通常會有所幫助。

二、建立治療同盟關係

因為使用到電極、電子儀器與生理訊號測量，可能會讓生理回饋看似是一種準醫療技術的介入形式。然而，生理回饋的進行永遠都建立在治療關係的框架中，因為個案通常是帶著不被其他醫療人員所理解的挫折或負面感受來到生理回饋治療室，而治療師最一開始的任務是傾聽並同理性地理解個案的經驗，再將理解傳達給個案。在建立治療同盟與投契關係的過程中，治療師也會同時向個案傳遞希望感。

傾聽個案的症狀史並詳細回顧過去的治療經驗有助於治療師展現同理，透過晤談的過程也使治療師更貼近個案的心理痛苦、生理痛苦與沮喪。進行到心理生理評估的階段中，治療師要驗證個案對於主訴問題的信念是否「全是憑空想像」，心理生理評估也有助於在症狀和治療方面建立心理—生理模式的連結。

此時治療師展現溫暖與同理的態度是非常重要的，因為若個案接受到治療師冷漠或不在意的態度，將無法對治療與治療師產生信任。治療師可以在會談過程中隱微地傳遞許多能帶給個案希望的訊息，在介紹到生理回饋或其他自我調節治療的相關主題時便是很好的機會，類似的話語像是：「我上個月治療過另一名女性個案的頭痛症狀跟你很類似，後來她從生理回饋與改變飲食習慣中獲得非常大的幫助」，或是「我去年春天治療的一位國中女生，她只花了短短四個星期就學會管理焦慮的技巧，現在她可以每天規律上學，只有在課堂中發言的時候才會感覺到輕微的壓力」。

讓個案了解生理回饋介入與目前主訴困擾之間的連結非常重要，當個案清楚知道其疾病的典型生理機制，以及生理回饋訓練對於生理機制的影響，將會更有動力投入治療中，因此治療師可以視個案的教育程度，提供一些生理回饋或研究成果的相關文章、簡易手冊，也會很有幫助。

三、記錄症狀日誌

在任何臨床治療開始之前，治療師會先引導個案記錄症狀日誌，以建立困擾症狀與問題行爲的基準狀態，應詳實記錄發生的頻率、嚴重程度、時間與當下情境。確實記錄基準狀態可以提供許多用途：第一、基準狀態可以引導後續治療方案，治療師可以協助個案針對會引發症狀的生活壓力源進行壓力管理，或在會加重症狀的情境中進行居家放鬆訓練以緩解緊繃與不適；第二、基準狀態對於衛教有很大的幫助，可以讓個案親眼看到生活事件、想法、情緒、生理激發模式與主訴困擾之間的關聯性，且可能發現在此之前從來沒有注意到的事情，像是：因爲預期隔天要重返工作崗位，經常在週日晚上出現緊縮型頭痛，或者經常在飲用最愛的葡萄酒與起司之後開始偏頭痛、呼吸急促伴隨焦慮的感覺，又或者在不自在的工作或社交事件之前會胃痛；第三、基準狀態可以爲一段時間後的進步提供參考基準，許多個案在治療後會因爲疼痛或憂鬱症狀仍持續存在而感到沮喪，透過記錄可以讓個案看到最初症狀的頻率與強度，而現在已較減緩，這將讓個案感到被鼓舞。

範例一

可以使用頭痛日誌記錄各種頭痛症狀發作的頻率、強度、模式，前導的生活壓力源或飲食，以及個案預期會誘發頭痛發作的事件或壓力源（參考表一），Andrasik 與 Schwartz（2016）強調每天對頭痛程度進行評分勝於使用頭痛量表。透過頭痛日記，治療師也可能會發現個案有兩種明顯不同類型的頭痛症狀，各自有獨特的發作型態並伴隨不同形式的不適。

表一　頭痛日誌

日期	時間	症狀	過程描述	強度（0-10）	地點與事件	前導事件或飲食或互動	預期會發生的事件或互動	觀察
	早上 8:00							
	早上 10:00							
	中午 12:00							
	下午 3:00							
	下午 6:00							
	下午 9:00							

範例二

迴避行爲日誌可以用來評估迴避行爲：個案有多常意識到自己在迴避公開場合、高速公路或是社交情境（參考表二）？迴避行爲伴隨哪些特定的畏懼或相關的想法？迴避行爲前的生理激發狀態以及此狀態是否會因迴避行爲而緩和？

表二 迴避行為日誌

日期	時間	迴避行為	迴避情境	強度（0-10）	地點與事件	前導事件或互動	預期會發生的事件或互動	觀察

四、心理生理史

熟悉健康行爲的治療師會習慣性地記錄心理社會生活史與醫療疾病史，在生理回饋領域中，應將社會史與醫療疾病史整合至心理生理史當中，Flanders Dunbar（1943）提出此做法並將其命名爲心理生理症狀史（Psychosomatic History）。建議治療師使用四欄表格與個案一起逐一討論，包含：個案的年紀（第一欄）、心理社會史與生活事件（第二欄）、症狀與困擾（第三欄）、醫學與心理相關診斷、檢查與治療史（第四欄）（參考表三）。透過這樣的歷史記錄方式，可以顯現出生活事件和心理社會壓力源、症狀與困擾，以及尋求治療之間的關聯性。

表三 心理生理疾病史

年紀	心理社會史／生活事件	醫療與心理方面的症狀與困擾	醫療或心理方面的治療／介入

年紀	心理社會史／生活事件	醫療與心理方面的症狀與困擾	醫療或心理方面的治療／介入

治療師經常可以從心理生理疾病史（Psychophysiological History, PH）中，透過過去困擾的佐證，探究出生活壓力模式在現在與過去的症狀和困擾中所占的角色，以及了解到個案的生理脆弱性。舉例來說，一名 35 歲女性個案在第一次會談就呈現雙手明顯冰冷的現象，以及自陳在人生中經歷分離階段時經常出現頭痛症狀，包含：首次是國中升上高中、接著是從高中升上大學的離家頭幾個月、再來是取得第一份工作而需要搬家、現在則是與伴侶分居已五年，上述心理生理疾病史提供治療師擬定治療計畫所需的重要資訊，包含同時在治療關係中注意個案在人生中面對分離與失去的經驗，以及結合膚溫與心跳變異生理回饋，以改善個案的自主神經失調與血管過度收縮。

（一）審慎評估生理抱怨

治療師應確保目前生理相關的抱怨已經經過徹底的評估，且永遠要謹記即便是在一連串生活壓力後出現的症狀，也並不一定都是心理因素所導致，應考量可能潛在的生理疾病，會在壓力增加時使症狀變得更明顯，而須進一步評估。

如果個案在出現新的生理症狀或原有症狀突然變得嚴重時，尚未接受醫師診療評估，或者醫師並沒有進行充分的檢查排除生理疾病的可能，生理回饋治療師便應轉介個案去做進一步的評估。不只是個案會感謝治療師慎重對待其生理症狀，當真的有危及生命的問題存在時，也有機會提早發現。

個案範例：一位 51 歲男性個案，主訴爲胸痛，在尚未進行診斷性心臟檢查的情況下，就被基層醫療的醫師轉介前來接受「壓力管理」的訓練。治療師重新將個案轉介回基層醫療單位，個案才被診斷出四條冠狀動脈阻塞，在接受冠狀動脈繞道手術後，個案原本生活與工作壓力過大的情況也獲得改善。

個案範例：一位 43 歲女性個案，主訴爲憂鬱伴隨雙腳深層疼痛與不適，被轉介前來接受心理治療，以介入其憂鬱與慮病（hypochondria）相關議題。當治療師澄清個案的生理健康時，個案描述左腿疼痛惡化的過程，從一開始只在晚上出現，到後來幾乎持續整天。考慮到個案從來沒有進行任何斷層掃描的檢查，治療師在心理治療與生理回饋輔助的放鬆訓練開始時，將個案轉介回基層醫療機構接受功能性磁振造影的檢查，才發現個案在左股骨處有惡性骨肉瘤。

總而言之，治療師可以與個案合作建構出心理生理疾病史，其中包含詳盡的心理社會生活史、健康史與目前最新的心理生理健康治療史。心理生理疾病史可以幫助個案從過去的健康史中了解到普遍存在的身心連結；此外，也可以揭露整個生命歷程反覆出現且會影響健康與疾病狀態的心理社會及情緒因素，提供心理治療或其他治療介入的方向。

五、心理生理基準期／心理生理壓力評估

生理回饋儀也可以用來監測個案的生理訊號，記錄日常的生理狀態作爲基準，並辨識出典型的壓力反應。治療師使用「心理生理壓力評估（Psychophysiological Stress Profile, PSP）」，並在精心安排的情境下，同時評估多個生理系統，偵測個案是否有慢性過度活化的生理問題、是否在壓力作業下產生過度激發的反應或者是否在壓力作業後的恢復能力不佳，這些訊息可以引導治療師選擇更符合個案所需的生理回饋治療形式。

治療師在 PSP 中會將多個感測器放置在個案身上，監測多頻道的生理訊號資料，大多會記錄肌肉張力（SEMG）、手溫（TEMP）、膚電（SCL）、呼吸（RESP）、心跳速率（HR）與心跳變異（HRV），有些情況下會加上大腦皮質活動（EEG）的測量。當感測器放置完畢後，治療師會先進行行爲測試（Tracking Test），以確保每一個模組的感測器皆有記

錄到正確的訊號[1]。

接著，治療師會記錄五分鐘的基準期、三分鐘的放鬆期、三分鐘的壓力期（例如：心算）、三分鐘的恢復期、三分鐘的第二次壓力期（例如：想像近期的壓力源），以及最後三分鐘恢復期（參考表四）。

表四　心理生理壓力評估

作業	指導語	結果
基準期	「當我在測量您的生理訊號時，請安靜坐著休息。」	可以根據基準期辨識出異常的緊繃或活化，以及超出正常範圍的數據，並了解哪些生理系統呈現慢性壓力反應。
放鬆期	「請盡可能的放鬆你的身體、你的心理、你的想法與你的情緒」	放鬆期會顯現個體在生理上自我調節能力的程度。
壓力期一	「請從數字 567 開始減 11、再減 11、繼續減 11，一直往下減，算得越快越好。」	壓力期一顯現哪些生理系統對壓力認知作業產生反應。
恢復期一	「停止心算，現在讓自己恢復與放鬆，並試著享受這個恢復。」	恢復期一顯現個體從壓力認知作業中恢復以及回復生理放鬆的效率。
壓力期二	「請在腦中回想最近一個曾讓你感覺到很有壓力、情緒上感受到痛苦與艱難的事件，讓這個回憶越鮮明越好，彷彿你此時此刻就在那個情境中，用眼睛看、用耳朵聽、用所有感官去經驗它。」	壓力期二顯現哪些生理系統對壓力認知作業產生反應。
恢復期二	「放下剛剛的壓力事件，現在讓自己全然的放鬆、釋放所有的緊繃，並讓內心平靜下來。」	恢復期二顯現個體從情緒壓力源中恢復以及回復生理放鬆的效率。

PSP 提供許多不同類型的資訊，也有助於擬定後續治療計畫。第一、

1　建議至少測量五分鐘的基準期，因爲必須有至少五分鐘的資料，才能計算心跳變異的相關統計指標，例如：SDNN 與 VLF 功率（Shaffer et al., 2014; Task Force of the European Society of Cardiology and the North American Society of Pacing and Electrophysiology, 1996）。

PSP 會告訴治療師與個案哪些生理運作在基準期就已經異常的活化，代表著個案在日常生活中的生理失調。

第二、PSP 呈現出個案的壓力反應，顯示個案在生理上如何展現其壓力與緊繃。Richard Sternbach（1966a, 1966b）發現個體面對壓力的反應模式具有特異性，將此現象命名為典型反應機制（Response Mechanism Stereotypy），當治療師在執行 PSP 時，經常會發現個案在其中一個生理系統的反應相較於其他生理系統來得明顯（Everly & Lating, 2002 也有提到此現象）。PSP 可以提供類似心理生理疾病史的資訊，個體可能會同時呈現肌肉上的放鬆，但卻在雙手溫度過低、反映心血管過度收縮。常見的典型反應（Stereotypy）包含：骨骼肌反應者、心血管反應者、膚電／認知反應者以及腸胃道反應者。

第三、PSP 可以呈現個案在壓力源結束過後的恢復與放鬆能力，人體對壓力產生反應，是一個健康且具適應性的反應，這也是身體在展現個案的壓力反應特徵、在面對威脅時如何調動適應性的資源。當治療師請個案停止壓力作業並再次放鬆時，個案能不能做到放鬆，或者其身體是否還持續對已經結束的威脅做出延長的反應。當壓力挑戰已經結束，卻仍維持心理生理壓力反應，則是不適應性的反應，這對擬定治療計畫是一個很重要的資訊。

治療師可以選擇在基準期即呈現異常活化或是在壓力下明顯反應的生理模組進行治療，若個案在 PSP 以及心理生理疾病史中呈現出特定的典型反應時，治療師可以針對此過度活化系統進行訓練，包含降低在基準期的活化，以及調節在壓力下的反應。治療計畫也可以著重在訓練壓力反應後的恢復速度與恢復能力。

六、治療計畫

當治療師從評估中辨識出適合訓練的特定心理生理模組，便可以協助個案準備學習相對應的生理回饋治療方案。舉例來說，若個案的上背部與頸部肌肉在基準期呈現過度緊繃、在壓力期的緊繃程度更高且無法在壓力作業結束後恢復，治療師計畫進行肌肉放鬆訓練，便放置一個或多個

SEMG 感測器在個案身上，教導個案理解螢幕所呈現的肌肉訊號，像是可以透過請個案觀看螢幕時，輪流收縮與放鬆肌肉，增加對肌肉的覺察與控制感。一旦個案具備初步的掌控能力，治療師可以接著設定回饋閾值，鼓勵個案試著將肌肉放鬆到低於閾值的程度。儀器可以選擇設定每當肌肉張力低於閾值時，回饋一個音調或旋律，並且可以藉著持續調降閾值維持訓練的難度；如果個案難以將肌肉張力降低到閾值以下，治療師則可以將閾值設定爲接近個案目前肌肉張力的程度，也可以放大訊號的增益值（譯註：敏感程度指的是原本呈現 1-10μV，可設定爲 1.0-3.2μV，以便更清楚看到個案肌肉張力程度），在長條圖中能明顯的呈現更細微的變化，以及產生視聽覺回饋獎勵。

七、結論

當個案目前的主訴困擾已被具體明確的定義出來，且治療師與個案建立起合作、同理與信任的治療關係時，生理回饋就可以達到最佳的治療效果。幾種心理生理學的評估工具包含：使用症狀日誌追蹤症狀與不舒服發生或惡化時的當下時間與環境；詳細記錄個案心理生理疾病史中的生活事件／壓力源、症狀與困擾，以及過去治療經驗等訊息也非常有幫助；最後是根據心理生理壓力評估哪些生理系統在基準期就已經呈現過度活化、哪些生理系統是身體發送警報與動員的系統，會在壓力下活化，以及個體在壓力解除後，情緒與生理上放鬆與恢復的能力如何。結合晤談、症狀追蹤與心理生理評估得到的資訊，可以幫助治療師對個案有更全面的了解，也爲後續生理回饋與自我調節治療提供相當有幫助的準備工作。

參考文獻

Andrasik, F., & Schwartz, M. S. (2016). Headache. In M. S. Schwartz & F. Andrasik (Eds.), *Biofeedback: A practitioner's guide* (pp. 305-355). Guilford.

Dunbar, F. (1943). *Psychosomatic diagnosis*. Hoeber.

Everly, G. S., & Lating, J. M. (2002). *A clinical guide to the treatment of the human stress response* (2nd ed.). Kluwer Academic/Plenum.

Shaffer, F., McCraty, R., & Zerr, C. L. (2014). A healthy heart is not a metronome: An integrative review of the heart's anatomy and heart rate variability. *Frontiers in Psychology, 5*, 1-19. https://doi.org/10.3389/fpsyg.2014.01040

Sternbach, R. (1966a). Psychophysiological bases of psychosomatic phenomenon. *Psychosomatics, 7*(2), 81-84.

Sternbach, R. A. (1966b). *Principles of psychophysiology: An introductory text and readings*. Academic Press.

Task Force of the European Society of Cardiology and the North American Society of Pacing and Electrophysiology. (1996). Heart rate variability: Standards of measurement, physiological interpretation, and clinical use. *Circulation*, *93,* 1043-1065.

第五章

生理回饋輔助放鬆訓練：一個臨床有效的介入方案[1]

購入生理回饋儀、找一位個案、照著使用手冊接上和操作這些設備——這些步驟雖然是必要的，並足以明確的告訴你這些儀器「眞正」該怎麼使用。一個治療的介入方案，首先要能夠對於個案目前所困擾的問題提供充分的解釋，同時預期透過生理回饋訓練的介入能夠有效緩解困擾，有其理論依據。再來，要建立一個具有組織性、計畫性的生理回饋介入模式或方案，並且應能向個案或受訓練者提供合理的解釋以增進其動機，因爲過去的經驗顯示，當個案可以理解這個介入和他的困擾有什麼樣的關聯時，他們也會更能夠投入訓練，並遵從執行回家作業。目前已發展出許多不同形式的介入方案，像是生理回饋輔助的放鬆訓練（Biofeedback-Assisted Relaxation Training, BART）、呼吸訓練結合呼吸生理回饋的模式（Breath Training and Respiratory Biofeedback Model）、共振頻率心跳變異生理回饋訓練（Resonance Frequency Heart Rate Variability Training）、神經肌肉復健模式（Neuromuscular Rehabilitation Model）、不同的神經回饋訓練模組（Neurofeedback Training Models）、生理心理取向的心理治療（Psychophysiological Psychotherapy）。這個章節將針對生理回饋輔助的放鬆訓練進行介紹，因爲 BART 是目前臨床實務上最廣泛被應用的生理回饋介入方案，且自從 1969 年到 2020 年以來，已有許多臨床研究證實其

---

[1] 本章經作者許可改編自 Moss, D. (2020). Biofeedback-assisted relaxation training: A clinically effective treatment protocol. *Biofeedback*, *48*(2), 32-40. doi.10.5298/1081-5937-48.02.02.

在焦慮疾患、糖尿病、頭痛與各種不同醫學或生理狀況的療效。
關鍵詞：生理回饋訓練介入方案、生理回饋輔助放鬆訓練、壓力反應、放鬆訓練、輔助技術

當已經有一臺全新的生理回饋儀放在你的桌上，而你也成功地建立一個能夠同時呈現手臂肌電圖訊號以及食指指溫訊號的螢幕介面，表示你正在學習如何操作生理回饋儀並嘗試測量生理訊號。然而，你心裡可能會冒出一個更大的疑問：「我該如何將這臺儀器應用到眞正的個案身上，並產生具有療效的改變呢？」目前已有許多不同生理回饋訓練的方式，這個章節主要會介紹「生理回饋輔助的放鬆訓練」，是生理回饋應用在臨床領域最廣泛的介入方式之一。

一、BART 模型

BART 模式是個很重要的概念，因爲有很高比例的生理回饋介入，皆是遵循壓力—放鬆模式作爲理論基礎，也就是說，生理回饋訓練是爲了可以培養個案能夠進入放鬆狀態的能力，以抵銷慢性情境的影響或個人的壓力反應。首先，讓我們先來了解人體是如何對壓力進行反應。

（一）戰或逃反應（Fight or Flight）

1915 年，Walter Cannon 提出動物在知覺到威脅時會出現戰或逃的反應，並強調在身體必須動員以因應緊急行動時，交感神經系統扮演了相當重要的角色（Cannon, 1915），例如：心跳和血壓升高、汗腺活動增加、因血液回流到軀幹使得手腳變得冰冷，任何一個生理變化都是爲了讓生物體可以有效逃離或對抗危險。之後 Cannon 也在他出版的經典書籍——《身體的智慧》（*The Wisdom of the Body*）（1932）——描述身體如何努力去維持內在系統的平衡，並將其稱之爲「恆定（homeostasis）」，而壓力的其中一個危害就是會破壞身體的恆定。

之後有許多學者觀察到生物體在一開始的警戒狀態也會有「僵住（Freeze）」的反應，或被稱爲「僵住不動（Tonic Immobility）」（Gallup,

1977）。Schmidt 等人（2008）提出僵住不動，可能是動物知覺到逃離或戰勝威脅的機會很渺茫時的最佳反應。David Barlow（2002）則提出，無論是在心理上或生理上，僵住反應是面對威脅時一種很正常的反應。

（二）一般適應症候群（The Generalized Adaptation Syndrome）

Hans Selye（1956）進一步延伸對壓力反應的理解，強調壓力反應與疾病之間的關聯，Selye 觀察到許多不同類型的疾病，個體會經歷一系列有順序性且可預測的生理變化，並將此現象稱之爲一般適應症候群（General Adaptation Syndrome, GAS）或是人體壓力反應。Selye 提出，GAS 包含三個階段：(1) 警覺期（Alarm Stage）：動員身體的資源以回應威脅；(2) 抵抗期（Resistance Stage）：身體持續抵抗威脅時，尋求恢復體內的恆定；(3) 耗竭期（Exhaustion Stage）：當威脅持續太久，且長期壓力對身體的要求已超過身體所擁有的適應資源。

當威脅是來自外在環境的危險或是一個疾病的發作，身體的初始反應是具有適應性的，目的是爲了戰鬥、逃跑或僵住做出積極的緊急反應。但若是威脅持續過長，個體的因應資源用盡而開始感到苦惱、生病或是導致更極端的死亡結果。Selye 發現無論生物體面臨到的是發炎反應、肢體骨折或是情緒威脅，壓力反應都可能會被誘發，隨後就會經歷警覺、動員、適應與耗盡的階段。

（三）放鬆反應

奠基於 Hans Selye 的理論，Herbert Benson 在 1975 年出版的書籍——《放鬆反應》（*The Relaxation Response*），提出人類可以藉由學習不同形式的放鬆來抵銷許多壓力反應的影響，像是探討超覺冥想（Transcendental Meditation）和西藏佛學，並且將冥想簡化爲供一般民眾使用的放鬆法。

Benson（1975）提出在各個生理系統中都可以引發與壓力反應對應的放鬆反應，像是：肌肉放鬆可以代替肌肉緊繃、心跳與血壓下降可以代替心跳與血壓上升、呼吸緩慢可以代替呼吸淺快、末梢血管舒張和周邊皮膚溫暖可以代替末梢血管收縮和周邊皮膚冰冷。

不論我們去一般醫療院所或心理健康診所，我們都可以找到承受過度或慢性壓力所苦的受害者。研究顯示，病人向一般門診醫師提出的典型主訴中，約有六成的抱怨是因生活壓力和人體對壓力的反應所引發或加劇（Salleh, 2008）。在精神醫療場域中更不用說，即便病人長期具有對於憂鬱和焦慮的易感性，但某次特定的發作大多與生活壓力事件脫不了關係。生活壓力事件和精神疾患之間的連結也相當複雜，例如，壓力與精神官能症（Neurosis）之間的連結更勝於壓力與精神病（Psychosis）的連結，以及壓力相較於憂鬱疾患的連結更勝於與雙極性疾患的連結（Salleh, 2008）。此外，也有一個研究顯示，思覺失調症患者的生活壓力事件並沒有比一般人或其他精神疾患診斷的病人來得多，但在主觀報告上卻有較強烈的壓力感受（Norman & Malla, 1993）。

（四）McEwen 與適應負荷（Allostatic Load）

Bruce McEwen 提出了一個適應（Allostasis）與適應性負荷（Allostatic Load）的動態概念，因壓力涉及出現一個具挑戰性的壓力事件，以及人們知覺自己是否有能力處理與克服壓力兩者之間的交互作用，一個健康的個體也會需要壓力與挑戰來維持活力。McEwen 將面對挑戰所引發的正向歷程定義為「好的壓力（Good Stress）、優質壓力（Eustress）」（McEwen, 2002, 2017; McEwen & Morrison, 2013），這類的壓力可以增進個體的韌性；McEwen 也提出「苦惱（Distress）、毒性壓力（Toxic Stress）」，苦惱是指個體經歷到缺乏能力去處理壓力所感受到的不舒服，而毒性壓力則是指個體已經明顯地感受到過度負荷且缺乏適當的支持。也就是說，一個情境對一個人會引發的壓力程度，是奠基於這個人在這個當下實際的適應能力，以及自覺是否有充分的因應資源。當承受過多的毒性壓力，個體的健康與主觀幸福感便會被破壞。

適應指的是身體在面對壓力時致力去維持平衡，而對外在環境的要求產生一系列生理適應的歷程，這個過程也可以被描述為一種穩定改變的狀態，也就是生理系統在面對一個持續改變的外在世界時，所維持動態平衡的歷程。適應負荷則是指當持續暴露在壓力下個體所累積的耗損，當出現適應過度負荷（Allostatic Overload）的現象，便是個體在毒性壓力狀態下，身體已無法再維持生理的平衡狀態。

二、執行 BART 模式

在過去六十年間，人類在生活中遇到各種情境壓力的負擔逐步加重，也對生理和心理健康造成一定程度的負面影響。在面對這樣的壓力負擔，生理回饋治療最簡單也最先可以做的事，是利用生理回饋儀的輔助，幫助病人達到放鬆的狀態。對許多人來說，無論是否受困於情緒或生理相關的障礙症，都能在生理回饋的引導下，讓學習放鬆變得非常簡單。

BART 模式包含使用表面肌電圖（Surface Electromyographic, SEMG）生理回饋協助肌肉放鬆；使用溫度生理回饋讓周邊手部變溫暖與達到自主放鬆；使用心跳變異生理回饋促進自主神經的調節；使用呼吸生理回饋養成不費力、緩慢且輕鬆的呼吸型態與速率，同時增加呼吸的振幅與深度；使用腦波生理回饋可訓練增加 Alpha 腦波與減少 Beta 腦波，來達到放鬆的狀態；使用膚電生理回饋降低一般認知焦慮以及汗腺活動。

在大多數使用 BART 模式的狀況中，生理回饋訓練通常會結合一些特定的放鬆技巧，例如：漸進式肌肉放鬆（Jacobson, 1938）或自律訓練（Schultz & Luthe, 1969）。近年來，定速腹式呼吸、引導式意象法以及正念訓練，也常和生理回饋訓練結合使用（Khazan, 2013; Khazan & Moss, 2020; Peper et al., 2019）。加入表面肌電圖的生理回饋訓練可以強化漸進式肌肉放鬆訓練的效果，因爲可向個案具體呈現在有壓力反應時肌肉活動會上升，經過放鬆則可以調降肌肉的緊繃度。同樣地，搭配表面肌電圖與溫度生理回饋可向個案呈現當重複自律訓練的句子，例如：「我的右手臂是放鬆且柔軟的」，或「我的右手臂是溫暖的，舒服且溫暖的」，在生理回饋儀上是否有產生對應的改變。單純利用生理回饋儀來輔助放鬆，甚至不需要經過太多複雜的評估，就可以幫助一般人緩解困擾。

在持續壓力的影響下，個體通常會呈現自主神經失調的狀態，即交感神經過度激發、副交感神經系統不活化。當壓力相關的神經傳導物質、細胞激素與荷爾蒙循環過多，個體的生理狀態呈現過度激發時，即便是一個很微小的情境事件，也可能會誘發警覺與焦慮的高張反應。透過生理回饋儀的協助教導放鬆技巧，就是恢復心理生理狀態的其中一種方式，透過畫面呈現從壓力生理狀態轉換到放鬆狀態的過程，藉由 BART 模式引導個案持續練習，有機會反轉長期在心理與生理上的失調反應。

雖然可以透過壓力管理提升問題因應與決策能力，以避免暴露在不健康且充滿壓力的情境中。然而，在壓力源持續存在的狀況下，單純持續進行放鬆練習，也能夠幫助個體有效調節生活壓力的反應。

三、評估 BART 模式療效的相關研究

BART 模式已經被廣泛應用在健康領域相關的研究與臨床實務中。自 1969 年以來已有豐富的研究（Budzynski & Stoyva, 1969; Green et al., 1969）顯示，使用 BART 介入許多類型的生理與情緒障礙症的效果，而本章僅能以有限的篇幅帶領讀者們在眾多的研究成果中匆匆一瞥。

（一）BART 對頭痛的應用

Bussone 等人（1998），納入 35 位陣發性緊縮型頭痛的青少年進行隨機分派，介入組接受一週兩次共 10 次的肌電圖生理回饋和漸進式肌肉放鬆訓練，而控制組則接受「放鬆安慰劑」，也就是僅監測肌電圖，但不提供肌電圖回饋和放鬆指示。在一個月後的追蹤，兩組的頭痛問題皆有中等程度的緩解，而介入組的改善持續至 6 到 12 個月的追蹤，在疼痛整體指數分數下降 86%。

Grazzi 等人（2001）針對 38 位有陣發性緊縮型頭痛的青少年進行爲期三年的追蹤，在沒有控制組對照下，參與者至少要接受一週兩次共 10 次的肌電圖生理回饋與漸進式肌肉放鬆訓練。另外也可以自行選擇是否要在第 1、3、6、9、12 個月的追蹤參加「複習課程」。研究顯示，參與者在第一個月追蹤時的疼痛程度就有顯著下降，且改善可以維持到第 12 個月的追蹤，並在第 3 年追蹤時有更顯著的進步，而 38 位參與者中有 32 人報告不再有頭痛問題。

Vasudeva 等人（2003）將 40 位偏頭痛的成人進行隨機分派，介入組接受表面肌電圖與溫度生理回饋合併自律訓練，控制組則在沒有引導的狀況下進行自主放鬆。另外，介入組也被指派在家聆聽放鬆音檔的引導，一天進行兩次的練習。結果顯示介入組相對於控制組在疼痛程度大幅降低、

憂鬱與焦慮症狀改善，以及較少使用偏頭痛的藥物。

上述三個將 BART 應用於青少年與成人頭痛的研究皆發現，介入後緊縮型頭痛和偏頭痛的疼痛程度有顯著改善。總結來說，BART 模式對於治療緊縮型頭痛和偏頭痛是一個有效的行爲取向，可以顯著改善疼痛程度，並且減少一些個案在藥物上的使用。

（二）BART 對糖尿病的應用

McGrady 等人（1991）針對 18 位患有第一型糖尿病的成人進行隨機分派，介入組進行每週一次共 10 週的表面肌電圖與溫度生理回饋，同時搭配漸進式肌肉放鬆與自律訓練的錄音引導，另外也需每天在家利用錄音檔以及手持式的溫度生理回饋儀進行練習。在最後一次介入後的兩週進行追蹤，介入組顯著改善空腹血糖，且前額表面肌電圖的數值下降、手指溫度上升。而控制組後續在接受相同訓練後，也有相近的結果。隨後，McGrady 等人（1996）針對 16 名患有第一型糖尿病的成人進行複製研究，介入組在相同的介入方式下，在平均血糖程度亦有類似的改善。

1999 年，McGrady 與 Horner 針對 18 位患有第一型糖尿病患者進行隨機分派，但將介入調整爲 12 次且參與者可以彈性選擇時程。介入組同樣接受表面肌電圖與溫度生理回饋，合併自律訓練與腹式呼吸，每天也要使用自律訓練的錄音引導完成兩次 15 分鐘的居家練習；控制組則是接受一般治療糖尿病的醫療常規照顧。研究結果顯示，在完成訓練後四週進行追蹤，兩組的平均血糖數值沒有顯著差異，但介入組中有較多參與者的血糖有降低，且血糖有改善的個案在介入後呈現較低的表面肌電反應以及較高的手指溫度，顯示對「放鬆反應」的精熟。此外，在兩組中皆發現較高的憂鬱與焦慮程度與未能降低血糖有高度相關。

McGinnis 等人（2005）將 39 位患有第二型糖尿病的成人進行隨機分派，介入組接受 10 次的表面肌電與溫度生理回饋，合併放鬆技巧與引導式意象訓練，同時也利用放鬆引導的錄音檔，每天在家進行兩次各 15 分鐘的練習；控制組僅接受糖尿病相關的衛教。結果顯示，在完成訓練後四週進行追蹤，介入組的血糖與糖化血色素有明顯改善，且表面肌電反應下降、憂鬱與焦慮改善；此外，憂鬱分數較高的個案在血糖值和退出率也較高。

總結而言，BART 對於第一型和第二型糖尿病而言，是相當有潛力的介入方式，不只可以降低血糖、降低糖化血色素（單一研究結果），也有望改善生理上的壓力反應。另外也要注意憂鬱與焦慮會影響介入成效，因此對於明顯有憂鬱與焦慮困擾的病人，應對此狀況進行處置以確保介入成效。

（三）BART 對高血壓的應用

Yucha 等人（2005）針對 59 名有嚴重高血壓（血壓高於 149/90 毫米汞柱）的成人進行一個無對照組的研究，提供 8 週表面肌電圖、膚溫與心跳變異生理回饋，結合呼吸、漸進式肌肉放鬆與自律訓練。結果顯示參與者的血壓平均下降 4.8/2.5 毫米汞柱；而未服用藥物治療的參與者也顯示較大的改善，其血壓平均下降了 9.7/5.5 毫米汞柱。其中有部分因素，包含：未服用血壓藥物、手指溫度較低、白天平均血壓較少波動、傾向外控歸因，可以預測對於 BART 介入產生較佳的反應，即血壓下降的幅度較大。

Olsson 等人（2010）提出了一個有趣的前驅研究，向 19 位患有嚴重高血壓的瑞典成人（兩組在基準期的平均血壓皆高於 150/90 毫米汞柱）提供線上引導的居家溫度生理回饋訓練，合併肌肉與呼吸訓練，透過口頭暗示的引導，參與者學習放鬆並將技巧應用到壓力情境中。結果發現，經過生理回饋訓練後，參與者的收縮壓顯著降低，而舒張壓則比控制組降低更多。作者也呼籲可增加研究的規模，在介入前後加入動態血壓的偵測，並且進行較長時間的追蹤，以確認訓練結束後的效果仍可以持續維持。

Palomba 等人（2011）將 22 名有前期高血壓或第一期高血壓但未服用藥物的個案進行隨機分派，介入組接受 4 次的心跳生理回饋，在訓練過程中和在家時都需要監控血壓。控制組僅被監控血壓，但不接受回饋或訓練。結果顯示，介入組在訓練後其收縮壓與舒張壓皆降低 10 毫米汞柱，且血壓對於心理社會挑戰的激發程度亦較低。

總結而言，這三個研究對於輕度到重度高血壓的個案應用不同的生理回饋與放鬆訓練，可顯著改善收縮壓和舒張壓，甚至在其中一個研究顯示，經過訓練可以降低血壓對壓力挑戰情境的反應。

（四）BART 對癌症治療副作用的應用

有一個研究將 BART 模式用於介入化療副作用，結果顯示放鬆訓練（漸進式肌肉放鬆與引導式意象法）的效果，更勝於表面肌電位與溫度生理回饋（Burish & Jenkins, 1992）。第二個研究則將 BART 用於介入癌症治療副作用，但因爲個案高度流失，致使效果量不佳而未能有明確的結論（Greenberg et al., 2015）。

（五）BART 對其他疾患的應用

有一些類似的研究將 BART 應用在氣喘（Kern-Buell et al., 2000）、慢性疼痛（Middaugh et al., 1988; Middaugh et al., 1991）、腦性痲痺者的疼痛（Engel et al., 2004）、心臟衰竭（Huang et al., 2016）、癌症相關的疼痛（Tsai et al., 2007）、醫療程序相關的疼痛（Burton et al., 2018）、神經心因性昏厥（McGrady et al., 2003），以及不同形式的焦慮與壓力知覺（Aritzeta et al., 2017; Prato & Yucha, 2013）。

總而言之，將 BART 應用於頭痛、糖尿病、高血壓、氣喘與焦慮的介入研究不勝枚舉，但在研究方法的嚴謹程度落差甚大，其中許多研究的樣本數太少且缺乏控制組。儘管如此，這些研究仍一致地支持訓練可使目標疾患在症狀上所有改善，且研究也不乏在生理壓力上有所緩解（表面肌肉電位反應下降、周邊溫度上升）。唯一的例外是根據兩篇將 BART 應用在癌症治療副作用的研究，單獨進行放鬆訓練可能會比使用 BART 在緩解副作用上來得更有效。

四、生理回饋輔助放鬆訓練的介入方案

以下提供 BART 在衡鑑與介入過程的指示引導。

（一）衡鑑

BART 模式要先從初始評估開始，包含：清楚定義主訴問題、澄

清心理與生理相關的歷史、症狀日誌的追蹤、執行心理生理壓力檢測（Psychophysiological Stress Profile, PSP），上述各個要素已在第四章「心理生理評估與治療前的準備」有更詳細的介紹。

澄清心理生理相關歷史的目的是確認生活壓力在現在與過去症狀或問題中扮演什麼樣的角色，以及提供生理系統脆弱性的相關證據，這些資訊可以爲治療師在訂立治療計畫提供指引，無論是關注特定的心理社會相關議題進行心理治療、對任何可能引發症狀的壓力來源進行壓力管理指標，以及針對與重複發作的身體症狀相關之生理系統，選擇特定的生理回饋指標進行訓練。

症狀日誌也提供治療計畫相當有用的資訊，個案需要在症狀發作時記錄頻率、嚴重度和是否有任何特殊狀況。症狀日誌也可爲作爲比較的基準，讓個案可以精準地看到後續治療的進步。除此之外，若是症狀在某些場域中特別容易發生，也可以進一步針對工作或家庭情境設計相應的行爲介入，以更佳地管理壓力。舉例來說，若一位從事銀行行政工作的個案能夠辨識出自己的腸躁症症狀，大多都是發生在工作通勤的期間，這樣的覺察很可能就足以激勵個案，從他所厭惡又位於偏遠郊區的工作中離職。

在生理回饋衡鑑的過程中，治療師會將多種感測器放置在個案身上，並且監控各個生理指標的數據，較常見的指標包含：表面肌電圖、手部溫度、膚電水準、呼吸、心跳與心跳變異，有時候也可能會記錄大腦皮質活動（EEG），接著記錄三分鐘的基準期、三分鐘的放鬆期、三分鐘的壓力期（例如：心算）、三分鐘的恢復期、三分鐘的壓力期（例如：視覺化最近的壓力事件）、三分鐘的恢復期。

PSP 提供許多不同形式的資訊，並且可以作爲後續治療計畫的指引。第一，PSP 可以同時讓專業人員和個案知道是否在基準期就已經有生理訊號呈現異常激發狀態，顯示在每天的日常生活中這些生理狀態就已經失調。第二，透過 PSP 呈現出個案生理上的激發與表現，可得知個案對於壓力的反應。第三，透過 PSP 檢測個案在壓力過後恢復或放鬆自己生理狀態的能力。考量到身體在面對壓力時會有所反應是健康且具適應性的，也會呈現出個體壓力反應的特性，也就是說，身體如何動員適應性資源來因應威脅，但是，重要的是當個案被指示壓力測試已結束並且可以放鬆下來時，個案是否可以眞的放鬆，或是即便威脅已經過去，壓力反應仍持續延續？這些都是用來發展治療計畫很有用的資訊。

專業人員在進行生理回饋時，可以選擇在基準期就已經呈現異常激發的生理指標，或在壓力期過度激發的生理指標進行介入，尤其當個案在PSP的反應與病史呈現一致的狀態時，便可以針對過度反應的特定系統進行訓練，以降低基準期的激發，並調節壓力反應，當然治療計畫也可以著重在訓練壓力反應後的恢復速度。

（二）生理回饋訓練

當標定出特定的生理指標作爲目標後，就可以開始訓練。舉例來說，若是個案對壓力的反應是上背與脖子的肌肉呈現過度緊繃，並且難以在壓力結束後或放鬆期恢復，便可以選擇肌肉放鬆訓練，在生理回饋訓練可放置一個或多個表面肌電感測器在個案身上，選擇聽覺或視覺回饋的形式，教導個案判讀電腦所呈現的肌肉訊號。若個案難以將肌肉張力降低到閾値之下，可以將閾値設定調整到接近個案當前肌肉張力的程度，並且調整訊號到最小單位，讓很小的改變也可以被觀察到，同時啟動視覺與聽覺酬賞。

一般來說，表面肌電感測器進行BART的訓練目標，主要是要引導個案在訓練過程中將數値降低到1微伏特以內，接著讓個案在日常生活中練習覺察其肌肉並放鬆，直到注意到肌肉變緊繃，並使肌肉放鬆下來的整個過程變得自動化，且越來越快、越來越容易。

同樣地，當個案呈現出長期的四肢冰冷，或是在PSP的壓力期四肢的溫度急遽下降，治療介入就可以選擇溫度生理回饋訓練，包含教導個案熟悉溫度生理回饋的呈現畫面，並且學習如何增加雙手與雙腳的溫度。每個人暖手的策略皆有不同，但大多數的個案可以在3至4次的訓練後成功學會暖手。當個案的表現沒有進展時，可以調整畫面的最小單位，讓很小的溫度改變也可以在螢幕上被觀察到，也可以鼓勵個案試著搭配定速呼吸、溫暖的意象，或是在訓練時輔以毛毯以增加溫暖的感受，一直到個案建立起自主控制的能力。

（三）放鬆技巧訓練

治療師也可以引導個案學習特定的放鬆技巧（Lehrer et al., 2007; Smith, 1989），像是漸進式肌肉放鬆（Progressive muscle relaxation, PMR）便是一種被設計用來提升個體的覺察，並控制整體肌肉組織的訓練方法（McGuigan & Lehrer, 2007），可以有效作爲肌肉導向放鬆訓練的輔助策略。同樣地，自律訓練（Autogenic Training）則是著重在自主放鬆與自主平衡，是溫度生理回饋訓練常併用的一個有效技能（Linden, 2007; Norris et al., 2007）。

（四）壓力／恢復期

在使用生理回饋儀進行放鬆練習時，個案常會因爲分心想到一些生活上的壓力而失去專注力，或因此沒辦法放鬆。當出現這樣子的時刻就是一個可以進行教學的時候，治療師可以在此時進行介入，詢問病人當下覺察到什麼事情發生、有哪些事物中斷了放鬆的狀態，接著邀請個案把干擾的事情先放在一旁，並且把注意力帶回到放鬆訓練。一段時間後，治療師可以引導個案刻意去回想任何會引發壓力或痛苦的回憶，或是刻意提及在評估時所標定出的生活壓力事件，一旦指標顯示出放鬆狀態被干擾，鼓勵個案再次練習恢復與放鬆。

（五）重複預演症狀並精熟

佛洛伊德曾經說過，我們無法殺掉一條「不在場」的龍，言下之意是指個案務必得將問題帶入治療室，並在治療室內經驗問題（Freud, 1912/1959）。一旦病人開始精熟放鬆技巧，治療師就可以在取得個案的同意下，在治療室中誘發症狀，同時搭配使用放鬆訓練與生理回饋練習。

舉例來說，因爲不良的呼吸型態而受恐慌發作所苦的病人，可以透過刻意過度換氣的過程誘發恐慌。我們需要細心詢問個案是否可以承受這樣的快速呼吸實驗，接著引導個案再次放慢呼吸，回到一個輕柔、放鬆且正念的呼吸型態。雖然重複經驗恐慌是挺嚇人的，但是一旦個案發現自己是有能力引發與結束症狀，會感到更加安心與放心；當意識到單純地改變呼吸就可以誘發或緩解恐慌，也會讓人更確信生理回饋訓練的效果與價值。

（六）回家放鬆練習與真實情境恢復練習

對於 BART 介入方案最佳的應用方式是每天都練習將新學到的放鬆技巧，無論在家中、在工作場所以及任何可能誘發壓力反應或臨床症狀的情境中。理想上，個案先經驗到病理性的症狀發作或處在一個會引發焦慮的情境下，接著使用肌肉放鬆、定速呼吸或自我暗示的語言來調節症狀。舉例來說，一個年輕的經理先前可能在公眾場合演說會感到非常焦慮，她可以試著在一些會引發焦慮的場合，像是會議室或講臺前，進行呼吸練習直到焦慮減緩。

五、結論

BART 是一個廣泛在臨床場域應用的生理回饋介入方案，自 1969 到 2019 年以來，已有許多臨床研究證實此模式的效果。單純在治療室內進行放鬆訓練，同時在生理回饋訓練的加成作用之下，可以打破習慣化的生理壓力反應。在誘發病理或焦慮症狀的情境中，進行居家放鬆練習，並親身體驗恢復也會進一步強化個案的自我調節能力，以及對這些技巧的精熟度。BART 已被證實能有效用於改善焦慮疾患、糖尿病、頭痛以及許多常見的生理和心理問題。

參考文獻

Aritzeta, A., Soroa, G., Balluerka, N., Muela, A., Gorostiaga, A., & Aliri, J. (2017). Reducing anxiety and improving academic performance through a biofeedback relaxation training program, *Applied Psychophysiology and Biofeedback*, 42(3), 193-202. https://doi.org/10.1007/s10484-017-9367-z

Barlow, D. H. (2002). *Anxiety and its disorders: The nature and treatment of anxiety and panic* (2nd ed.). Guilford.

Benson, H. (with Klipper, M. Z.) (1975). *The relaxation response*. William Morrow.

Budzynski, T., H., & Stoyva, J. M. (1969). An instrument for producing deep muscle relaxation by means of analog information feedback. *Journal of Applied Behavior Analysis*, 2(4), 231-237. https://doi.org/10.1901/jaba.1969.2-231

Burish, T. G., & Jenkins, R. A. (1992). Effectiveness of biofeedback and relaxation training in reducing the side effects of cancer chemotherapy. *Health Psychology*, 11(1), 17-23.

Burton, L. L. O., Morrow, A. M., Beswick, B. V., & Khut, G. P. (2018). The feasibility of using the BrightHearts biofeedback-assisted relaxation application for the management of pediatric procedural pain: A pilot study. *Pain Practice*, 18(8), 979-987. https://doi.org/10.1111/papr.12696

Bussone, G., Grazzi, L., D'Amico, D., Leone, M., and Andrasik, F. (1998). Biofeedback-assisted relaxation training for young adolescents with tension-type headache: A controlled study. *Cephalalgia*, 18, 463-467. https://doi.org/10.1111/j.1468-2982.1998.1807463.x

Cannon, W. (1915). *Bodily changes in pain, hunger, fear, and rage: An account of recent researches into the function of emotional excitement*. Appleton.

Cannon, W. (1932). *The wisdom of the body*. W. W. Norton.

Engel, J. M., Jensen, M. P., & Schwartz, L. (2004). Outcome of biofeedback-assisted relaxation for pain in adults with cerebral palsy: Preliminary findings. *Applied Psychophysiology and Biofeedback*, 29(2), 135-140. https://doi.org/10.1023/B:APBI.0000026639.95223.6f

Freud, S. (1959). The dynamics of transference. In E. Jones (Ed.), *Collected Papers* (vol. 2) (pp. 313-322) (transl. by J. Riviere). Basic Books. (Original work published 1912).

Gallup, G. G. (1977). Tonic immobility: The role of fear and predation. *Psychological Record*, 27, 41-61.

Grazzi, L., Andrasik, F., D'Amico, D., Leone, M., Moschiano, M., & Bussone, G. (2001). Electromyographic biofeedback-assisted relaxation training in juvenile episodic tension-type headache: Clinical outcome at three-year follow up. *Cephalalgia*, 21(8), 798-803. https://doi.org/10.1046/j.1468-2982.2001.218193.x

Green, E. E., Walters, E. D., Green, A. M., & Murphy, G. (1969). Feedback techniques for deep relaxation. *Psychophysiology*, 6(3), 371-377.

Greenberg, B. R., Grossman, E. F., Bolwell, G., Reynard, A. K., Pennel, N. A., Moravex, C., S., McKee, M. G. (2015). Biofeedback assisted stress management in patients with lung cancer: A feasibility study. *Applied Psychophysiology and Biofeedback*, 40(3), 201-208.

Huang, T.-Y., Moser, D. K., & Hwang, S.-L. (2016). The short-term and long-term effects of biofeedback-assisted relaxation therapy in patients with heart failure: A randomized control study. *Sage Open Nursing*, 2, 1-8. https://doi.org/10.1177/2377960816680825

Jacobson, E. (1938). *Progressive relaxation*. University of Chicago Press.

Kern-Buell, C. L., McGrady, A., Conran, P., & Nelson, L. A. (2000). Asthma severity, psychophysiological indicators of arousal, and immune function in asthma patients undergoing biofeedback-assisted relaxation. *Applied Psychophysiology and Biofeedback*, 25(2), 79-91.

Khazan, I. (2013). The clinical handbook of biofeedback: A step-by-step guide for training and practice with mindfulness. John Wiley and Sons.

Khazan, I., & Moss, D. (Eds.) (2020). *Mindfulness, acceptance, and compassion in biofeedback practice*. Association for Applied Psychophysiology and Biofeedback.

Lehrer, P. M., Woolfolk, R. L., & Sime, W. E. (Eds). (2007). *Principles and practice of stress management* (3rd ed.). Guilford.

Linden, W. (2007). The autogenic training method of J. H. Schultz. In P. M. Lehrer, R. L. Woolfolk, & W. E. Sime (Eds)., *Principles and practice of stress management* (3rd ed.) (pp. 151-174). Guilford.

McEwen, B., (with Lasley, E. N.) (2002). *The end of stress as we know it*. The Dana Foundation.

McEwen, B. S. (2017). Neurobiological and systemic effects of chronic stress. *Chronic Stress*, 1, 1-11. https://doi.org/10.1177/2470547017692328

McEwen, B. S., & Morrison J. H. (2013). The brain on stress: Vulnerability and plasticity of the prefrontal cortex over the life course. *Neuron*, 79(1), 16-29. https://doi.org/10.1016/j.neuron.2013.06.028

McGinnis, R. A., McGrady, A., Cox, S. A., & Grower-Dowling, K. A. (2005). Biofeedback-assisted relaxation training in type-2 diabetes. *Diabetes Care*, 28(9), 2145-2149.

McGrady, A., Bailey, B. K., & Good, M. P. (1991). Controlled study of biofeedback-assisted relaxation in type I diabetes. *Diabetes Care*, 14(5), 360-365.

McGrady, A., Graham, G., & Bailey, B. K. (1996). Biofeedback-assisted relaxation in insulin dependent diabetes: A replication and extension study. *Annals of Behavioral Medicine*, 18(3), 185-189.

McGrady, A., & Horner, J. (1999). Role of mood in outcome of biofeedback-assisted relaxation therapy in insulin dependent diabetes mellitus. *Journal of Applied Psychophysiology and Biofeedback*, 24(1), 79-88.

McGrady, A.V., Kern-Buell, C., Bush, E., Devonshire, R., Claggett, A. L., & Grubb, B. P. (2003). Biofeedback-assisted relaxation therapy in neurocardiogenic syncope: A pilot study. *Applied Psychophysiology and Biofeedback*, 28(3), 183-192. https://doi.org/10.1023/A:1024664629676

McGuigan, F. J., & Lehrer, P. M. (2007). Progressive relaxation: Origins, principles, and clinical applications. In P. M. Lehrer, R. L. Woolfolk, & W. E. Sime (Eds.), *Principles and practice of stress management* (3rd ed.) (pp. 57-87). Guilford.

Middaugh, S. J., Levin, R. B., Kee, W. G., Barchiesi, F. D., & Roberts, J. M. (1988). Chronic pain: Its treatment in geriatric and younger patients. *Archives of Physical Medicine and Rehabilitation*, 69(12), 1021-1026.

Middaugh, S. J., Woods, S. E., Kee, W. G., Harden, R. N., & Peters, J. R. (1991). Biofeedback-assisted relaxation training for the aging chronic pain patient. *Biofeedback and Self-Regulation*, 16(4), 361-377.

Norman, R. M. G., & Malla, A. K. (1993). Stressful life events and schizophrenia: A review of the research. *British Journal of Psychiatry*, 162(2), 161-166. https://doi.org/10.1192/bjp.162.2.161

Norris, P. A., Fahrion, S. L., & Oikawa, L. O. (2007). Autogenic biofeedback training in psychophysiologic therapy and stress management. In P. M. Lehrer, R. L. Woolfolk, & W. E. Sime (Eds.), *Principles and practice of stress management* (3rd ed.) (pp. 175-205). Guilford.

Olsson, E.M. G., El Alaoui, S., Carlberg, B., Carlbring, P., & Ghaderi, A. (2010). Internet-based biofeedback-assisted relaxation training in the treatment of hypertension: A pilot study. *Applied Psychophysiology and Biofeedback*, 35(2), 163-170. https://doi.org/ 10.1007/s10484-009-9126-x

Palomba, D., Ghisi M., Scozarri, S., Sarlo, M., Bonsa, E., Dorigatti, F., & Palatini, P. (2011). Biofeedback-assisted cardiovascular control in hypertensives exposed to emotional stress: A pilot study. *Applied Psychophysiology and Biofeedback*, 36(3), 185-192. https://doi.org/10.1007/s10484-011-9160-3

Peper, E., Harvey, R., & Lin, I-M. (2020). Mindfulness training has elements common to other techniques. *Biofeedback*, 47(3), 50-57.

Prato, C. A., & Yucha, C. B. (2013). Biofeedback-assisted relaxation training to decrease test anxiety in nursing students. *Nursing Education Perspectives*, 34(2), 76-81. https://doi.org/10.5480/1536-5026-34.2.76

Salleh, M. R. (2008). Life event, stress, and illness. *Malaysian Journal of Medical Science*, 15(4), 9-18.

Schmidt, N. B., Richey, J. A., Zvolensky, M. J., & Maner, J. K. (2008). Exploring human freeze responses to a threat stressor. *Journal of Behavior Therapy and Experimental Psychiatry*, 39(3), 292-304.

Schultz, J. H., & Luthe, W. (1969). *Autogenic therapy* (*vol*. 1). Grune & Stratton.

Selye, H. (1956). *The stress of life*. McGraw-Hill.

Smith, J. C. (1989). *Relaxation dynamics*: *A cognitive-behavioral approach to relaxation*. Research Press.

Tsai, P. S., Chen, P. L., Lai, Y. L., Lee, M. B., & Lin, C. C. (2007). Effects of electromyography biofeedback-assisted relaxation on pain in patients with advanced cancer in a palliative care unit. *Cancer Nursing*, 30(5), 347-353. https://doi.org/10.1097/01.NCC.0000290805.38335.7b

Vasudeva, S., Clagget, A. L., Tietjen, G. E., & McGrady, A. V. (2003). Biofeedback-assisted relaxation in migraine headache: Relationship to cerebral blood flow velocity in the middle cerebral artery. *Headache*, 43(3), 245-250.

Yucha, C. B., Tsai, P-S, Calderon, K. S., & Tian, L. (2005). Biofeedback-assisted relaxation training for essential hypertension: Who is most likely to benefit? *Journal of Cardiovascular Nursing*, 20(3), 198-205.

第六章

生理回饋實作模組：呼吸訓練和呼吸生理回饋

本章節將回顧呼吸的生理機制，並介紹如何使用生理回饋儀器來檢測與訓練健康的呼吸型態。雖然呼吸大多時候是一種身體的自主活動，但同時亦可透過有意識的控制以進行調整，即生理回饋輔助呼吸訓練的原理。呼吸對於調節體內的二氧化碳和氧氣濃度，以及維持酸鹼平衡非常重要。不良的呼吸型態容易導致二氧化碳被大量排出，使得血液酸鹼值趨於鹼性。低碳酸血症（Hypnocapnia）（意即二氧化碳不足）會導致許多疾病的發生，其中也包括焦慮相關的障礙症。生理回饋治療師使用呼吸感測器（Respirometer）與二氧化碳感測器（Capnometer），來評估及訓練個案之呼吸型態，且呼吸訓練也對於改善生理與心理相關症狀有顯著的治療效果。

關鍵詞：呼吸訓練，呼吸生理回饋，呼吸生理學，二氧化碳測定法

三千多年來，呼吸訓練一直是冥想訓練的一個重要元素，已被用於引導放鬆、訓練躁動不安的心智、促進靈性層面的昇華。許多人在遇到日常壓力情況時，也常自然而然地使用「深呼吸」作爲應對策略。認知行爲療法（Cognitive Behavioral Therapy, CBT）經常運用橫膈膜呼吸（Diaphragmatic Breathing）作爲治療過程中訓練放鬆的一種操作技術。從一篇系統性回顧研究顯示，納入呼吸再訓練對治療效果只有達到中等影響，但對認知行爲療法的可接受性有顯著影響（Pompoli, 2018）。第九章會提供以定速、溫和、橫膈膜呼吸作爲輔助療法的詳細指導語，第七章則會介紹心跳變異（Heart Rate Variability, HRV）生理回饋訓練的主要訓練

元素：共振呼吸（Resonance Breathing）。

經常地進行呼吸訓練對於許多臨床疾患的個案皆具有治療價值，包含：焦慮症、氣喘、慢性疼痛，無論是作爲單獨的治療方式或是結合其他的輔助療法。在臨床場域中，呼吸訓練的目標通常是訓練個案精熟緩慢、溫和、正念的呼吸，且呼吸部位主要運用橫膈膜而非胸部。呼吸生理回饋可用以協助較難掌握定速、輕柔呼吸的個案，因爲當個案可以看著電腦螢幕上呈現的折線圖，顯示每次吸氣和吐氣的型態、呼吸速度與模式，有助於加深個案對呼吸的覺察，並且改善對呼吸的控制程度。

一、呼吸的心理生理學

Christopher Gilbert 和 Inna Khazan 強調呼吸在調節血液中化學和生理平衡方面扮演重要角色（Gilbert, 2019a; Gilbert, 2019b; Khazan, 2013）。因爲呼吸對於將個體血液中二氧化碳濃度維持在最佳平衡非常重要，而二氧化碳在調節身體的酸鹼值與血管張力方面則有重要的作用。

（一）過度換氣（Hyperventilation）和過度呼吸（Overbreathing）

呼吸的快慢會影響個體的呼吸道和血液中的二氧化碳濃度。過度換氣是指呼吸太快，大約是每分鐘超過 18 次呼吸，通常與急促呼吸、喘氣與壓力有關。另一方面，過度呼吸則是一個更廣泛的詞，泛指任何導致低碳酸血症的適應不良呼吸模式，即肺泡和血液中二氧化碳的缺乏（Khazan, 2013）。Khazan 認爲過度換氣帶有負面的刻板印象，所以建議使用過度呼吸這個詞更爲適切。

Fried 與 Grimaldi（1993）是首位開始推廣將過度換氣應用於生理回饋領域中的學者，但當時並沒有界定出診斷過度換氣的呼吸速率，而是根據低碳酸血症與適應不良的呼吸相關症狀來診斷過度換氣，他也發現低碳酸血症的個案通常使用胸式呼吸、較少使用橫隔膜呼吸、容易出現嘆氣行爲，以及說話之前常會大口吸氣或吐氣（Fried & Grimaldi, 1993, pp. 42-43）。由此看來，由於低碳酸血症患者的呼吸速度不一致，因此過度呼吸或適應不良的呼吸（Maladaptive Breathing）這兩個描述最爲合適。

過度呼吸會導致低碳酸血症，二氧化碳濃度下降會改變體內的酸鹼平衡，使其偏向鹼性。健康的呼吸和正常的二氧化碳濃度可將血液酸鹼值維持在 7.35 左右。如果酸鹼值偏酸性可能會導致代謝問題，甚至昏迷；如果酸鹼值偏鹼性則會產生整體的生理過度激發、交感神經過度活化和多種主觀症狀（Gilbert, 2019a），低碳酸血症也會破壞體內電解質的平衡並引發血管收縮，導致大腦缺氧，心智敏銳度下降，最終過度疲勞（Fried & Grimaldi, 1993; Gilbert, 2019a），根據 Ley（1994）的發現，異常呼吸所引起的腦缺氧也會產生與恐慌發作相關的災難性思考與其他認知缺損。

二、用於呼吸訓練的生理回饋儀器

生理回饋儀器，包含呼吸感測器（Respirometer）和二氧化碳感測器（Capnometer），可用於監測呼吸、測量呼吸模式對生理的影響，並幫助個案學習健康且適應性的呼吸技巧。呼吸感測器使用彈性綁帶來檢測呼吸過程中胸部和／或腹部的擴張和收縮（參閱第二章，圖八），透過生理回饋軟體將結果轉換爲吸氣和吐氣即時歷程的折線圖，以及呼吸頻率與振幅的數值，呼吸頻率一般以一分鐘的呼吸次數計算，振幅則以任意單位計算，反映胸部或腹部擴張和收縮的相對大小。

二氧化碳感測器偵測從鼻孔呼出的空氣，並分析二氧化碳與氧氣，一般可檢測每分鐘的呼吸次數，以及透過二氧化碳波動換算出脈搏速率。第二章已深入介紹過監測呼吸的相關裝置，包括血氧儀、表面肌電圖、溫度生理回饋和誘發性肺量計。

三、呼吸生理回饋的應用

（一）焦慮的呼吸生理回饋

在過去的 65 年間，已有許多理論或不同立場探討過度換氣與呼吸暫停究竟是引發焦慮的成因或是焦慮導致的結果（Ames, 1955）。Timmons 和 Ley（1994）將過去呼吸和焦慮相關的心理生理學研究進行彙整，提出一個簡易的模型，其中也涵蓋二氧化碳所扮演之重要角色。Timmons

（1994）和 Ley（1994）也各自提出生理學和認知歸因之間存在相互加乘的效果，即異常呼吸會引發身體與神經症狀，而認知歸因會放大恐懼或焦慮的程度，認知警報和隨之而來的恐懼感又會進一步增加生理激發。儘管如此，因爲焦慮個案不會總是出現異常呼吸或低碳酸血症，所以呼吸在焦慮中的確切作用仍然存在爭議。

Roth 及其團隊進行了一系列相當有創意的實證研究，透過生理感測器來監測參與者在進行駕駛或搭乘飛機這類日常活動時的呼吸和二氧化碳數值，結果發現焦慮症患者的呼吸有明顯異常的情形；例如，Wilhelm 和 Roth（1998）監測了飛行恐懼症個案在飛行中的生理指標，並發現恐懼症患者的呼吸型態有幾個呼吸紊亂的跡象，包含：吸氣時有更多停頓、皮膚導電度的波動較大，以及心肺同步程度（即呼吸竇性心律不整）較低，顯示可以透過生理指標來區分恐懼症組與一般組的參與者。在第二項研究中，廣泛性焦慮症患者在深呼吸後的心跳加速的幅度更大（Roth et al., 1998）。在第三項研究中，相較於健康對照組，患有恐慌症和社交恐懼症的個案在自發性的過度換氣後感到更加焦慮，且恐慌症個案的恢復速度較差（Wilhelm et al., 2001）。

奠基於這些基礎研究，最終發展出二氧化碳生理回饋的治療模組，用以訓練焦慮症個案，使其呼吸正常化並增加二氧化碳。Meuret 等人（2001）根據「基本假設：過度換氣引起的持續性低碳酸血症是產生和維持恐慌的關鍵機制（第 584 頁）」，使用二氧化碳生理回饋訓練作爲行爲治療的方案，以四位參與者進行預試研究，結果顯示經過治療後個案的恐慌症狀減輕、二氧化碳數値增加。在第二個研究中，Meuret 等人（2004）透過合併個案研究，說明進行生理回饋輔助呼吸訓練的細節，並指出此治療模組可能只適用在沒有明顯呼吸紊亂的個案；更重要的是，研究者也強調，雖然此方案完全是針對生理進行訓練，但個案明顯改善其認知症狀，顯示呼吸系統的變化可進一步改善認知功能。

過去研究者使用相同的二氧化碳生理回饋訓練模組進行一系列相關研究，結果發現氣喘個案經過訓練後改善其臨床症狀，亦改善肺功能之客觀指標（二氧化碳增加、呼吸頻率降低）（Ritz et al., 2009; Ritz et al., 2014）。

然而，以下兩篇焦慮症追蹤研究發表後出現了新的轉折。Kim 等人（2012）所進行一項更大規模的研究，將 74 名參與者分配至增加二氧化碳組與減少二氧化碳兩個訓練組，發現兩組在恐慌症嚴重程度上皆有顯著改善。作者推測可能的原因是兩組在轉變信念和期望感、暴露於帶有負向徵兆的身體感覺中，以及能夠自發性的減慢並規律的呼吸等層面皆有所進步。

Kim 等人（2015）隨後對 46 名焦慮症患者和 34 名一般參與者進行了一項研究，焦慮症患者皆進行二氧化碳生理回饋訓練，分爲訓練增加二氧化碳以及訓練減少二氧化碳兩個治療組，結果顯示無論是增加或減少二氧化碳都會顯著降低焦慮症狀。同時，該研究亦進一步評估個案與治療師之間的關係品質、對於治療效果的信心程度等變項是否會影響治療結果，迴歸分析發現治療關係評分可顯著預測一個月追蹤時焦慮症狀的改善，對治療效果的信心程度則可顯著預測六個月追蹤時焦慮症狀的改善，且解釋量高達近一半。因此，研究者維持對焦慮症患者進行呼吸訓練的建議，但特別強調促進治療同盟的重要性，以及應該爲治療模式提供充分可信任的理由，進而引發個案對治療的正向期待。因爲正向預期與治療關係對增進所有醫療保健的預後皆是重要的因素，因此也適用於所有的生理回饋治療模式。

四、呼吸生理回饋方案

（一）評估

如同第四章所述，對任何個案進行生理回饋評估應從衛教生理回饋的概念開始、對身心症狀進行自主居家記錄、心理生理相關的全面個人史、仔細探問所有的主訴抱怨，以及心理生理壓力評估（Psychophysiological Stress Profile, PSP）。治療師不妨也使用由荷蘭的奈梅亨大學（University of Nijmegen）所發展的奈梅亨問卷（Nijmegen Questionnaire; van Dixhoorn & Folgering, 2015）評估與呼吸功能障礙和低碳酸血症相關的症狀，例如：視力模糊、頭暈和意識不清。

若生理回饋治療師預期會進行呼吸生理回饋訓練，那在進行心理生理壓力評估時最好同時使用呼吸感測器與二氧化碳感測器，以便同時評估基準期和壓力狀態下的呼吸模式、呼吸速率，以及二氧化碳數值。

我們如何評估基準期的呼吸值？根據 Khazan（2019）對呼吸速率和二氧化碳基準值的定義，當個人處於不說話、不移動的靜止狀態時，正常呼吸頻率爲每分鐘 12 至 14 次呼吸，正常的潮氣末端二氧化碳量約爲 35 至 45 噸（或 35 至 45 毫米汞柱）；過度換氣定義爲基準期的呼吸速度大於每分鐘 16 次，過度呼吸爲二氧化碳量降低到 33 噸以下。許多患有焦慮、慢性疼痛和其他慢性疾病患者的呼吸頻率、二氧化碳值，皆明顯超出或低於正常範圍。

Conway（1994）提出二氧化碳評估的診斷指引，與標準程序稍有不同，其測量階段依序爲基準期、討論中性事件、討論一次嚴重的症狀發作、壓力回憶（任何涉及生理感受的過去經驗）、一分鐘的過度換氣試驗、三分鐘的恢復期。

Conway 建議若個案在基準期之二氧化碳值低於 30 噸，或是在壓力回憶或過度換氣試驗期間的二氧化碳值下降 20% 以上，或是在恢復期結束時二氧化碳值仍未能恢復到基準期的 80% 以上，皆應被視爲患有呼吸系統的疾病，並接受呼吸訓練合併情緒、認知、行爲和生理層面的整合性治療。雖然 Conway 之測量程序並未經過詳細驗證，但提供我們幾個值得參考的原理：(1) 使用一分鐘過度換氣試驗，本書的通訊作者 Moss 博士發現對焦慮症患者進行過度換氣試驗常會誘發焦慮症狀，並可藉此說服患者相信自身問題與呼吸模式和呼吸訓練有相當大的關係（執行過度換氣試驗的注意事項請參考專欄一）；(2) 應注意二氧化碳的數值是否在基準期過低、壓力期大幅下降、恢復期未能完全恢復的現象。

專欄一：過度換氣的注意事項

過度換氣是指快速而短淺的呼吸，因爲會引發明顯的生理壓力反應以及一個或多個主訴症狀，因此可作爲一種有效的壓力測試，尤其是針對焦慮症患者的評估。

然而，刻意誘發過度換氣對個案的主觀感受和在醫學的角度上都具有挑戰性和一定程度的風險，因此治療師應仔細確認個案是否有肺部或心臟疾病的病史，若有相關疾病史則應避免使用過度換氣試驗；此外，如果誘發的過程引起個案的不舒服，應引導個案停止快速呼吸。

專欄二的案例故事則是改編自一位使用 Conway 的測量流程所進行壓力評估的個案資料，評估過程成功地反映出當個案刻意用快速短淺的方式呼吸所引發的不舒服，此不舒服程度與離家在外所引發的焦慮／恐慌症狀程度相當，同時亦可藉此增加個案對改善焦慮的生理回饋輔助呼吸訓練以及認知行爲療法的投入度。個案的恐慌發作的情形確實也在八週的呼吸訓練及認知行爲療法治療後有很大的改善。

專欄二：案例故事

一名 53 歲已婚女性因恐慌發作伴隨懼曠症前來就診，她已經將近兩個月沒有工作，自從失業以來便沒有離開過家。個案的主訴包括失去活力、憂鬱情緒、對於任何需要離開家的相關建議都感到恐懼，恐慌發作時會出現心跳加快、胸部緊繃、頭暈、害怕死亡等症狀。在第一次會談中，明顯可見個案有憋氣和呼吸短淺的狀況，個案也自述偏頭痛和胃食道逆流的症狀會反覆發作。

在生理測量的部分，個案在基準期呈現偏快的速度呼吸，但二氧化碳值落於正常範圍，個案主觀感受爲對離開家感到緊張和焦慮，先引導其以緩慢而舒適的呼吸來放鬆。接著，第一個壓力期請個案想像一段壓力回憶，然後放鬆；第二個壓力期請個案進行一分鐘的快速呼吸，再接續三分鐘的時間來恢復放鬆狀態。

	二氧化碳值（托）	呼吸次數／分鐘	主觀感受
基準期	39	18	緊繃

	二氧化碳值（托）	呼吸次數／分鐘	主觀感受
放鬆期 1	42	8	較平靜
壓力期 1（想像）	36	12	想像強烈的衝突
放鬆期 2	38	8	相對較平靜
壓力期 2（過度換氣）	26	26	胸悶、頭暈目眩
放鬆期 3	31	14	焦慮

透過想像與先生的爭吵僅引發個案輕微的壓力，呼吸頻率稍微變快、二氧化碳值稍微下降，但過度換氣卻導致二氧化碳值顯著的下降，個案也明確地表示：「沒錯！我恐慌時就是這樣，這就是在我發作時會發生的狀況！」另外，個案在經過三分鐘的自主放鬆，仍無法在生理上或主觀上恢復，但在治療師進行定速腹式呼吸的引導下，個案是有恢復能力的。

（二）定速腹式呼吸訓練

治療師在初次晤談結束前，向個案進行定速腹式呼吸的簡要指導和示範，等同於提供個案一個有效、實用的自助方法，可以在治療療程之間開始在家中自主練習。第九章所提供的定速腹式呼吸指導語有助於個案實際進行練習，許多個案也會在使用治療師聲音的錄音、同時包含完整以及簡化版本的錄音、指導語有個別化的設計（例如：加入個案的名字）等介入獲益，因此治療師可以在帶領個案進行呼吸練習時進行錄音，再將檔案以 USB 或透過電子郵件的方式發送給個案。

Jan van Dixhoorn（2007）強調呼吸訓練是一種重新訓練整個身體的過程（即一種「全身呼吸法」），任何支撐或扭曲的姿勢都會擾亂最佳呼吸的模式，像是彎腰駝背、在腹部施力或繃緊都會使人無法完全的呼吸。Peper 指出對文化審美觀念對平坦的腹部有偏好，將此現象稱之為「設計師牛仔褲綜合症（Designer Jean Syndrome）」，以及這樣的現象是如何對呼吸訓練造成不良影響（Peper et al., 2015）。因此，從第一次治療就開始觀察個案的姿勢是很重要的，若發現任何明顯的不良姿勢都應與個案進行討論和修正，甚至是直接邀請個案嘗試擺出駝背或扭曲的姿勢，以協助個案覺察這些姿勢是如何阻礙自然呼吸。

（三）定速呼吸引導

對於難以維持緩慢、平穩呼吸的初學者來說，在進行自主練習時使用定速呼吸引導具有很好的輔助效果。一旦治療師根據個案評估的結果標定出基準期的呼吸頻率後，就可以指導患者使用定速呼吸引導，最初的速度設定建議略低於基準期呼吸頻率，再逐漸調降至每分鐘約六次呼吸。現今可以透過許多智慧型手機或平板電腦中的應用程式取得定速呼吸的引導，例如：Awesome Breath、Breath-Pacer、Breathe2Relax、Breath Zone。歐洲生理回饋學會（The Biofeedback Federation of Europe）也建置一個可下載、適用於 Windows 系統的定速呼吸引導程式——EZ-AIR PLUS，可以設計呼吸頻率、吸氣與吐氣的長度，以及視覺或聽覺回饋。

（四）生理回饋輔助呼吸訓練

評估後的第一次治療一般會進行 20 至 30 分鐘的生理回饋輔助呼吸訓練，治療師一般會選擇使用呼吸感測器而非二氧化碳感測器來進行訓練，主要是大多數多頻道生理回饋儀使用相對便宜的呼吸感測器，而不是相對昂貴的二氧化碳感測器。

治療師將有彈性的呼吸綁帶經過肚臍圍繞在個案的腹部上方，測量到的呼吸訊號以折線圖形式顯示在電腦螢幕上，反映腹部的瞬間擴張和收縮，呈現出像是一座一座的山峰和山谷，曲線上升代表吸氣、曲線下降代表吐氣（圖一爲生理回饋畫面，顯示呼吸折線圖和當前呼吸速率、呼吸振幅的數值）。

最一開始，治療師應先教導個案如何解讀呼吸折線圖，讓個案一邊以「玩耍」的方式去嘗試呼吸、一邊觀察圖形的變化，包含熟悉呼吸加快、放慢、嘆氣或屏住呼吸時的感覺。接著請個案控制自己的呼吸，試著在螢幕上「繪製出」平滑的山峰和山谷，並且在個案出現呼吸不均勻、憋氣、呼吸中短暫停頓時加以提醒，並再次引導個案以平穩的方式呼吸。

接下來，治療師開始設定訓練目標，在維持平穩且均勻的呼吸型態下，同時逐漸將呼吸頻率調降至每分鐘六次呼吸。在過去心跳變異（HRV）的相關研究中，每分鐘六次呼吸的速率被證實是可以引發最佳HRV的共振頻率，因此為目前訓練的黃金標準，藉此產生更高的HRV、緩解許多臨床疾病，並提高韌性（Resilience）和幸福感。

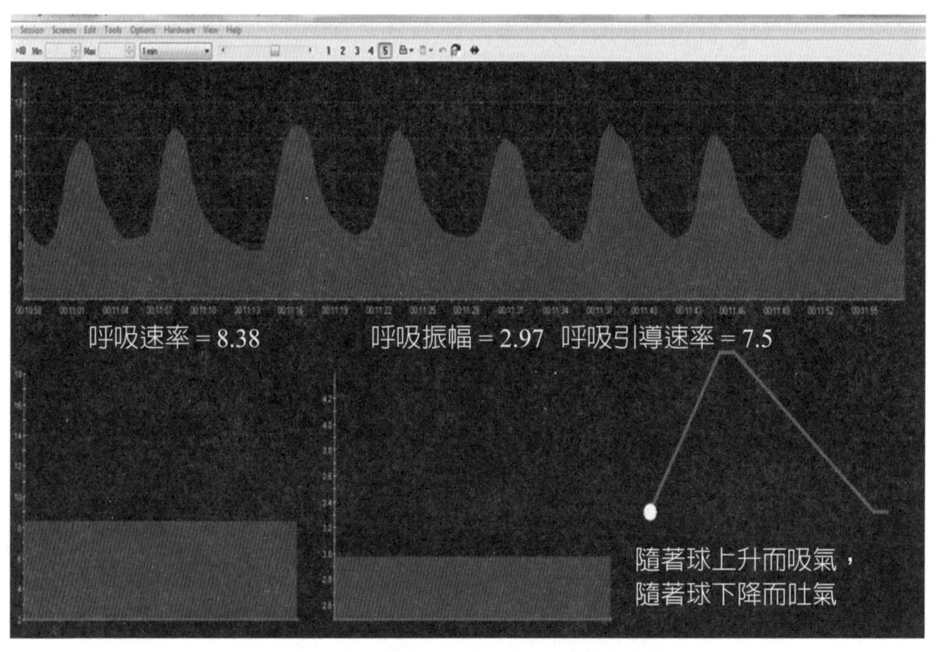

圖一　呼吸感測器的生理回饋畫面

註：畫面呈現呼吸的折線圖，代表呼吸速率和振幅的長條圖及數值，以及可以調整的定速呼吸引導（使用加拿大蒙特婁 Thought Technology 公司的 Infiniti 軟體系統）。

有些個案在經過一至兩次的治療後，便可以維持平穩緩慢的呼吸，並在家中自主使用定速呼吸引導，同時在治療室繼續接受其他形式的治療；有些個案則需要更多次的個別化生理回饋輔助訓練。不管是前者或後者，最終的治療目標都是要讓個案在不依賴回饋的情況下，能夠學會有意識的使用橫膈膜進行緩慢、均勻的呼吸。

如果治療師有辦法取得二氧化碳感測器，則可用來監測當個案能夠以緩慢、均勻的方式維持每分鐘六次呼吸速率時的二氧化碳數值，藉此交叉驗證個案並不是以某種形式的過度呼吸達成訓練目標，如果個案能夠緩慢、平穩、均勻地呼吸，同時將二氧化碳的數值保持在 35 到 45 之間，表示個案可以成功達成訓練目標。

（五）找到呼吸反射（Breathing Reflex）

另一個額外的步驟是根據 Litchfield（2010）和 Khazan（2019）所建議的練習標定出自己的呼吸反射速率。呼吸反射由腦幹中的延髓調節，通常是一個正向的動態平衡，但是一旦出現過度呼吸的狀況，過度呼吸會凌駕於自然的呼吸驅力之上，導致體內平衡被打亂，因此，學習標定和維持呼吸反射的相關策略有助於使身體重新回到平衡的狀態。建議讀者參考 Khazan（2019）書中第 45-46 頁，有提供清楚且詳盡的指導語。

五、結論

生理回饋輔助呼吸訓練適合作為任何一種臨床治療方案的有力輔助療法，尤其適用於焦慮症患者。本章除了介紹呼吸相關的心理生理學基礎，以及呼吸在焦慮相關障礙症中所扮演的角色，也提供呼吸生理回饋的評估方案。針對呼吸訓練的部分，除了強調訓練初期要讓個案能維持平穩、緩慢、定速的橫膈膜呼吸之外，也建議搭配使用定速呼吸引導，並參考使用呼吸感測器，進行生理回饋輔助呼吸訓練的相關說明。可將生理回饋輔助呼吸訓練用於改善許多不同疾病上，例如：氣喘、腸躁症、慢性疼痛、以及多種慢性疾病。

參考文獻

Ames, F. (1955). The hyperventilation syndrome. *Journal of Mental Science, 101*, 466-525.

Fried, R., & Grimaldi, J. (1993). *The psychology and physiology of breathing: In behavioral medicine, clinical psychology, and psychiatry.* Plenum Press. https://doi.org/10.1007/978-1-4899-1239-8

Gilbert, C. (2019a) Better chemistry through breathing: The story of carbon dioxide and how it can go wrong. In D. Moss & F. Shaffer (Eds.), *Physiological recording technology and applications in biofeedback and neurofeedback* (pp. 91-94). Association for Applied Psychophysiology and Biofeedback.

Gilbert, C. (2019b). A guide to monitoring respiration. In D. Moss & F. Shaffer (Eds.), *Physiological recording technology and applications in biofeedback and neurofeedback* (pp. 100-106). Association for Applied Psychophysiology and Biofeedback.

Khazan, I. Z. (2013). *The clinical handbook of biofeedback: A step-by-step guide for training and practice with mindfulness*. John Wiley & Sons.

Khazan, I. (2019). A guide to normal values for biofeedback. In D. Moss & F. Shaffer (Eds.), *Physiological recording technology and applications in biofeedback and neurofeedback* (pp. 2-6). Association for Applied Psychophysiology and Biofeedback.

Kim, S., Wollburg, E., & Roth, W. T. (2012). Opposing breathing therapies for panic disorder: A randomized controlled trial of lowering vs raising end-tidal Pco2. *Journal of Clinical Psychiatry, 73*(7), 931-939. https://doi.org/10.4088/JCP.11m07068

Kim, S., Roth, W. T., & Wollburg, E. (2015). Effects of therapeutic relationship, expectancy, and credibility in breathing therapies for anxiety. *Bulletin of the Menninger Clinic, 79*(2), 116-130. https://doi.org/10.1521/bumc.2015.79.2.116

Ley, R. (1994). Breathing and the psychology of emotions, cognition, and behavior. In B. H. Timmons, & R. Ley (Eds.), *Behavioral and psychological approaches to breathing disorders* (pp. 81-95). Plenum Press.

Litchfield, P. (2010. Capnolearning: Respiratory fitness and acid-base regulation. *Psychophysiology Today, 7*(1), 6-12.

Meuret, A., Wilhelm, F. H., & Roth, W. T. (2001). Respiratory biofeedback-assisted therapy in panic disorder. *Behavior Modification, 25*(4), 584-605.

Meuret, A., Wilhelm, F. H., & Roth, W. T. (2004). Respiratory feedback for treating panic disorder. *Journal of Clinical Psychology, 60*(2), 197-207.

Peper, E., Gilbert, C. D., Harvey, R., & Lin, I.-M. (2015). Did you ask about abdominal surgery or injury? A learned disuse risk factor for breathing dysfunction. *Biofeedback, 42*, 4, 173-179. https://doi.org/10.5298/1081-5937-43.4.06

Pompoli, A., Furukawa, T. A., Efthimiou, O., Imai, H., Tajika, A, & Salanti, G. (2018).

Dismantling cognitive-behavior therapy for panic disorder: A systematic review and component network meta-analysis. *Psychological Medicine, 48*(12), 1945-1953. https://doi.org/10.1017/S0033291717003919

Ritz, T., Meuret, A. E., Wilhelm, F. H., & Roth, W. T. (2009). Changes in pCO2, symptoms, and lung function of asthma patients during capnometry-assisted breathing training. *Applied Psychophysiology and Biofeedback, 34*(1), 1-6. https://doi.org/10.1007/s10484-008-9070-1

Ritz, T., Rosenfield, D., Steele, A. M., Millard, M. W., & Meuret, A. E. (2014). Controlling asthma by training of capnometry-assisted hypoventilation (CATCH) vs slow breathing: A randomized controlled trial. *Chest, 146*(5), 1237-1247. https://doi.org/10.1378/chest.14-0665

Roth, W. T., Wilhelm, F. H., & Trabert, W. (1998). Voluntary breath holding in panic and generalized anxiety disorders. *Psychosomatic Medicine, 60*, 671-679.

Timmons, B. H. (1994). Breathing-related issues in therapy. In B. H. Timmons, & R. Ley (Eds.), *Behavioral and psychological approaches to breathing disorders* (pp. 261-292). Plenum Press.

Timmons, B. H., & Ley, R. (Eds.). (1994). *Behavioral and psychological approaches to breathing disorders.* Plenum Press.

van Dixhoorn, J. (2007). Whole-body breathing: A systems perspective on respiratory retraining. In P. M. Lehrer, R. L. Woolfolk, & W. E. Sime (Eds.), *Principles and practice of stress management* (pp. 291-332). Guilford.

van Dixhoorn, J., & Folgering, H. (2015). The Nijmegen Questionnaire and dysfunctional breathing. *ERJ Open Research, 1*(1), 000015-2015. https://doi.org/10.1183/23120541.00001-2015

Wilhelm, F. H., Gerlach, & Roth, W. T. (2001). Slow recovery from voluntary hyperventilation in panic disorder. *Psychosomatic Medicine, 63(*4), 638-649.

Wilhelm, F. H., & Roth, W. T. (1998). Taking the laboratory to the skies: Ambulatory assessment of self-report, autonomic, and respiratory responses in flying phobia. *Psychophysiology,* 35(5), 506-606. https://doi.org/10.1017/S0048577298970196

第七章

生理回饋實作模組：共振頻率心跳變異訓練

本章將介紹心跳變異（以下簡稱 HRV）生理回饋訓練，是一種逐漸廣泛應用於許多醫療疾病和精神障礙症的生理回饋訓練方案，療效也已獲得許多研究結果的支持。最一開始，HRV 被視爲是疾病和死亡風險的醫學生物標誌，從 1960 年代延續至今的一系列研究顯示，較低的 HRV 與許多醫學和精神疾病有關，可作爲健康狀況下降和死亡率的警訊。1992 年，美國學者 Lehrer 拜訪一個俄羅斯研究團隊，該團隊有效地將生理回饋訓練應用於增加氣喘兒童的 HRV、改善氣喘症狀，Lehrer 隨後再透過嚴格控制的研究設計驗證了 HRV 訓練的治療療效。從那時起，世界各地的研究者開始嘗試將 HRV 生理回饋應用於氣喘、焦慮、纖維肌痛症，以及創傷後壓力症候群等各種疾病。因此，本章將會介紹 HRV 作爲生物標誌所代表的意義、摘要 HRV 生理回饋介入的療效研究，以及簡述其中一個最廣爲應用於臨床的共振頻率 HRV 生理回饋訓練方案。

關鍵詞：心跳變異、生物標誌、心跳變異訓練、共振頻率訓練方案

心跳變異生理回饋在生理回饋領域中的起步相對較晚，Lehrer（2016）整理促成 HRV 生理回饋發展的幾個系列研究，其中也包含 Lehrer 本人將放鬆訓練應用於許多常見疾病進行了數十年的研究成果。最早要追溯到 Lehrer 在 1992 年爲了學習將 HRV 訓練應用在氣喘兒童的臨床治療，因此拜訪俄羅斯聖彼得堡的研究人員和治療師，最初 Lehrer 對 HRV 訓練是否可以改善氣喘症狀是抱持懷疑的態度，主要是因爲他個人過去所做的研究發現放鬆訓練無法有效治療氣喘，當時的證據也顯示，活化副交感神經可能會使氣喘更加惡化。然而，Lehrer 根據嚴謹的臨床紀

錄，發現 HRV 訓練確實對氣喘症狀有正向的治療效果。

後來 Lehrer 回到美國，招募兩名具有 HRV 相關經驗的俄羅斯研究人員，對氣喘患者進行嚴謹設計的 HRV 訓練研究，並將初步結果發表於胸腔雜誌《*Chest*》（Lehrer et al., 2004）。從那時起，開始出現大量的研究報告，將 HRV 訓練應用於焦慮、心臟衰竭、創傷後壓力症候群等各式各樣的疾病。

一、心跳變異率爲何重要？

我們爲什麼要關心心跳上升和下降？心跳不就是一個身體的反射活動嗎？這個問題的答案來自一系列的醫學調查和持續不斷增加的心理生理學研究成果。

回顧過去幾十年來有關 HRV 的醫學研究，低 HRV 是高健康風險與高死亡率的生物標誌。Hon 與 Lee（1963）發現胎兒在缺氧或死亡前的 HRV 會明顯下降，顯示較低的 HRV 似乎是韌性（resilience）降低和風險升高的警訊。Wolf 等人（1978）在澳洲所進行的研究，納入 176 名因心肌梗塞轉入心臟重症病房的患者，其中 73 名患者呈現明顯的呼吸竇性心律不整（一種心跳和呼吸同步震盪的模式，代表較高且狀態較佳的 HRV），同時也有較低的住院死亡率，因此推論較低的 HRV 相較於其他變項更能預測院內死亡的風險。

Kleiger 等人（1987）發表了一篇相當具有指標性的心臟病研究成果，將心電圖中 R 波與 R 波之間的時間間隔之標準差計算 SDNN 的數據（以毫秒爲單位），作爲測量心跳變異的良好統計指標，將心血管疾病患者區分爲 SDNN 低於 50 毫秒（低的 HRV 代表健康情況不佳）、50 至 100 毫秒（中度 HRV 代表健康情況受損），以及 100 毫秒以上（高的 HRV 代表健康情況良好），結果顯示低 SDNN 組的相對死亡風險是高 SDNN 組的 5.3 倍，由此可知在初次心臟病發作後，患者的 HRV 和存活率有很大的關係。

近期研究指出，低的 HRV 可以預測曾經發生過心臟衰竭或心肌梗塞發作之族群有較高的死亡率，並推測低的 HRV 也可以預測一般民眾可能有較高的心因性猝死風險（Sessa et al., 2018）。因此作者建議未來研究可使用穿戴式裝置進行動態監測，作爲有效篩檢心臟病風險的工具。

另外兩篇研究顯示低的 HRV 可以預測總死亡率，尤其是對中高齡者（Dekker et al., 1997; Tsujiet al., 1994），Dekker研究團隊的結論是：「……對一般人來說，低的 HRV 是反映健康情況受損的指標。」（p. 899）

Braun 與 Geisendorfer（1995）的研究結果證實 HRV 的下降會發生於糖尿病神經病變發作之前，顯示低的 HRV 爲神經病變的預測因子，因此宜對尚未發生神經病變之糖尿病患者進行 HRV 的篩檢。

過去研究多已指出憂鬱是心臟病的風險因子，且合併憂鬱的心臟病患者之長期死亡率較高。Carney 等人（2001）比較 380 名合併憂鬱的急性心肌梗塞（Myocardial Infarction, MI）患者和 424 名未合併憂鬱患者之 HRV 表現，結果發現除了一個 HRV 統計指標外，合併組在其他所有的指標皆較低，由此可知對心臟病患者來說，HRV 是連結憂鬱與死亡率的病理機制之一。

類似的研究結果發現患有焦慮症、憂鬱和創傷後壓力症候群的個案之 HRV 也較低；相對的，在接受精神科治療後，情緒有所改善的個案會呈現較高的 HRV（Nahshoni et al., 2001）。另外，也有研究指出工作壓力可能會使 HRV 下降（Chandola et al., 2010; Vrijkotte et al., 2000）。

HRV 會隨著年齡增長與久坐的生活習慣，而呈現下降的趨勢，並且有較高的罹病風險。Umetani 等人（1998）根據 24 小時動態測量所建立的常模顯示，HRV 在九十年來有降低的趨勢，而不同 HRV 指標降低的型態與幅度有所不同。此外，雖然性別差異會在 50 歲後消失，不過年輕女性的 HRV 較男性低，以及 HRV 會在生命的第 2、9 和 10 個十年加速下降，尤其在後兩個時期的下降與死亡風險大幅增加有關。

總結來說，較低的 HRV 常伴隨許多疾病，也是預測死亡的風險指標，特別是在生命的後半段；此外，HRV 下降代表身體出現由交感神經所主導、副交感神經／迷走神經影響弱化的現象（Wheat & Larkin, 2010），因此低 HRV 普遍被視爲自主神經失調的指標。有時候 HRV 的下降會比明顯的疾病病程變化更早發生，例如：糖尿病神經病變。HRV 也與生活型態和年齡有關，維持有氧運動習慣者相較於久坐不動習慣者之

HRV 較高，以及 HRV 會隨著年齡增加而下降，反映死亡風險的增加，尤其是在第 9 個和第 10 個十年。

二、什麼是心跳變異？

在先前的篇幅中，我們將「心跳速率的上升和下降」稱爲 HRV。若從生理學角度來說，HRV 可以定義爲心跳之間的時間間隔在每時每刻的變化（Moss & Shaffer, 2016），而且「健康的心臟並不是規律的節拍器」（Shaffer et al., 2014, p. 1），也就是說，一個健康的生理系統會出現心跳的振盪（Oscillation）現象，較大幅度的振盪則與健康、韌性和適應性有關。HRV 會在年輕、健康、具有氧運動習慣的個案呈現較高的數值；隨著年齡增長、久坐不動的生活習慣和慢性疾病而降低。

有一些心律不整的現象亦會產生心跳速率的變化，但卻不利於健康狀態。舉例來說，當心臟的上腔室跳動很快而與下腔室不同步便會產生心房顫動的現象，有趣的是，研究者發現 HRV 較高且休息時心跳較慢者，在心臟傳導模式中表現出更好的組織能力，以及較少發生心房顫動的現象（Agarwal et al., 2017）。治療師在進行提升 HRV 的生理回饋訓練時，應以追求平滑、穩定的心跳振盪爲訓練目標。

自 1990 年代起，HRV 生理回饋訓練開始在北美地區被廣爲用於治療，也得到越來越多預後研究的支持，以及驗證運用於各種生理疾病的療效，絕大部分採用 Lehrer 與 Vaschillo 的共振頻率（Resonance Frequency, RF）訓練模組（Lehrer et al., 2000; Lehrer et al., 2016）。許多預後研究顯示，個案在進行 HRV 訓練後的症狀減少，並在健康狀態和幸福感皆有所提升（Moss & Shaffer, 2017）。

心跳振盪主要與呼吸和自主神經平衡有關，因此呼吸訓練是 HRV 生理回饋訓練的核心。每次吸氣期間因交感神經活性增加，心跳上升；每次吐氣期間因副交感神經活性增加，心跳下降，這種呼吸和心臟活動的同步性稱爲呼吸竇性心律不整（以下簡稱 RSA），當 RSA 明顯可見時，即代表著較高的 HRV。

（一）HRV 的統計分析

當研究人員或臨床工作者表示個案的 HRV 低或高的時候，他們可能是根據任何一個由原始心跳訊號所轉換過的統計指標，可使用的指標分爲三大類：時域、頻域和非線性測量指標（Shaffer & Ginsberg, 2019）。

時域分析是相對簡單的測量方式，主要根據每個心跳之間的時間間隔變化進行計算，反映 HRV 的強度，即心跳可變異的程度爲多少。其中一個最單純測量時域的方式爲心跳最大值減心跳最小值（HR Max – HR Min），即心跳在特定的呼吸週期內之最高點與最低點的差距，也就是心跳振盪的幅度。心跳最大值減心跳最小值是大多數個案可以理解的計算方法，因此相對可以有效使用於臨床工作中。舉實際的狀況爲例，如果個案的心跳振盪落於 75 到 55 下之間，則其心跳最大值減心跳最小值在此段呼吸週期爲 20。考慮到心跳速率的曲線會隨時間呈連續性的變動，因此在一段時間區間（例如：一分鐘）中，記錄所有心跳最大值減心跳最小值，並取其平均爲更有效的指標。

前述提及 Kleiger 等人（1987）在心臟病研究中所使用的 SDNN 也是一個時域指標，代表心跳之間時間間隔的「標準差」（以毫秒爲單位），如同 Kleiger 等人的研究顯示，更高的 SDNN 可以預測更好的健康狀態和更長的壽命。

頻域指標是根據頻譜分析將整體心跳分解爲不同頻率區間的波形，相當於將原始腦波訊號轉換分析爲 Delta、Theta、Alpha 和 Beta 等頻率所組成，在 HRV 中則會測量四個獨立頻率範圍的 HRV 訊號功率，包含：極低頻（以下簡稱 VLF）介於 0.0033 至 0.04 Hz 之間、低頻（以下簡稱 LF）介於 0.04 至 0.15 Hz 之間、高頻（以下簡稱 HF）介於 0.15 至 0.4 Hz 之間，上述三者爲生理回饋評估和訓練中會使用到的頻段，第四個是超低頻（Ultra Low Frequency, ULF）介於 0.033 Hz 以下，但因 ULF 的頻率過於緩慢，因此不會被使用在生理回饋評估和訓練中。現在的軟體已進步到可以即時顯示頻譜中各個頻率之間的功率變化，就像監測大腦活動時，也能以量化的方式計算出 Alpha 或 Beta 頻帶活動增加或減少的程度。所謂有成效的 HRV 生理回饋訓練是要將心跳活動的總功率集中在 LF 範圍內，並降低 VLF 和 HF 範圍內的活動，因此，訓練時可以針對 LF 或 LF%（0.04-0.15 Hz 之總變異百分比）進行監測和回饋，用以反映總心跳活動在訓練後成功轉移到低頻範圍中的程度。

非線性測量指標也是目前 HRV 中值得研究的方向，但已超出本書要介紹的範圍。然而，值得注意的是，非線性測量可測量到線性測量所無法預測的面向。

三、HRV 生理回饋的應用

如同前面所介紹的，美國學者 Lehrer 在 1922 年將 HRV 生理回饋的技術從俄羅斯帶回到美國，並且有效的運用在氣喘兒童的治療上（Lehrer et al., 2004）。從那時起，許多醫學與精神疾病領域中的研究重複驗證 HRV 生理回饋的有效性（Gevirtz, 2016），以下重點式整理並引用支持將 HRV 生理回饋訓練用於常見醫療疾病和精神障礙症的相關研究成果。

（一）內科疾病

- 氣喘（Lehrer et al., 2004; Lehrer et al., 2000）
- 慢性肌肉疼痛（Vagedes et al., 2011）
- 慢性阻塞性肺病（Giardino et al., 2004）
- 冠狀動脈疾病（Cowan et al., 1992; Del Pozo et al., 2004; Nolan et al., 2005）
- 纖維肌痛症（Hassett et al., 2007）
- 心臟衰竭（Swanson et al., 2009）
- 高血壓（Reinke et al., 2007; Wang et al., 2010）
- 大腸激躁症（Dobbin et al., 2013）
- 子癲前症（Preeclampsia）（Cullins et al., 2013; Siepmann et al., 2014）
- 高血壓前期（Lin et al., 2012）
- 復發性腹痛（Ebert, 2013; Sowder et al., 2010）

（二）精神障礙症

· 焦慮症（Henriques, et al., 2011; Moss, 2016; Prigatano, 1972; Reiner, 2008）
· 憂鬱（Karavidas et al., 2007; Katsamanis, 2016; Siepmann et al., 2008）
· 創傷後壓力症候群（Tan et al., 2011; Tan et al., 2016; Zucker et al., 2009）
· 物質濫用與渴求（Eddie et al., 2014; Eddie et al., 2015）

四、Lehrer 與 Vaschillo 方案：HRV 生理回饋評估和訓練

生理回饋治療師會使用生理回饋儀器測量心血管和呼吸系統的活動，包含基準期評估以及訓練（Moss & Shaffer, 2019），理想狀態下，進行 HRV 訓練時所選擇的多模組生理回饋系統至少要能測量到心血管和呼吸活動，並要在訓練時能透過螢幕呈現經過電腦訊號分析的訊號。在這個共振頻率的心跳變異生理回饋方案中，評估和訓練時會需要同時監測呼吸與心血管訊號，以標定出可產生最大 HRV 的呼吸頻率，因此過程中需要引導個案以固定的共振呼吸頻率進行平穩、均勻地呼吸。

雖然同時進行溫度和肌肉生理回饋並非必要，但若能搭配使用也會對個案有所幫助。

（一）心電圖感測器和置放位置

生理回饋治療師可透過以下兩種方式測量 HRV，其一爲使用心電圖（Electrocardiogram, ECG）檢測心臟電生理活動的節律，每個 R 波之間的時間間隔定義爲心跳間距（Interbeat Interval, IBI），IBI 又可進一步計算出心跳和 HRV，平均 1,000 毫秒的 IBI 相當於每分鐘 60 次的心跳速率。在健康個體中，每一筆 IBI 的數值理應會持續不斷變動。

治療師在測量時的前置作業，應先使用酒精棉片擦拭欲放置電極的皮膚表面，以達到清潔、降低阻抗的效果，再使用一次性貼片將 ECG 電極固定在皮膚上。進行生理回饋評估和訓練就像一般醫療進行 ECG 測量的

方式，將 ECG 感測器放置在軀幹上，另一種臨床上進行生理回饋時更常使用的方法是將感測器放置在前臂或手腕上，以使放置儀器的過程更加快速、輕鬆，同時保持個案在測量時的舒適。臨床上訓練中常使用手腕測量的方式是在右手腕上放置一個活動電極，並在左手腕上同時放置一個參考電極和一個活動電極（參見圖一）。Shaffer 與 Combatalade（2019）詳細描述在軀幹、前臂和手腕要如何放置電極爲最理想的測量方式，也提供偵測和消除雜訊的相關指引。

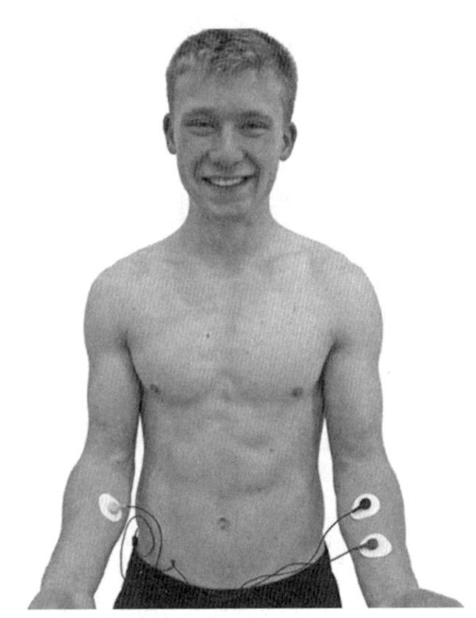

圖一　ECG 放置於手腕位置：放置方式為右手腕上黏貼一個活動電極（黃）、左手腕上黏貼一個參考電極（黑）及一個活動電極（藍）

（二）血液容積脈搏波（Blood Volume Pulse, BVP）感測器和置放位置

第二種 HRV 生理回饋評估和訓練中測量 HRV 的方式爲血液容積脈搏波感測器，也稱作光體積變化描計圖，在手指或耳垂處利用紅外線光束測量每時每刻的血流量，並根據脈波高峰值之間的間隔計算出 IBI，由此可再有效推算出心跳（以下簡稱 HR）和 HRV。一般來說，ECG 和 BVP 感測器測得的 HR 和 HRV 會相近，但亦有一些研究顯示當交感神經系統明顯激發時，兩者會測出分歧的結果（Schafer & Vagedes, 2013; Shaffer,

2020）。因此，在研究用途上仍建議使用更精確可靠的 ECG 作爲測量方法。

治療師在每次測量前應要求個案洗手或洗耳朵，以避免將髒汙轉移到電極的感測窗口，但是不需要再額外使用酒精棉片清潔皮膚以提高訊號品質。BVP 的原理是偵測組織中血液脈動所折射回來的紅外光，而非電位傳導，不同類型的感測器可能會在結構上有很大的差異，有些是設計放在手指或拇指的手掌表面，而必須另外用魔鬼氈或膠帶固定，或可使用自黏式的彈性膠帶也有助於固定，有些感測器則是設計爲夾式的感測器，不需要額外膠帶就可直接夾在耳垂或手指上（參考圖二）。

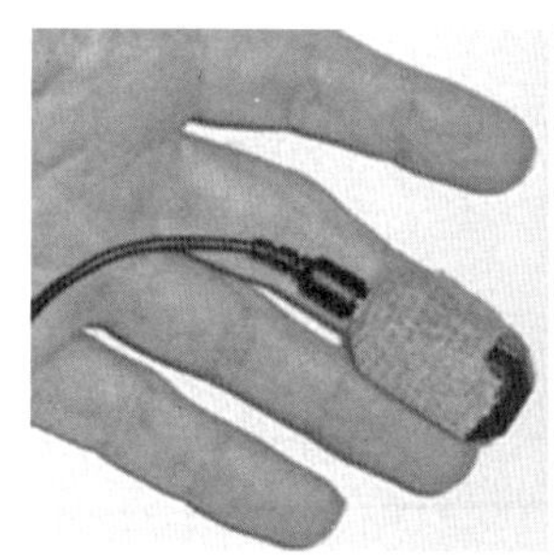

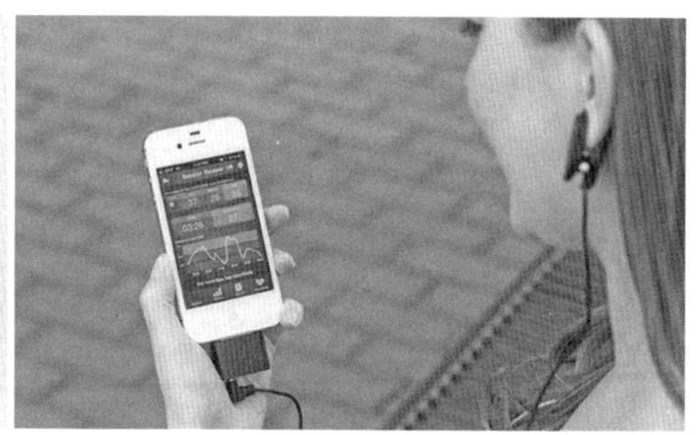

圖二　左圖為用使用自黏式彈性膠帶將 BVP 感測器固定於手指；右圖為夾式的 BVP 感測器可直接夾在耳垂上

（三）呼吸感測器

呼吸的測量是將呼吸綁帶或呼吸感測器放置在腹部或胸部周圍，以追蹤腹部和胸部的擴張和呼吸型態，呼吸感測器將綁帶伸縮對電阻造成的變化轉換爲呼吸訊號（Gilbert, 2019），在生理回饋中使用即時計算的呼吸頻率，以及每時每刻的呼吸型態，舉凡從平滑程度、呼吸均勻度到吸吐氣中任何不規則的變化。呼吸折線圖中的上升代表每一次的吸氣，而上移過程中若有任何暫停或不規則的型態，則代表吸氣時的停頓或猶豫；下降則代表每一次的吐氣，同樣可根據下降過程的圖形變化反映吐氣時的停頓或猶豫（參見圖三）。

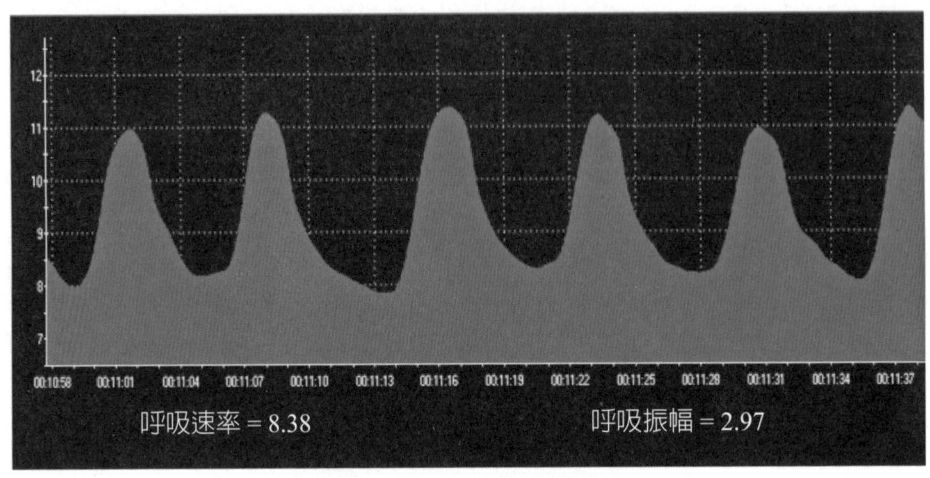

圖三　呼吸生理回饋螢幕

註：可透過螢幕上的折線圖追蹤吸氣和吐氣，以及呈現每分鐘呼吸次數（以 BPM 為單位）和呼吸振幅（任意單位）的數值。

治療師應將呼吸綁帶經過肚臍的位置環繞於腹部上方（參見圖四），以測量腹部的擴張和收縮，也可以將第二條呼吸綁帶經過乳頭的位置環繞於胸部上方，以測量胸部的擴張和收縮。若只是要進行 HRV 評估和進一步訓練，相對不需要額外測量胸式呼吸，但當訓練目標主要是爲了訓練更健康的呼吸型態，加入胸式呼吸的測量可以更有效確保個案是使用腹式呼吸。

Lehrer-Vaschillo 的共振頻率方案

由 Lehrer 及其同事所發展出的共振頻率方案，爲最常使用的 HRV 生理回饋訓練方案（Lehrer et al., 2000, 2016），在特定呼吸速率下使心跳產生最大的振盪，即爲個體的共振頻率（Lehrer et al., 2000, 2016），雖會因人而有細微差異，但大約落在 6 次 / 分（BPM）的呼吸頻率。用最簡明扼要的方式來描述 HRV 訓練的程序爲：(1) 使用可以設定特定速率的定速呼吸引導；(2) 以系統性的評估方式，分別引導個案以不同的特定速率呼吸，同時根據測量到的 HRV 數值標定出個案的共振頻率；(3) 以標定的共振頻率引導個案練習在此速率下進行平滑且均勻地呼吸。

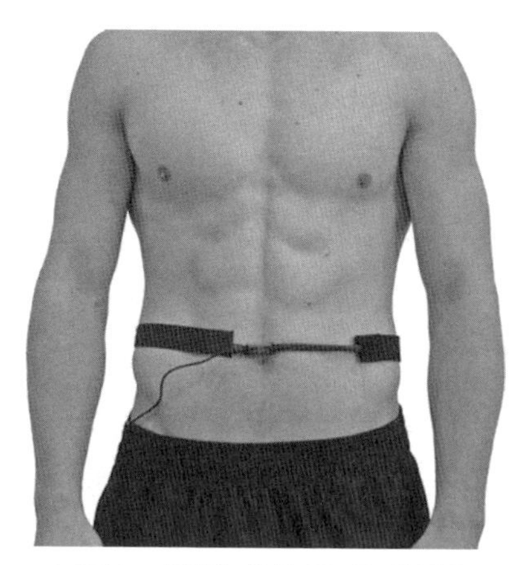

圖四　綁帶式的呼吸感測器

註：將感測器經過肚臍位置，繞於腹部。

（五）共振頻率評估

為標定出個案的共振頻率，治療師必須使用定速呼吸引導，將呼吸速率設定在 7.5 次 / 分至 4.5 次 / 分之間，並引導個案跟隨特定頻率呼吸。因此，個案必須要能夠正確地跟隨引導的速度呼吸，大多數的健康人能夠在沒有特別準備的情況下做到這件事；然而，對於會過度換氣的個案來說，則有一定的挑戰性，或是對於許多患有慢性疾病或焦慮症而呈現不良呼吸模式的個案來說，通常需要一些初步訓練才能正確地跟隨引導呼吸，所以面對這類個案時，建議要在共振頻率評估之前，額外加入一個或多個基礎呼吸訓練。

（六）評估前的基礎訓練

治療師應使用腹式呼吸的測量方式，使用能同時呈現定速呼吸引導、個案呼吸的折線圖，以及當下呼吸頻率數值的畫面，先測量三分鐘的呼吸基準期，留意個案是否出現任何憋氣、呼吸過快、嘆氣、喘氣等不良的呼吸型態，後續的引導設定要考慮個案在基準期的呼吸速率，若超過 15 次 / 分，在設定初始引導時不宜與基準期呼吸速率差距超過 5，且須逐步降低呼吸速率。

在訓練初期，治療師應指導個案平穩且均勻地呼吸，在訓練螢幕上呼吸出「平滑的山峰和山谷」，若觀察到個案在呼吸時有任何的停頓、猶豫或不規律的地方，應指出來讓個案知道，並鼓勵個案輕輕吸氣和吐氣，使呼吸再次平穩下來。接下來，治療師應引導個案跟著定速呼吸引導來呼吸，每當個案的呼吸與定速引導不同步時，應指出來讓個案知道，直到個案能夠平穩均勻地與定速呼吸引導保持同步呼吸，再調降定速引導的速率，逐次降低 4-5 次 / 分，當個案能夠與定速引導同步呼吸，同時仍能保持平穩、流暢的呼吸，再以重複方式調降直到速度能維持在 5-6 次 / 分。

（七）共振頻率評估

當個案已具備跟隨定速呼吸引導之精確、平穩呼吸的能力後，就可以進行共振頻率評估。建議讀者可以參考 Shaffer（2020）的文章，其中有對於共振頻率評估提供非常清楚且詳盡的描述。

首先，使用 ECG 或 BVP 感測器偵測心跳，以及使用呼吸感測器偵測呼吸，儀器相關的準備和電極放置已在前面介紹過。

接著，治療師引導個案以一系列的呼吸頻率呼吸，以評估在每個呼吸頻率下 HRV 的強度，Lehrer 與 Vaschillo 的理論指出，不同個體的心血管系統會在個人特定的呼吸頻率下，呈現最大的心跳振盪程度，即最大的 HRV，因此根據個人的共振頻率反覆練習呼吸，可以增加韌性，並使生理功能達到最佳的狀態。

評估中用於紀錄和分析的電腦軟體，必須能夠以折線圖的方式呈現出個案當下的心跳與呼吸型態。系統也最好能夠即時呈現呼吸速率、平均 LF、呼吸與心跳速率波形之相位關係，以及 HRV 相關指標（例如：SDNN、平均心跳最大值減心跳最小值、LF 和 LF%）。概念上而言，共振頻率是指在特定呼吸速率下能產生心跳與呼吸折線圖最接近的同相位聚合狀態（即兩者在同一時間或接近時間同時達到高峰），且在各個統計指標達到最高的數值。不過在實際經驗中，能夠產生最高 SDNN 和 LF 的呼吸頻率可能會與能夠產生最高心跳最大值減心跳最小值的呼吸頻率略有些微的差異。治療師可以從跟個案解釋共振頻率評估方案開始進行，Lehrer 等人（2016）提供的指導語如下：

> 我們今天要做的事情是找到一個最能幫助你因應症狀的特定呼吸速度。每個人最適合的速度會因人而異，而當你用最適合你的速度呼吸時，會對你的神經和心血管系統產生明顯的正向影響，而且有助於控制你的症狀。
>
> 我們現在要來找你的「共振頻率」，也就是 HRV 達到最高時的呼吸速度。所以待會的任務是，要請你用五種速度呼吸，每種速度大約會維持兩分鐘。一般來說應該不會太困難，但如果你有感覺到任何不舒服，隨時都可以停止並告訴我們。最一開始，會請你以吸吐 10 秒的速度呼吸，然後會再請你以各種的速度呼吸，來找到最能夠代表與你的心血管系統達到最佳共振的頻率，就會是最適合你的共振呼吸頻率，之後就可以用這個呼吸頻率來最好地幫助你緩解症狀。待會只要維持輕鬆、舒適的呼吸，但不要過度深呼吸或是太努力，有任何問題嗎？（Lehrer et al., 2016, p.10）

最初的定速呼吸引導設置以 6.0 次 / 分來呼吸 3 分鐘，這大致是一般成年人的平均共振頻率。通常在經過一分鐘的引導之後，個案的呼吸可以維持在和定速呼吸引導相當接近的速度，並且 HRV 的頻譜顯示也會相當穩定。此時，治療師應在紀錄表寫下當下呼吸引導的速率、個案實際的呼吸速率、心跳最大值減心跳最小值、SDNN、LF、LF%，以及呼吸和心跳之間的相位關係（心跳和呼吸線圖中的山峰有多接近？），可以參考表一中共振頻率評估相關數據的範例紀錄表。要特別注意的是，有的軟體系統可以針對心跳和呼吸之間的相位關係進行精確計算，但有的系統則只能以目視檢查的方式來估算接近程度。

表一　定速呼吸相關指標

呼吸引導速率的目標（每分鐘幾次的呼吸）	實際呼吸速率（每分鐘幾次的呼吸）	呼吸—心跳之間的相位關係	心跳最大值減心跳最小值	低頻功率（LF）	低頻功率百分比（LF%）	呼吸平滑度和規律性	舒適度

註：經 Shaffer（2020）授權同意改編。

依次進行每個呼吸速率的引導，每次停止並儲存三分鐘的數據後，確認個案在該呼吸頻率下的舒適程度，或是否有引發任何不舒服的感受。如果個案表現出任何不適反應，提醒其在接下來的階段中試著更輕柔地、更不費力地呼吸，再觀察是否能消除不適感，也引導個案先放鬆一至兩分鐘，直到準備好再繼續下個階段的測試。

以不同的呼吸頻率進行重複上述過程，包含 6.5、5.5、5.0 和 4.5 次／分。基本上無論是哪種呼吸速度，在經過一分鐘的引導後，個案的呼吸應該都會相當接近定速呼吸引導的速度，並且 HRV 的頻譜也會相當穩定。一旦個體可準確跟隨著定速呼吸引導呼吸且 HRV 頻譜穩定後，治療師應將當前觀察到的數值記錄在紀錄表中。如果經過一分鐘，個案仍無法準確地跟隨著定速呼吸引導呼吸，或是頻譜分布尚不穩定，代表個案可能需要進一步練習如何以平滑、溫和的方式跟隨定速呼吸引導，才能有效地測量到更精確的共振頻率。

在每個三分鐘測試結束時，停止記錄並保存數據，並再次詢問個案是否有任何不舒服或被呼吸試驗引發的不適感受。每個階段之間都可以引導個案放鬆一至兩分鐘，並在準備好後再進行下一個階段的測試。有些個案在經過好幾個定速呼吸引導的階段後會明顯感覺到疲勞，甚至有時必須間隔較久才能完成評估。

如果最佳的 HRV 看似出現在最快或最慢的呼吸測試中，則可能需要進行額外的測試，以確保能獲得眞正的共振頻率。例如，如果個案在取樣最高速率的 6.5 次／分出現最佳的 HRV，可進一步使用 7.5 次／分和 7 次／分進行額外的呼吸測試，以確保何者爲最佳的呼吸速率；同樣地，如果個案是在 4.5 次／分產生最佳 HRV，便可以額外以 4.0 次／分進行呼吸測試。如果最後測試顯示兩種不同的呼吸頻率皆有非常接近的結果，那麼下一次的訓練中，可以再次重複這兩個速度的測試，以確保能爲個案未來練習時提供最好和最可靠的建議。

（八）分析共振頻率評估資料

完成評估後，治療師會根據評估當下的快速筆記得到一張紀錄表，包含各個呼吸頻率下幾個 HRV 指標的大略數值，查看這張紀錄表並注意是否有任何特別的模式。首先要先確認個案是否可準確跟隨定速呼吸引導的速度呼吸？因爲若無法正確跟隨引導，評估結果可能不具可信度，會需要額外進行基礎呼吸訓練。再來才是確認是否有一個特定的呼吸頻率在幾個甚至所有指標皆產生最大數值？

但是要小心的是，根據評估當下電腦螢幕所顯示的數據快速記錄於紀錄表上的結果可能受到雜訊影響，例如：心跳和 HRV 的測量會受到動作的干擾產生不穩定的變化，並可能導致心跳最大值減心跳最小值的數值被過分放大，尤其是使用 BVP 感測器。因此，在檢查每一段測量資料的過程將雜訊刪除，或是標出一段乾淨而未受到雜訊干擾的測量以得到正確的數據。建議的做法是分別檢視每個三分鐘的測量資料，並將經過刪除雜訊處理的「標準化」數據記錄爲第二個版本的紀錄表，另外也可進一步參考 Shaffer 與 Combatalade（2019）在 HRV 測量中對於雜訊的相關討論。

如果所使用的生理回饋軟體無法測量和記錄呼吸及心跳兩個變項之間的相位同步性，建議使用螢幕截圖的方式，擷取各個呼吸速率的折線圖幫助目視判斷，以區辨出在心跳和呼吸之間最接近同步的呼吸頻率。

根據分析後所得到的標準化紀錄表，可以核對以下的問題來確定共振頻率：哪個呼吸頻率能產生最接近的相位同步，以及在 SDNN、心跳最大值減心跳最小值、LF、LF% 這些指標中，哪個呼吸頻率能使最多指標達到最高數值？

如果同時標定出兩個呼吸頻率都能在指標上產生相近的值和數量，便可以轉而詢問個案在哪個呼吸頻率下的感覺更爲舒適？並建議個案以更舒適的呼吸頻率作爲將來練習的目標速度，也需每天以此速度進行共振頻率的自主練習。

五、臨床訓練方案：如何進行訓練？

接下來的段落將描述 HRV 訓練中受最多研究結果支持的 Lehrer 與 Vaschillo 共振頻率訓練方案。Lehrer 等人（2000, 2016）提供兩個方案的清楚說明，分別是最初於 2000 年《基本原理和手冊》中提出 10 次的生理回饋訓練計畫，以及 2016 年的發表中縮減爲 5 次的訓練方案。雖然除了 Lehrer 等人（2016）的指引之外，已有許多研究證實短版的 HRV 方案有不錯的療效，但仍有一些較難熟練定速呼吸或是合併複雜、慢性疾病狀況的個案可能較適合使用原始的 10 次訓練的方案。以下將提供 10 項共振頻率訓練的關鍵指引。

六、HRV 訓練的 10 項指導指引

1. 鼓勵個案每天都能以共振頻率進行兩次、每次 20 分鐘的練習，這個強度的家庭作業對於生理、醫療相關症狀、情緒困擾和運動表現，可產生最大程度的正向改變。對於多次無法照此強度規律完成的個案，則可退而求其次爲鼓勵個案維持每天固定練習共振頻率呼吸的頻率，即便練習的時間較短也沒關係。
2. 個案在訓練初期會需要一些外在呼吸引導，使其以共振頻率評估所界定的呼吸頻率進行呼吸，居家練習可以透過智慧型手機 APP 作爲輔助，目前有眾多的 APP 皆有提供定速呼吸引導，例如：同時適用 iPhone 和 Android 手機的 Breath Zone 或 Breathe2Relax APP，HeartMath 公司建置的 InnerBalance 系統可將感測器連結到智慧型手機

和平板電腦，並透過軟體顯示當下的HRV數值以及提供定速呼吸引導。

3. 居家進行共振頻率呼吸練習應同時由治療師提供治療室的生理回饋系統進行訓練，以及提供更詳細的回饋。根據生理回饋從過去到現在的發展，治療師往往能夠發現，當個案有機會親眼看見自己在回饋下的生理變化，將會增加其自我調節的能力。
4. 如同呼吸訓練中個案的初期任務，首要原則是在電腦螢幕上顯示呼吸和心跳的線圖，並鼓勵個案在螢幕上呼吸出平滑的山峰和山谷。
5. 接下來，在螢幕上增加一個定速呼吸引導，將速度設定在共振頻率評估中的最佳頻率，這時的指導語是請個案跟隨定速呼吸引導來呼吸，並在螢幕上繼續維持平滑的山峰和山谷。目標是要能溫和、平穩、均勻地呼吸，同時保持共振頻率的呼吸速度。
6. 在生理回饋顯示螢幕上一次加入一個元素，避免螢幕變得過於雜亂而分散掉個案的注意力。可以添加 LF % 功率，代表 LF 占整體 HRV 的比例，並請個案繼續以共振頻率來呼吸，同時試著讓 LF% 越高越好，大部分的個案可以使 LF% 高達 98%。
7. 當面對兒童個案時可以加入動畫，請兒童試著讓骷髏開始走動或是讓雲霄飛車開始奔馳來增加 LF%，進而提升該共振頻率下的 HRV。許多成年人對於使用動畫和音樂的方式連結 HRV 指標的反應也相當不錯。目前一款相當受歡迎且便於使用者操作的 HRV 系統——由 HeartMath 公司製作的 emWave Pro，便是根據上述原理設計出相關的動畫畫面，其連結的變項爲同步性（Coherence），類似於 LF%，同步性代表大約落在 0.1Hz 的總變異量。當隨著 LF % 增加時，可能呈現熱氣球逐漸升空並飛越高空、彩虹逐漸在天空成形、金幣逐漸將容器填滿。
8. 在生理回饋螢幕中加入連結心跳最大值減心跳最小值的動畫，作者曾嘗試使用原本是垂頭喪氣的木偶，隨著心跳最大值減心跳最小值增加，木偶變得挺拔直立；或者隨著心跳最大值減心跳最小值增加，畫面由一個小男孩慢慢變成一個超級英雄，訓練的目的是在維持共振頻率呼吸下同時又能增加心跳振盪的幅度。
9. 個案可以在呼吸練習時搭配顯示心跳速率的畫面，試著提升 HRV，當個案已經能夠在共振頻率下平穩呼吸，便可以跟著心跳變快時慢慢地吸氣，並在心跳達到最高峰轉而下降時開始吐氣。如果個案能夠將吸氣吐氣的時間配合心跳的上升和下降，一般來說最高到最低心跳之間的變異便能夠最大幅度的增加。事實上，這樣的學習歷程最早出現在一間俄羅斯公司 Byosvyaz 於 1990 年所開發的 HRV 儀器：「Cardiosignalizer」（Moss, 2008, p.1），基本上是使用一個長條光束來回饋即時的心跳速率，並透過跟隨這個長條光束來呼吸，以增加心跳振盪的幅度。

然而，隨著心跳的上下移動來呼吸有一定程度的挑戰性，有些人在嘗試的過程會感到困惑而難以有所進展。當這種情況發生時，建議鼓勵個案多嘗試，如果仍沒有明顯改善，則需轉往使用不同的訓練策略。

10. 可以指導個案在共振頻率呼吸練習期間以正念以進一步提升 HRV，每當個案注意到令人焦慮或擔憂的想法時，鼓勵個案只要單純地注意到這些想法、有意識地接受它們而不評價，再重新將注意力放回到放鬆呼吸的過程上。如果個案的注意力被負面情緒分散，一樣注意到這些情緒，不加評斷地接受它，再將注意力重新放回到呼吸上。加入正念練習可以減少破壞性負向想法與情緒的頻率和強度，也可以在 HRV 的頻譜顯示中見證正念策略對於生理的影響。通常當令人焦慮或痛苦的想法出現時，螢幕上的 VLF 會有明顯的升高，而隨著呼吸過程中能夠接納和專注正念，VLF 的上升會逐漸減少甚至幾乎消失。因此可在頻譜中以不同顏色區分不同的頻率範圍，有助於個案將達成目標與「轉變爲綠色（增加 LF 活動）」連結起來，或者能夠以「消除掉藍色（減少 VLF 活動）」的形式視覺化正念的效果。

七、結論：HRV 生理回饋的前景

HRV 生理回饋是生理回饋訓練中較近期才嶄露頭角且被廣爲使用的模組之一，最早是由大量的生物醫學相關研究支持 HRV 作爲一個可靠的生物標誌，低的 HRV 會伴隨許多生理和精神障礙症，並且預測較差的預後和較高的死亡率；高的 HRV 則是代表較長的壽命以及較佳的幸福感和功能。

當 HRV 在醫學上被視為一個重要的生物標誌及變項，HRV 生理回饋才接著發展，主要是由 Lehrer、Vaschillo、Gevirtz、Nolan、McCraty、Shaffer 以及其他幾位學者建立起 HRV 生理回饋實務訓練的相關科學知識與指引（Lehrer, 2016），他們證實心跳變異可以經由生理回饋訓練產生改變，患有醫療和精神障礙症的患者在經過 HRV 訓練後有顯著改善。時至今日，我們可以開放地假設，任何伴有自主神經系統失調的疾病皆可以嘗試使用 HRV 生理回饋作為一種介入的方法。本章也摘要許多對 HRV 生理回饋訓練有正向療效反應的醫學和精神疾患，像是氣喘、創傷後壓力症候群、復發性腹痛等。

同樣地，現在也有越來越多的運動生理學家和訓練巔峰表現的教練，開始使用 HRV 生理回饋來幫助運動員和表演藝術家克服表現焦慮並增進表現（Edmonds & Tenenbaum, 2012; Jimenez et al., 2006）。

除此之外，HRV 生理回饋可以與其他治療介入方式良好地結合，包含：將 HRV 生理回饋整合心理治療（Lehrer, 2018）、神經回饋（Thompson & Thompson, 2019）、正念訓練（Khazan, 2013; Khazan & Moss, 2020），以及在運動訓練中作為其他心理介入方式的輔助訓練（Beauchamp et al., 2012）。

經過研究發表的 HRV 生理回饋臨床方案，以 Lehrer 與 Vaschillo 的共振頻率方案最被廣為使用，此方案需要經過初步評估標定出共振頻率，亦即能夠產生最大 HRV 的最佳呼吸頻率。然而，當無法使用共振頻率評估的儀器或技術時，訓練個案以 6 次 / 分的速度進行平穩、輕柔且均勻地呼吸，療效也相當顯著。

未來的研究有必要驗證加入完整的共振頻率方案可以產生多少額外的治療效果。不過即使是使用完整的共振頻率評估，HRV 生理回饋仍已算是一種相對簡單且便宜的治療方式，對於醫學上、心理學上和促進巔峰表現等方面皆相當具有價值，其潛力在於能大大地減輕痛苦，同時只產生極小的副作用，並且在搭配居家自主練習下，只需要相當簡短的訓練。因此，對於任何形式的生理回饋或神經回饋實作來說，HRV 生理回饋都是一個很有價值的輔助方法。

參考文獻

Agarwal, S. K., Norby, F. L., Whitsel, E. A., Soliman, E. Z., Chen, L. Y., Lohr, L. R., Fuster, V., Heiss, G., Coresh, J., & Alonso, A. (2017). Cardiac autonomic dysfunction and incidence of atrial fibrillation: Results from 20 years follow-up. *Journal of the American College of Cardiology*, *69*(3), 291-299. https://doi.org/10.1016/j.jacc.2016.10.059

Beauchamp, M. K., Harvey, R., & Beauchamp, P. (2012). An integrated biofeedback and psychological skills program for Canada's Olympic short track speed skating team. *Journal of Clinical Sport Psychology, 6*(1), 67-84. https://doi.org/10.1123/jcsp.6.1.67

Braun, H.-J., & Geisendorfer, U. (1995). Measurement of heart rate variations: Influencing factors, normal values and diagnostic impact on diabetic autonomic neuropathy. *Diabetes Research and Clinical Practice, 29*(3), 179-187.

Carney, R. M., Blumenthal, J. A., Stein, P. K., Watkins, L., Catellier, D., Berkman, L. F., Czajkowski, S. M., O'Connor, C., Stone, P. H., & Freedland, K. E. (2001). Depression, heart rate variability, and acute myocardial infarction. *Circulation, 104*(17), 2024-2028. https://doi.org/10.1161/hc4201.097834

Chandola, T., Heraclides, A., & Kumari, M. (2010). Psychophysiological biomarkers of workplace stressors. *Neuroscience and Biobehavioral Reviews, 35*(1), 51-57. https://doi.org/10.1016/j.neubiorev.2009.11.005

Cowan, M. J., Burr, R. L., Narayanan, S. B., Buzaitis, A., Strasser, M., & Busch, S. (1992). Comparison of autoregression and fast Fourier transform techniques for power spectral analysis of heart period variability of persons with sudden cardiac arrest before and after therapy to increase heart period variability. *Journal of Electrocardiology, 25*(Suppl.), 234-239.

Cullins, S., Gevirtz, R. N., Poeltler, D. M., Cousins, L. M., Harpin, R. E., & Muench, F. (2013). An exploratory analysis of the utility of adding cardiorespiratory biofeedback in the standard care of pregnancy-induced hypertension. *Applied Psychophysiology and Biofeedback, 38*, 161-170. https://doi.org/10.1007/210484-013-9219-4

Dekker, J. M., Schouten, E. G., Klootwijk, P., Pool, J., Swenne, C. A., & Kromhout, D. (1997). Heart rate variability from short electrocardiographic recordings predicts mortality from all causes in middle-aged and elderly men. The Zutphen Study.

American Journal of Epidemiology, 145(10), 899-908. https://doi.org/10.1093/oxfordjournals.aje.a009049

Del Pozo, J. M., Gevirtz, R. N., Scher, B., & Guarneri, E. (2004). Biofeedback treatment increases heart rate variability in patients with known coronary artery disease. *American Heart Journal, 147*(3), E11.

Dobbin, A., Dobbin, J., Ross, S. C., Graham, C., & Ford, M. J. (2013). Randomized controlled trial of brief intervention with biofeedback and hypnotherapy in patients with refractory irritable bowel syndrome. *Journal of the Royal College of Physicians of Edinburgh, 43*, 15-23.

Ebert, C. (2013, March). The use of heart rate variability biofeedback for the treatment of functional gastrointestinal disorder in children and adolescents. [Paper Presentation] 2013 Association for Applied Psychophysiology and Biofeedback Annual Conference, Portland, OR.

Eddie, D., Kim, C., Lehrer, P. M., Deneke, E., & Bates, M. E. (2014). A pilot study of brief heart rate variability biofeedback to reduce cravings in young adult men receiving inpatient treatment for substance abuse disorders. *Applied Psychophysiology and Biofeedback, 39*, 181-192. https://doi.org/10.1007/s10484-014-9251-z

Eddie, D., Vaschillo, E., Vaschillo, B., & Lehrer, P. M. (2015). Heart rate variability biofeedback: Basis, delivery, and its potential for the treatment of substance abuse disorders. *Addiction Research and Therapy, 23*, 266-272. https://doi.org/10.3109/16066359.2015.1011625

Edmonds, W. A., & Tenenbaum, G. (Eds.). (2012). *Case studies in applied psychophysiology: Neurofeedback and biofeedback treatments for advances in human performance*. Wiley-Blackwell.

Gevirtz, R. (2016). The promise of heart rate variability biofeedback. In D. Moss & F. Shaffer (Eds.), *Foundations of heart rate variability biofeedback* (pp. 20-26). Association for Applied Psychophysiology and Biofeedback.

Giardino, N. D., Chan, L., & Borson, S. (2004). Combined heart rate variability and pulse oximetry biofeedback for chronic obstructive pulmonary disease: Preliminary findings. *Applied Psychophysiology and Biofeedback, 29*, 121-133.

Gilbert, C. (2019). A guide to monitoring respiration. In D. Moss & F. Shaffer, *Physiological recording technology and applications in biofeedback and neurofeedback* (pp. 100-106). Association for Applied Psychophysiology and Biofeedback.

Hassett, A. L., Radvanski, D. C., Vaschillo, E. G., Vaschillo, B., Sigal, L. H., Karavidas, M. K., Buyski, S., & Lehrer, P. M. (2007). A pilot study of the efficacy of heart rate variability (HRV) biofeedback in patients with fibromyalgia. *Applied Psychophysiology and Biofeedback*, *32*(1), 1-10. https://doi.org/10.1007/s10484-006-9028-0

Henriques, G., Keffer, S., Abrahamson, C., & Horst, S. J. (2011). Exploring the effectiveness of a computer-based heart rate variability biofeedback program in reducing anxiety in college students. *Applied Psychophysiology and Biofeedback*, *36*(2), 101-112.

Hon, E. H., & Lee, S. T. (1963). Electronic evaluation of the fetal heart rate. VIII. Patterns preceding fetal death. *American Journal of Obstetrics and Gynecology, 87*, 814.

Jiménez Morgan, S., & Molina Mora, J. A. (2017). Effect of heart rate variability biofeedback on sport performance: A systematic review. *Applied Psychophysiology and Biofeedback, 42*(3), 235-245. https://doi.org/10.1007/s10484-017-9364-2

Karavidas, M. K., Lehrer, P. M., Vaschillo, E., Vaschillo, B., Marin, H., Buyske, S., Malinovsky, I., Radvanski, D., & Hassett, A. (2007). Preliminary results of an open label study of heart rate variability biofeedback for the treatment of major depression. *Applied Psychophysiology and Biofeedback*, *32*(1), 19-30. https://doi.org/10.1007/s10484-006-9029-z

Katsamanis, M. (2016). Heart rate variability biofeedback for major depression. In D. Moss & F. Shaffer (Eds.), *Foundations of heart rate variability biofeedback* (pp. 73-75). Association for Applied Psychophysiology and Biofeedback.

Khazan, I. Z. (2013). *The clinical handbook of biofeedback: A step-by-step guide for training and practice with mindfulness*. John Wiley & Sons.

Khazan, I. Z., & Moss, D. (Eds.). (2020). *Mindfulness, acceptance, and compassion in biofeedback practice*. Association for Applied Psychophysiology and Biofeedback.

Kleiger, R. E., Miller, J. P., Bigger, J. T., & Moss, A. J. (1987). Decreased heart rate variability and its association with increased mortality after acute myocardial infarction. *American Journal of Cardiology*, *59*(4), 256-262. https://doi.org/10.1016/0002-9149(87)90795-8

Lehrer, P., Vaschillo, E., Vaschillo, B., Lu, S.-E., Scardella, A., Siddique, M., & Habib, R. (2004). Biofeedback treatment for asthma. *Chest*, *126*, 352-361.

Lehrer, P. M. (2016). History of heart rate variability biofeedback research: A personal and scientific voyage. In D. Moss & F. Shaffer (Eds.), *Foundations of heart rate variability biofeedback* (pp. 1-8). Association for Applied Psychophysiology and Biofeedback.

Lehrer, P. M. (2018). Heart rate variability biofeedback and other psychophysiological procedures as important elements in psychotherapy. *International Journal of Psychotherapy, 131,* 89-95. https://doi.org/10.1016/j.ijpsycho.2017.09.012

Lehrer, P. M., Smetankin, A., & Popova, T. (2000). Respiratory sinus arrythmia biofeedback therapy for asthma: A report of 20 unmedicated pediatric cases using the Smetankin method. *Applied Psychophysiology and Biofeedback, 25*(3), 193-200.

Lehrer, P. M., Vaschillo, E., & Vaschillo, B. (2000). Resonant frequency biofeedback training to increase cardiac variability: Rationale and manual for training. *Applied Psychophysiology and Biofeedback*, *25*(3), 177-191.

Lehrer, P. M., Vaschillo, B., Zucker, T., Graves, J., Katsamanis, M., Velez, M. A., & Wamboldt, F. (2016). Protocol for heart rate variability training. In D. Moss & F. Shaffer (Eds.), *Foundations of heart rate variability biofeedback* (pp. 9-19). Association for Applied Psychophysiology and Biofeedback.

Lin, G., Xiang, Q., Fu, X., Wang, S., Wang, S., Chen, S., Shao, L., Zhao, Y., & Wang, T. (2012). Heart rate variability biofeedback decreases blood pressure in prehypertensive subjects by improving autonomic function and baroreflex. *Journal of Alternative and Complementary Medicine, 18*(2), 143-152. https://doi.org/10.1089/acm.2010.0607

Moss, D. (2008). From the editor. Special issue: The emergent science and practice of heart rate variability biofeedback. *Biofeedback, 36*(1), 1-4.

Moss, D. (2016). Anxiety and anxiety disorders. In G. Tan, F. Shaffer, R. Lyle, & I. Teo (Eds.), *Evidence-based treatment in biofeedback and neurofeedback* (3rd ed., pp. 27-31). Association for Applied Psychophysiology and Biofeedback.

Moss, D., & Shaffer, F. (2016). *Foundations of heart rate variability biofeedback: A book of readings.* Association for Applied Psychophysiology and Biofeedback.

Moss, D., & Shaffer, F. (2017). Applications of heart rate variability biofeedback in common medical and mental health disorders. *Biofeedback, 45*(1), 2-8.

Moss, D., & Shaffer, F. (2019*). Physiological recording technology and applications in biofeedback and neurofeedback.* Association for Applied Psychophysiology and Biofeedback.

Nahshoni, E., Aizenberg, D., Sigler, M., Zalsman, G., Strasberg, B., Imbar, S., & Weizman, A. (2001). Heart rate variability in elderly patients before and after electroconvulsive therapy. *American Journal of Psychiatry, 9*(3), 255-260.

Nolan, R. P., Kamath, M. V., Floras, J. S., Stanley, J., Pang, C., Picton, P., & Young, Q. R. (2005). Heart rate variability biofeedback as a behavioral neurocardiac intervention to enhance vagal heart rate control. *American Heart Journal, 149*, 1137.

Prigatano, G. P. (1972). *Spider phobia: Autonomic reactions and biofeedback control of heart rate variability.* Unpublished doctoral dissertation, Bowling Green State University.

Reiner, R. (2008). Integrating a portable biofeedback device into clinical practice for patients with anxiety disorders: Results of a pilot study. *Applied Psychophysiology and Biofeedback, 33*, 55-61.

Reinke, A., Gevirtz, R., & Mussgay, L. (2007). Effects of heart rate variability feedback in reducing blood pressure [Abstract]. *Applied Psychophysiology and Biofeedback, 32,* 134.

Sessa, F., Anna, V., Messina, G., Cibelli, G., Monda, V., Marsala, G., Roberto, M., Biondi, A., Cascio, O., Bertozzi, G., Pisanelli, D., Maglietta, F., Messina, A., Mollica, M. P., & Salerno, M. (2018). Heart rate variability as predictive factor for sudden death. *Aging, 10*(2), 166-177. https://doi.org/10.18632/aging.101386

Schafer, A., & Vagedes, J. (2013). How accurate is pulse rate variability as an estimate of heart rate variability? A review on studies comparing photoplethysmographic technology with an electrocardiogram. *International Journal of Cardiology, 166*, 15-29. https://doi.org/10.1016/j.ijcard.2012.03.119

Shaffer, F. (2020). Resonance frequency assessment: The challenge of standardizing heart rate variability biofeedback research. *Biofeedback, 48*(1), 7-15. https://doi.org/10.5298/1081-5937-48.01.06

Shaffer, F., & Combatalade, D. (2019). Don't add or miss a beat: A guide to cleaner heart rate variability recording. In D. Moss & F. Shaffer (Eds.), *Physiological recording technology and applications in biofeedback and neurofeedback* (pp. 201-213). Association for Applied Psychophysiology and Biofeedback.

Shaffer, F., & Ginsberg, J. P. (2019). An overview of heart rate variability metrics and norms. In D. Moss & F. Shaffer (Eds.), *Physiological recording technology and applications in biofeedback and neurofeedback* (pp. 170-200). Association for Applied Psychophysiology and Biofeedback.

Shaffer, F., McCraty, R., & Zerr, C. L. (2014). A healthy heart is not a metronome: An integrative review of the heart's anatomy and heart rate variability. *Frontiers in Psychology, 5*, 1-19. https://doi.org/10.3389/fpsyg.2014.01040

Siepmann, M., Aykac, V., Unterdorfer, J., Petrowski, K., & Mueck-Weymann, M. (2008). A pilot study on the effects of heart rate variability biofeedback in patients with depression and in healthy subjects. *Applied Psychophysiology and Biofeedback, 33*, 195-201. https://doi.org/10.1007/s10484-008-9064-z

Siepmann, M., Hennig, U., Siepmann, T., Nitzsche, K., Muck-Weymann, M., Petrowski, K., & Weidner, K. (2014). The effects of heart rate variability biofeedback in patients with preterm labour. *Applied Psychophysiology and Biofeedback, 39*, 27-35. https://doi.org/10.1007/s10484-013-9238-1

Sowder, E., Gevirtz, R., Shapiro, W., & Ebert, C. (2010). Restoration of vagal tone: A possible mechanism for functional abdominal pain. *Applied Psychophysiology and Biofeedback, 35*, 199-206.

Swanson, K. S., Gevirtz, R. N., Brown, M., Spira, J., Guarneri, E., & Stoletniy, L. (2009). The effect of biofeedback on function in patients with heart failure. *Applied Psychophysiology and Biofeedback, 34,* 71-91.

Tan, G., Dao, T. K., Farmer, L., Sutherland, R. J., & Gevirtz, R. (2011). Heart rate variability (HRV) and posttraumatic stress disorder (PTSD): A pilot study. *Applied Psychophysiology and Biofeedback, 36*, 27-35.

Tan, G., Wang, P., & Ginsberg, J. (2016). Heart rate variability biofeedback in the treatment of trauma symptoms. In D. Moss & F. Shaffer (Eds.), *Foundations of heart rate variability biofeedback: A book of readings* (pp. 78-81). Association for Applied Psychophysiology and Biofeedback.

Tsuji, H., Venditti, F. J. Jr., Manders, E. S., Evans, J. C., Larson, M. G., Feldman, C. L., & Levy, D. (1994). Reduced heart rate variability and mortality risk in an elderly cohort. The Framingham Heart Study. *Circulation, 90*(2), 878-883. https://doi.org/10.1161/01.cir.90.2.878

Thompson, M., & Thompson, L. (2019). Current practice of neurofeedback: Where we are and how we got there. In D. Moss & F. Shaffer (Eds.), *Physiological recording technology and applications in biofeedback and neurofeedback* (pp. 249-278). Association for Applied Psychophysiology and Biofeedback.

Umetani, K., Singer, D. H., McCraty, R., & Atkinson, M. (1998). Twenty-four hour time domain heart rate variability and heart rate: Relations to age and gender over nine decades. *Journal of the American College of Cardiology, 31*(3), 593-

601.

Vagedes, J., Gordon, C., Schwaemmle, M., Andrasik, F., Gevirtz, R. N., Hautzinger, M., & Birbaumer, N. (2011). Does deep breathing training improve myofascial release in combination with trigger point therapy for patients with low back pain? Oral presentation at the 15th annual meeting of the Biofeedback Foundation of Europe. Munich, Germany.

Vrijkotte, T. G., van Doornen, L. J., & de Geus, E. J. (2000). Effects of work stress on ambulatory blood pressure, heart rate, and heart rate variability. *Hypertension, 35*(4), 880-886. https://doi.10.1161/01.hyp.35.4.880

Wang, S. Z., Li, S., Xu, X. Y., Lin, G. P., Shao, L., Zhao, Y., & Wang, T. H. (2010). Effect of slow abdominal breathing combined with biofeedback on blood pressure and heart rate variability in prehypertension. *Journal of Alternative and Complementary Medicine, 16*, 1039-1045.

Wheat, A. L., & Larkin, K. T. (2010). Biofeedback of heart rate variability and related physiology: A critical review. *Applied Psychophysiology and Biofeedback*, *35*(3), 229-242.

Wilson, V. E., Peper, E., & Moss, D. (2006). 'The Mind Room' in Italian soccer training: The use of biofeedback and neurofeedback for optimum performance. *Biofeedback, 34* (3), 79-81.

Wolf, M. M., Vargios, G. A., Hunt D., & Sloman J. G. (1978). Sinus arrhythmia in acute myocardial infarction. *Medical Journal of Australia, 2,* 52-53.

Zucker, T. L., Samuelson, K. W., Muench, F., Greenberg, M. A., & Gevirtz, R. N. (2009). The effects of respiratory sinus arrhythmia biofeedback on heart rate variability and posttraumatic stress disorder symptoms: A pilot study. *Applied Psychophysiology and Biofeedback*, *34*, 135-143.

第八章

生理回饋實作模組：表面肌電圖生理回饋應用

在一般生理回饋中，肌電圖（以下簡稱 EMG）是最被廣泛使用的模組之一。生理回饋實務工作者使用的是表面肌電圖（以下簡稱 SEMG），而非醫療診斷上使用的針狀電極肌電圖。

SEMG 是利用黏貼在皮膚表面的電極，加總皮膚下方運動單位的電位活動。SEMG 生理回饋廣泛運用於醫療、牙科與心理健康的治療情境，包含：焦慮、擔憂、頭痛、慢性疼痛、顳下頜關節失功能、尿失禁與大便失禁，以及各種慢性疼痛症候群。SEMG 也經常運用於放鬆訓練，壓力管理與神經肌肉復健。本章節將更詳細地介紹 SEMG 應用，包括頭痛。

關鍵詞：表面肌電圖、肌肉生理學、焦慮、擔憂、骨盆、頭痛

生理回饋肌電圖使用表面電極來檢測骨骼肌下方的肌肉動作電位。在醫學診斷的檢查上，會使用針狀電極插入肌肉組織中進行測量；然而，臨床上進行生理回饋是使用表面肌電圖。使用凝膠貼片將表面電極放置在肌肉上方的皮膚表面上。因此，肌肉生理回饋通常被稱爲表面肌電圖。透過黏貼在皮膚表面的非侵入性測量方式，感染風險較低。針狀電極可以被用來區分單個運動單位的電位活動，也就是測量單個運動神經元及其支配的肌肉纖維的電位活動。反之，表面電極在定位特定肌肉的肌肉活動上不太精確，但可用來記錄目標肌肉附近或下方的肌肉活動。對於肌電圖記錄技術的細節可參考第二章與附錄 B。

SEMG 最簡單的使用方式是訓練降低肌肉的緊繃程度。將 SEMG 電極放置在目標肌肉或肌肉群上，將兩個活動電極沿著肌肉的腹部（中心位置）放置，並將參考電極放置在肌肉電位較低的位置，距離兩個活動電極

在 6 英寸（15.24 公分）以內。

專業人員可以從電腦螢幕呈現個案當下的肌肉緊繃程度，引導個案降低當下的肌肉緊繃程度，這對於單純放鬆是很有效的，但也可以搭配更多的策略，改善生理或情緒疾病所引發肌肉的過度緊繃。如第五章和第九章所述，漸進式肌肉放鬆技巧可以作爲生理回饋訓練的輔助策略，以協助個案調節肌肉張力。

SEMG 生理回饋已在許多醫療與心理健康相關領域研究，被證實爲有效的治療方式。接下來我們將回顧在焦慮、骨盆疾病，以及顳下頜肌肉與關節疾病之應用。

一、焦慮、緊繃和擔憂

Moss（2016）在應用心理生理學與生理回饋學會與國際神經調節與研究學會共同發展與認可的生理回饋療效等級評估報告中，將生理回饋運用於學習焦慮、醫療狀況伴隨的焦慮，以及焦慮症的療效等級評定爲「第四級療效評級爲有效的」（LaVaque et al, 2002; Moss & Gunkelman, 2002）。

Rice 等人（1993）與 Agnihotry 等人（2007）將 SEMG 生理回饋運用在廣泛性焦慮症（Generalized Anxiety Disorder, GAD）的療效研究。Rice 等人的研究比較 SEMG 和兩種神經回饋模組之療效，結果顯示 SEMG 組與提升 α 波神經回饋組顯著降低威爾士焦慮量表（Welsh Anxiety Scale）的分數。Agnihotry 等人的研究顯示，SEMG 組和提升 α 波神經回饋組在情境－特質焦慮量表（State-Trait Anxiety Inventory）（參見 Dahlstrom et al., 1960 與 Spielberger et al., 1970）的情境焦慮與特質焦慮分數都有顯著的改善。在治療結束後兩週進行追蹤，結果發現 SEMG 組在皮膚電反應（Galvanic Skin Response, GSR）水準、情境焦慮和特質焦慮持續改善的幅度最大。Barlow 等人（1984）將 SEMG 生理回饋運用於 GAD 或恐慌症，生理回饋組的研究參與者還接受了漸進式肌肉放鬆訓練和認知行爲療法。生理回饋組在多個量表評估分數上都獲得顯著改善。在追蹤階段，除了其中一名研究參與者以外，其他研究參與者皆表示治療效果仍持續維持。

二、骨盆底肌肉失功能

在生理回饋的臨床應用中，SEMG 是處理骨盆底肌肉疾病（例如：尿失禁和大便失禁）的主要工具。在骨盆底肌肉治療模組中，放置 SEMG 電極在腹部外側，結合陰道內肌電圖感測器與陰道內壓力感測器（或肛門內肌電圖和壓力感測器）共同搭配使用（圖一爲陰道內肌電圖感測器）。Tries 與 Eisman（2016）針對骨盆底肌肉生理回饋相關的肌肉生理機制，提出了整合性的回顧，並說明透過肌肉再訓練，恢復對泌尿道與腸道肌肉控制能力的必要性。

仔細評估可以幫助我們找出失去控制的肌肉活動。生理回饋訓練的目的在增加選擇性骨盆底肌肉收縮，抑制適應不良的腹部肌肉共同收縮。骨盆底肌肉生理回饋的實作是需要專業背景，並具備廣泛的骨盆底和腹部肌肉功能相關知識。

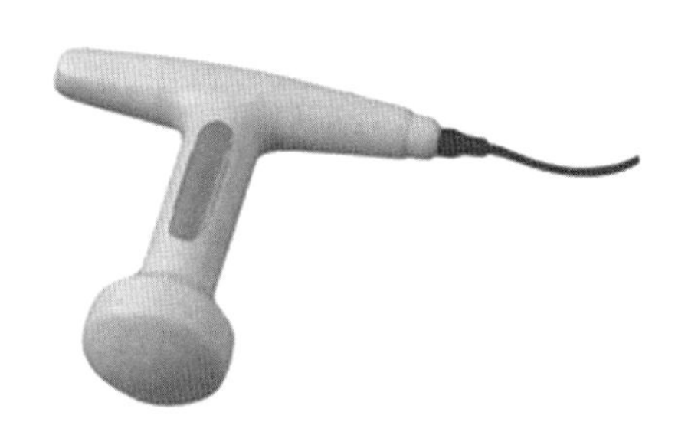

圖一　肌電圖感測器

註：骨盆底肌肉生理回饋中常用的陰道肌電圖感測器（Thought Technology, Ltd., Montreal）。

Yucha 和 Montgomery 於 2008 年回顧 SEMG 生理回饋運用在治療女性尿失禁的研究，並給予生理回饋療效的最高等級，「第五級療效評級爲有效與特定的」（2008 年，第 61 頁）。Harm-Ernandes 於 2016 年進行更嚴謹的回顧研究，將骨盆底生理回饋運用在女性尿失禁的療效等級修訂爲「第三級療效評級爲可能有效」（第 131 頁）。研究者認爲在方法學上需要進行改善，以及更多一致性的研究結果，才能更好地評估生理回饋治療運用在骨盆底疾病的有效性。

Teo（2016）針對生理回饋治療運用在大便失禁的研究進行了類似回顧，並將該臨床應用評定爲生理回饋療效等級，「第四級療效評級爲有效的」。

在骨盆底生理回饋治療中，由於各種形式的尿失禁和骨盆腔疼痛，仍影響著美國數百萬成年人，因此，對於執行骨盆底生理回饋之專業人員需求仍大。這些疾病經常導致個案失能，以及限制正常的社交活動（Tries & Eisman，2016）。

三、顳下頷肌關節症候群

顳下頷肌關節症候群（Temporomandibular Muscle and Joint Disorder, TMJD）包括多種肌肉緊繃的狀態（咬牙、磨牙以及疼痛）。長期且未經治療的顳下頷關節問題，可能導致關節損傷、發炎反應、慢性頭頸部疼痛、牙齒損傷和睡眠困擾。TMJD 的發作、維持和惡化與心理及情緒因素有所關聯，生理回饋可以在心理社會治療發揮重要作用（Glaros, 2016; Shedden-Mora et al., 2013）。TMJD 患者會在臉部肌肉活動出現壓力反應，認知行爲療法和壓力管理可以減輕顳下頷關節症候群的疼痛。Turp 等人（2007）建議生理回饋可結合認知行爲療法與壓力管理衛教，特別是當個案有明確焦慮或心理困擾時，更加適合使用雙重療法。Glaros（2016）提出使用 SEMG 生理回饋在醫療與牙科治療上。Medlicott 和 Harris（2006）根據一篇系統性回顧研究，建議生理回饋治療應該結合肌肉組織的主動鍛鍊、徒手治鍊、姿勢矯正和放鬆訓練。

SEMG 是 TMJD 生理回饋治療的主要工具。生理回饋通常會結合治療室內與居家放鬆訓練，訓練減輕咀嚼肌和頸椎肌肉的緊繃程度。訓練過程須減少基準期之肌肉過度緊繃，並提高個案對咀嚼肌緊繃程度增加時的覺察。肌肉的訓練目標是爲讓咀嚼肌的肌肉緊繃程度盡可能越低越好，更容易覺察放鬆下頷的位置。Glaros（2016）回顧近期生理回饋治療運用於 TMJD 疼痛的研究，整體給予很高的生理回饋療效等級，「第四級療效評級爲有效的」。

接下來，我們將更詳細地討論 SEMG 的重要應用：頭痛治療。

四、SEMG 在頭痛的臨床應用

頭痛是患者在初級健康照護中最常見的疾病之一。一項全球研究顯示，在 2016 年時有 30 億人患有緊縮型頭痛（Tension Type Headache, TTH）或偏頭痛（Migraine）。TTH 比偏頭痛更常見（分別爲 18.9 億人與 10 億人），但偏頭痛更容易造成個體失能（GBD 2016 Headache Collaborators, 2018）。挪威的一項面對面訪談研究發現，在過去一年中有 43% 的受訪者患有 TTH，有 34% 的受訪者患有特發性刺戳性頭痛（Idiopathic Stabbing Headache），有 18.1% 的受訪者患有偏頭痛（Hagen et al., 2018）。

最初，由於 TTH 主要的病理機制爲肌肉緊繃，偏頭痛的主要病理機制爲血管／自主神經系統，因此頭痛的生理回饋治療，通常會建議使用 SEMG 治療 TTH，使用溫度生理回饋治療偏頭痛。然而，隨著頭痛相關藥物治療的發展，許多透過轉介進行生理回饋的患者已經開始出現一種稱爲「慢性每日頭痛（Chronic Daily Headache）」症候群，通常同時伴有肌肉緊繃與血管因素。通常也經常發現「藥物過度使用」或「藥物反彈」效應，使頭痛更加慢性化且對於治療出現抵抗性：止痛藥對於提升血清素濃度的效果逐漸降低，導致誘發頭痛再次發作，需要使用更多藥物抑制頭痛，造成反覆發作的疼痛與藥物過度使用之間的惡性循環（Andrasik & Schwartz, 2016, p. 307）。

此外，理論模式持續有些改變，同時強調中樞神經系統機制（以大腦爲主的、中樞神經系統敏感度和發炎歷程）與周邊神經系統機制（例如：肌肉緊繃和血管收縮）的影響（Brennan & Pietrobon, 2018; Lipchik et al., 1996; Neurology Reviews, 2018）。因此，在頭痛的生理回饋治療中，通常會結合 SEMG、溫度或 HRV 生理回饋，以及腦波神經回饋，以解決中樞神經系統、周邊神經系統和自主神經系統機制。

過去有許多大規模的回顧研究與後設分析研究，已經證實生理回饋治療在頭痛的治療效果，包括 Nestoriuc 和 Martin（2007）、Nestoriuc 等人

（2008）、Nestoriuc 等人（2008）以及 Andrasik（2010）。生理回饋治療運用在改善 TTH 具有顯著的療效，具有中至大的效果量，運用在偏頭痛的療效則落在低至中效果量。Brown 和 Steffen（2016）回顧過去生理回饋治療於頭痛的研究，並於 AAPB / ISNR 生理回饋療效等級中評爲「第四級療效評級爲有效的」。

五、頭痛的生理回饋治療模組

（一）評估

對頭痛症患者的評估，應該從仔細的醫學診斷評估開始，如同第四章所提到的心理生理疾病史評估（見第四章，表三）。非醫師從業人員應確保個案有進行初級健康照護或神經病學的詳細評估。雖然大多數頭痛在醫學上是良性的，但仍有 1-3% 的可能危及生命（Evans, 2001, 2019）。Andrasik 和 Schwartz 引述可能是嚴重醫療狀況的五個警訊：

· 全身性疾病症狀（例如：發燒、持續 / 進行性嘔吐、免疫力減弱）。
· 神經系統徵兆 / 症狀（例如：癲癇發作、精神狀態受損、局部神經症狀）。
· 突發性或初次發作（尤其是對於 40 歲以上的人）。
· 其他相關症狀（例如：外傷引起的頭痛、中斷睡眠的頭痛）。
· 過去病史與現狀明顯不同（例如：症狀模式、嚴重程度或頻率已顯著增加）（Andrasik & Schwartz, 2016, p. 308）。

如果存在任何上述警訊，就需要進行醫療轉介，做進一步評估。心理生理學疾病史可用來辨識整個生命週期中頭痛發作的模式，例如：觀察到失去一段關係或生活經歷重大事件後頭痛復發，或觀察到在憂鬱發作期間，頭痛症狀惡化。進行生理回饋治療時，應同時透過心理治療，處理反覆出現的心理社會因素。

接下來，專業人員應回顧個案的頭痛日記（見第四章，表一），以確定頭痛發作的任何模式。生活壓力、特定食物和復發當下的情境都可以成爲頭痛的觸發因素。許多食物可能是引發頭痛發作常見的觸發因素，包括：酒精、脫水、味精和甜味劑（阿斯巴甜），都與氧化壓力有關（Borkum, 2016）。在某些情況下，食物觸發因素是顯而易見的，個案可以透過調整自己的飲食獲得改善。或者可以轉介個案進行營養諮詢，透過功能性的營養評估，可以辨識食物觸發因素、食物敏感性和營養缺乏因素。透過暫時限制飲食，驗證那些食物爲可能的觸發因子，並且避免長期食用。

如第四章所述，評估還應該包括心理生理壓力檢測。在頭痛的情況下，心理生理壓力檢測應包含額葉（前額）、頸部和斜方肌部位的 SEMG 測量。心理生理壓力檢測應該要呈現這些肌肉組織部位的 SEMG 在基準期升高的程度、壓力期的肌肉緊繃程度，以及壓力期後恢復到放鬆狀態的效率。心理生理壓力檢測還應該要呈現基準期的周邊溫度、壓力期周邊溫度的反應程度，以及壓力期後的恢復效率。

生理回饋訓練可以從訓練頸部、斜方肌和額葉部位的肌肉放鬆開始（見圖二）。在這三個部位中，通常基準期都會呈現較高的肌肉緊繃程度，在壓力期有較高的反應量，以及當外在壓力源結束後有較差的恢復效率。專業人員應該根據基準期較高的肌肉緊繃程度或壓力期較高的反應量選擇訓練部位。

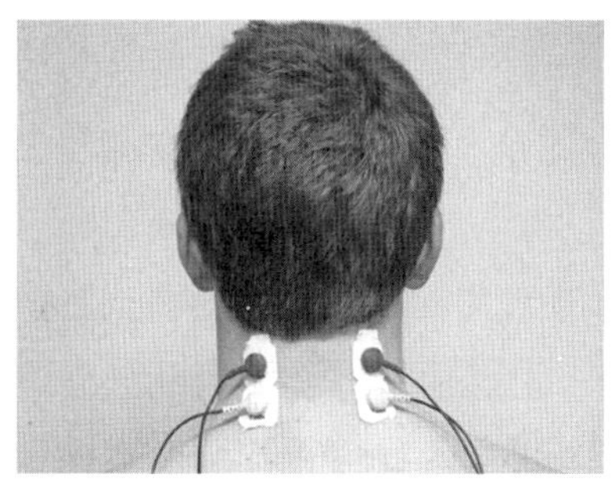
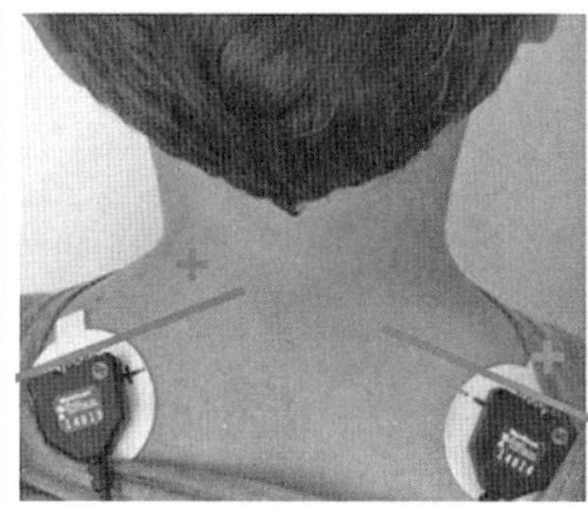
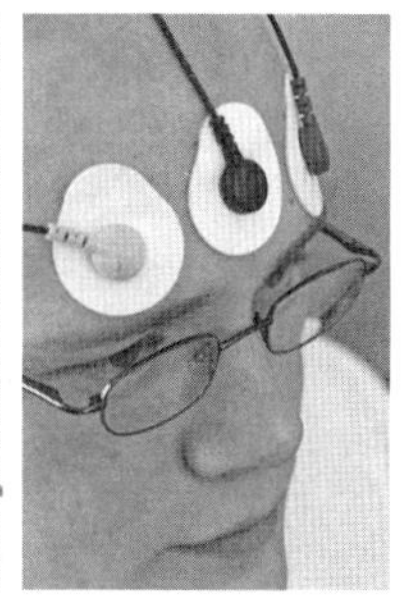

圖二　電極放置在頸椎肌肉上（左圖）、斜方肌上（中央圖）、前額的肌肉上（右圖）

訓練初期，可以讓個案簡單地觀察電腦螢幕上 SEMG 變化，並嘗試與肌肉組織「玩耍」。SEMG 生理回饋訓練的目的是覺察和控制肌肉緊繃模式，而在「玩耍」的過程中，對於達到覺察與控制這兩個目標，都是有幫助的。訓練過程中，引導個案交替進行緊繃與放鬆被量測的肌肉部位，直到個案可以充分的覺察該肌肉部位的感覺。接下來，專業人員可以設定 SEMG 的閾值，當個案將肌肉緊繃程度降到閾值以下，則會獲得聽覺或視覺酬賞。閾值應設定爲適度低於基準期之肌肉緊繃程度，當個案有 60% 以上的時間都可以成功達到閾值時，便可重新設定閾值。在許多生理回饋軟體系統上，專業人員還可以設置一個自動閾值，該閾值將不斷自動向下調整閾值，讓個案可以持續達到更多的肌肉放鬆程度。

頭痛的 SEMG 訓練目標爲引導個案將 SEMG 的絕對數值降低到 1 微伏（Microvolt）以下，因此，個案在壓力下對於壓力源的反應會較平緩，並且可以在壓力結束後三分鐘內，有效率地恢復到基準期數值的程度。專業人員也需要觀察個案的姿勢，並確認個案的上背部和頸部肌肉組織的支撐度、緊繃程度，或左右不對稱模式。肌肉緊繃的不對稱性，經常出現在肩膀和頸部肌肉組織中，反應出支撐姿勢所引發的疼痛感。專業人員也可以詢問個案在工作時的習慣性姿勢，例如，打鍵盤的過程、長時間使用電腦或通話時，容易聳肩、駝背或維持在同一個姿勢。運動員偶爾會將運動中的姿勢帶入日常生活，從而產生習慣性的肌肉緊繃模式和頭部疼痛。一名高中水球守門員，被轉介進行物理治療，發現他在日常生活的大部分時間，都會無意識地「守網」，導致緊繃型頭痛和下背痛。有時候針對工作場域，進行符合人體工學的改變是有幫助的，或者個案可能將肌肉放鬆練習併入工作中，安排「微休息」和「大休息」以獲得改善（Peper & Gibney, 2006; Peper et al., 2020）。

如同第九章生理回饋實作的輔助治療所述，大多數個案在漸進式肌肉放鬆（Progressive Muscle Relaxation, PMR）的訓練獲得很大幫助。當個案發現很難降低任何肌肉的肌肉緊繃程度時，專業人員可以提醒個案使用 PMR 緊繃—維持—放鬆的順序，來訓練肌肉並逐漸達成更完全的放鬆。

一旦個案能夠在斜方肌、頸部和額葉區域的肌肉緊繃程度降低到一微伏以下，就可以進行壓力反應和恢復程度的訓練模組。首先，任何目前的生活壓力源，都可以用來評估個案的上背部、頸部和前額肌肉是否可以保持放鬆，即使討論疼痛事件也可以作爲壓力源。然後，可以透過維持緊繃的姿勢，來誘發肌肉緊繃當下的狀態，然後引導個案恢復肌肉緊繃程度到基準期的放鬆程度。

偶爾會遇到個案在結合輔助放鬆策略，重複嘗試後仍無法達成肌肉放鬆的狀況。此時，專業人員應將訓練位置調整至影響程度較小的肌肉。許多個案比較容易成功放鬆前臂肌肉，這可以增強自主控制肌肉的效能感。或者，在某些情況下，完全調整成另一種生理回饋方式（例如：呼吸或心跳變異）以增強自我效能感，也是有幫助的。在個案獲得明顯的控制感，或是找到新的訓練模式或位置時，就可以恢復 SEMG 的訓練。

（二）SEMG 生理回饋訓練個案的回家作業

回家作業可以用來強化個案對肌肉組織的覺察與控制。個案可以練習 PMR 和自律訓練（Autogenic Training, AT），以深化肌肉組織的放鬆程度。在生理回饋訓練過程中，提供 PMR 和 AT 訓練，回家作業可透過專業人員的書面資料或聲音檔的引導協助個案練習。個案應記錄放鬆練習，以及頭痛的發生頻率和嚴重程度。在這個階段，隨著個案對肌肉緊繃程度的覺察增加，許多個案也更能觀察出引發肌肉緊繃及頭部疼痛之特定壓力源與情境觸發因素。Bakal（1982）推測在這些頭痛發作的時期，增加個案對於頭痛的再認知，以及主動因應頭痛的能力，可能是在任何頭痛行爲治療中最重要的因素之一。

頭痛頻率和平均嚴重程度可以隨著時間繪製成圖表，因此，個案可看到任何改善或惡化的程度。讓個案看見他們在減輕疼痛的努力，具有可以被量化的效果是非常重要的。沮喪和憂鬱情緒會破壞個案的動機與對行爲改變的堅持，所以在每次治療開始時，回顧這些紀錄並詢問回家放鬆體驗是很重要的，強化回家練習與保持紀錄以維持治療基本要素的重要性。

六、輔助服務（Adjunctive Services）

生理回饋訓練有時足以作爲頭痛個案的獨立治療方式，但也可以是抵抗性頭痛的多向度治療中的其中一個環節。心理治療可用於處理焦慮和憂鬱，這些焦慮和憂鬱情緒，通常是頭痛的觸發因素和對慢性頭痛的反應。物理治療可以增強個案對姿勢錯位和肌肉支撐模式的認識。物理專業人員可以制定一系列鍛鍊方案，以伸展、啟動和恢復肌肉的靈活程度。定期練習瑜伽，也有助於增加肌肉靈活性和肌肉健康。個案應觀察每天日常活動的肌肉緊繃程度。定期和充分的鍛鍊與活躍肌肉，比較不會出現緊繃和疼痛；反之，久坐不動的生活方式，使個體肌肉健康狀態不佳、情緒健康情況不佳，且會較常出現神經肌肉相關症狀。如上所述，食物可能是頭部疼痛的觸發因素，營養諮詢可能是有幫助的。針灸也可以透過恢復肌肉組織內部和周圍的能量流動以緩解疼痛。

七、結論

總而言之，SEMG 生理回饋是一種廣泛使用的生理回饋方式，在醫療和情緒疾患方面，皆具有廣泛的應用。肌肉緊繃伴隨著許多形式的情緒困擾和疼痛，減輕肌肉緊繃可以緩和主觀痛苦的頻率和嚴重程度。肌肉放鬆也是一種有用的自我調節形式，肌肉放鬆技巧可作爲主動因應的策略，可以恢復慢性疾病患者的信心和希望感。

參考文獻

Agnihotry, H., Paul, M., & Sandhu, J. S. (2007). Biofeedback approach in the treatment of generalized anxiety disorder. *Iranian Journal of Psychiatry, 2,* 90-95.

Andrasik, F. (2010). Biofeedback in headache: An overview of approaches and evidence. *Cleveland Clinic Journal of Medicine, 77*(3), S72-S76. https://doi.org/10.3949/ccjm.77.s3.13

Andrasik, F., & Schwartz, M. S. (2016). Headache. In M. S. Schwartz & F. Andrasik (Eds.), *Biofeedback: A practitioner's guide* (pp. 305-355). Guilford.

Bakal, D. A. (1982). *The psychobiology of chronic headache*. Springer.

Barlow, D. H., Cohen, A. S., Waddell, M. T., Vermilyea, B. B., Klosko, J. S., Blanchard, E. B., & Di Nardo, P. A. (1984). Panic and generalized anxiety disorders: Nature and treatment. *Behavior Therapy, 15*(5), 431-449.

Borkum, J. M. (2016). Migraine triggers and oxidative stress: A narrative review and synthesis. *Headache, 56*(1), 12-35. https://doi.org/10.1111/head.12725

Brennan, K. C., & Pietrobon, D. (2018). A systems neuroscience approach to migraine. *Neuron, 97*(5), 1004-1021. https://doi.org/10.1016/j.neuron.2018.01.029

Brown, T., & Steffen, P. (2016). Adult headache. In G. Tan, F. Shaffer, R. Lyle, & I. Teo (Eds.), *Evidence-based treatment in biofeedback and neurofeedback* (3rd ed., pp. 16-17). Association for Applied Psychophysiology and Biofeedback.

Dahlstrom, W. G., & Welsh, G. S. (1960). *An MMPI handbook: A guide to use in clinical practice and research*. University of Minnesota Press.

Evans, R. W. (2001). Diagnostic testing for headache. *The Medical Clinics of North America, 85*(4), 865-885.

Evans, R. W. (2019). Diagnostic testing for migraine and other primary headaches. *Neurologic Clinics, 37*(4), 707-725. https://doi.org/10.1016/j.ncl.2019.08.001

GBD 2016 Headache Collaborators (2018). Global, regional, and national burden of migraine and tension-type headache, 1990-2016: A systematic analysis for the Global Burden of Disease Study 2016. *Lancet Neurology, 17*(11), 954-976. https://doi.org/10.1016/S1474-4422(18)30322-3

Glaros, A. G. (2016). Temporomandibular muscle and joint disorder (TMJD) pain. In G. Tan, F. Shaffer, R. Lyle, & I. Teo (Eds.), *Evidence-based treatment in biofeedback and neurofeedback* (3rd ed., pp. 120-121). Association for Applied Psychophysiology and Biofeedback.

Hagen, K., Åsberg, A. N., Uhlig, B. L., Tronvig, E., Brenner, E., Stjern, M., Helde, G., Gravdahl, G. B. & Sand, T. (2018). The epidemiology of headache disorders: A face-to-face interview of participants in HUNT4. *The Journal of Headache and Pain, 19*(25), 1-6. https://doi.org/10.1186/s10194-018-0854-2

Harm-Ernandes, I. (2016), Urinary incontinence in women. In G. Tan, F. Shaffer, R. Lyle, & I. Teo (Eds.), *Evidence-based treatment in biofeedback and neurofeedback* (3rd ed., pp. 131-132). Association for Applied Psychophysiology and Biofeedback.

LaVaque, T. J., Hammond, D. C., Trudeau, D., Monastra, V., Perry, J., Lehrer, P., Matheson, D., & Sherman, R. (2002). Template for developing guidelines for the evaluation of the clinical efficacy of psychophysiological evaluations. *Applied Psychophysiology and Biofeedback, 27*(4), 273-281. Co-published in *Journal of Neurotherapy, 6*(4), 11-23.

Lipchik, G. L., Holroyd, K. A., France, C. R., Kval, S. A., Segal, D., Cordingley, G. E., Rokicki, L. A., & McCool, H. R. (1996). Central and peripheral mechanisms in chronic tension-type headache. *Pain, 64*(3), 467-475.

Medlicott, M. S., & Harris, S. R. (2006). A systematic review of the effectiveness of exercise, manual therapy, electrotherapy, relaxation training, and biofeedback in the management of temporomandibular disorders: A literature review. *Behavioral Medicine, 33,* 101-118.

Moss, D. (2016). Anxiety and anxiety disorders. In G. Tan, F. Shaffer, R. Lyle, & I. Teo (Eds.), *Evidence-based treatment in biofeedback and neurofeedback* (3rd ed., pp. 27-31). Association for Applied Psychophysiology and Biofeedback.

Moss, D., & Gunkelman, J. (2002). Task force report on methodology and empirically supported treatments: Introduction. *Applied Psychophysiology and Biofeedback, 27*(4), 261-262. Co-published in *Journal of Neurotherapy, 6*(4), 7-10. https://doi.org/10.1023/a:1021009301517 and https://doi.org/10.1300/J184v06n04_02

Nestoriuc, Y., & Martin, A. (2007). Efficacy of biofeedback for migraine: A meta-analysis. *Pain, 128*(1-2), 111-127.

Nestoriuc, Y., Martin, A., Rief, W., & Andrasik, F. (2008). Biofeedback treatment for headache disorders: A comprehensive efficacy review. *Applied Psychophysiology and Biofeedback, 33*(3), 125-140. https://doi.org/10.1007/s10484-008-9060-3

Nestoriuc, Y., Rief, W., & Martin, A. (2008). Meta-analysis of biofeedback for tension-type headache: Efficacy, specificity, and treatment moderators. *Journal of Consulting and Clinical Psychology, 76*(3), 379-396. https://doi.org/10.1037/0022-006X.76.3.379

Neurology Reviews (2018). Treatment challenges when headache has both central and peripheral involvement. *Neurology Reviews, 26*(12), 16-17.

Peper, E., & Gibney, K. H. (2006). *Muscle biofeedback at the computer*. Biofeedback Federation of Europe.

Peper, E., Harvey, R., & Faass, N. (2020). *Tech stress: How technology is hijacking our lives, strategies for coping, and pragmatic ergonomics*. North Atlantic Books.

Rice, K. M, Blanchard, E. B., & Purcell, M. (1993). Biofeedback treatment of generalized anxiety disorder: Preliminary results. *Biofeedback and Self-Regulation, 18*(2), 93-105.

Shedden-Mora, M. C., Weber, D., Neff, A., & Rief, W. (2013). Biofeedback-based cognitive-behavioral treatment compared with occlusal splint for temporomandibular disorders: A randomized controlled trial. *Clinical Journal of Pain, 29*, 1057-1065. https://doi:10.1097/AJP.0b013e3182850559

Spielberger, C. D., Gorsuch, R. L., Lushene, R. E. (1970). *STAI manual for the state-trait anxiety inventory ("self-evaluation questionnaire").* Consulting Psychologists Press.

Teo, I. (2016). Fecal incontinence. In G. Tan, F. Shaffer, R. Lyle, & I. Teo (Eds.), *Evidence-based treatment in biofeedback and neurofeedback* (3rd ed., pp. 79-80). Association for Applied Psychophysiology and Biofeedback.

Tries, J., & Eisman, E. (2016). Bowel, bladder and pelvic floor disorders. In M. S. Schwartz & F. A. Andrasik (Eds.), *Biofeedback: A practitioner's guide* (4th ed., pp. 545-583). Guilford.

Turp, J. C., Jokstad, A., Motschall, E., Schindler, H. J., Windecker-Getaz, I., & Ettlin, D. A. (2007). Is there a superiority of multimodal as opposed to simple therapy in patients with temporomandibular disorders? A qualitative systematic review of the literature. *Clinical Oral Implants Research, 18*, 138-150. https://doi.10.1111/j.1600-0501.2007.01480.x

Yucha, C., & Montgomery, D. (2008). *Evidence-based practice in biofeedback and neurofeedback* (2nd ed.). Association for Applied Psychophysiology and Biofeedback.

第九章

生理回饋訓練的輔助療法

輔助療法（Adjunctive Therapy）是指與生理與神經回饋訓練合併使用的介入方法，並能有效增強訓練效果，通常生理回饋與放鬆訓練的合併治療效果會優於各自單獨介入的效果，定期自主練習放鬆技巧也可以改善自主神經系統的基礎調節能力，並減少症狀發作。本章共會介紹六種輔助療法，包括：漸進式肌肉放鬆（Progressive Muscle Relaxation）、自律訓練（Autogenic Training）、定速緩慢腹式呼吸（Paced Diaphragmatic Breathing）、引導式意象法（Guided Imagery）、冥想（Meditation）和正念（Mindfulness）。上述每一種技術都可以單獨操作，且皆具治療效益，也可以與生理回饋訓練結合爲一個綜合式的治療模組。

關鍵詞：輔助療法、漸進式肌肉放鬆、自律訓練、緩慢腹式呼吸、引導式意象法、冥想、正念

輔助療法是指與生理與神經回饋訓練合併使用的介入方法，並能有效增強訓練效果。第五章所介紹的生理回饋輔助放鬆訓練便是一個例子，其中通常包含一至兩種生理回饋的訓練模組，再輔以其他技巧訓練，像是漸進式肌肉放鬆或自律訓練，且兩者的合併訓練效果通常會明顯優於各自單獨介入的效果（Moss, 2020a）。

此外，輔助療法本身可作爲一種因應或自我調節的策略，讓個案在生理回饋訓練或心理治療的療程期間亦能在家自主練習，一旦個案自我調節技巧的能力提升，並有信心應用這些技巧，便有機會類化應用到日常生活中的壓力情境中，像是嘗試應用在頭痛症狀出現的時候。再者，定期規律地進行漸進式肌肉放鬆、自律訓練、冥想或其他技巧的練習，也可緩和持

續激發的交感神經系統，並大幅度地減少症狀的發作。

本章節會介紹六種輔助療法——漸進式肌肉放鬆、自律訓練、緩慢腹式呼吸、引導式意象法、冥想、正念，這些輔助療法既可在單獨使用下產生正向療效，也可以與生理回饋合併作爲治療模組來使用。無論是在訓練療程期間或是療程結束後，這六種療法皆可作爲個案居家自主練習的方案，並促進長期的自我照顧能力。

本章會詳列相關的指導語，新手治療師可以先透過自我引導的方式進行練習，以利於將技巧活用在訓練過程中。當治療師自己已精通這些技巧並能應用在生活中，才能在教導個案時達到最好的效果，而個人經驗的分享也可以增進個案對這些技巧的信任程度。

另有許多其他有效的輔助療法，例如：自我催眠、撰寫情緒日記或是自我肯定訓練等，擅長越多的技巧，會使接受生理回饋訓練的專業人員如虎添翼。因此，建議讀者可以透過相關的工作坊或書籍，多了解與熟悉輔助療法，推薦 Lehrer 等人（2007）共同撰寫的《壓力管理的指導準則與實務》（*Principles and Practice of Stress Management*）一書，此書非常詳細地介紹許多上述提及的放鬆技巧，並統整出壓力管理和生理回饋領域中重要學者和實務工作者的心血結晶。

一、漸進式肌肉放鬆

（一）源起

第三章介紹生理回饋的相關歷史時，有提到 Edmond Jacobson（1888-1983）發展了漸進式肌肉放鬆訓練（以下簡稱 PMR），其 1934 和 1938 年的發表指出多數人都可以學會透過簡單的自我引導，幫助自己從壓力、緊張或是焦慮的狀態放鬆下來。

在進行 PMR 的過程中，個案會交替緊繃與放鬆身體的各個肌群，並專注於每個瞬間的感受，此過程有助於增加「覺察」與「控制」的能力，「覺察」是指增進個體能覺察放鬆與繃緊肌肉時的感覺，以及兩者之間的差別；「控制」是指增強個體對肌肉組織的自主控制。透過練習，許多個案發現自己更能夠在生活中感受到緊繃出現時的細微變化，並辨識出會引發肌肉緊繃的特定壓力源。以下爲一個相對簡短版本的 PMR 指導語。

指導語

盡可能讓自己待在安靜的房間裡、維持一個舒服的姿勢。這個練習會引導你逐步地放鬆身體的每個部分，從腳往上到頭。過程中盡量維持平穩、輕柔和放鬆的呼吸，讓每一次的吸氣都像是將空氣輕輕地流進氣球一樣，讓肺部充滿空氣；然後吐氣，慢慢地把肺裡的空氣吐完，並且去感受從緊繃狀態放鬆下來的感覺。

1. 調整一下坐姿，讓自己舒服地向後靠在椅子上，輕輕地閉上眼睛，先做三個緩慢而完整的呼吸。
2. 將注意力放到右腳，將右腳踝用力縮起，讓腳趾的趾尖朝向你的頭部。保持這個用力的姿勢，去觀察腳與小腿肚的緊繃感，注意現在的緊繃和剛剛放鬆時的差別。再慢慢地將肌肉完全鬆開來，感受腳和腿放鬆時的感覺。
3. 現在用力延伸你的腳掌，讓腳趾趾尖的方向向外。保持這個姿勢，去觀察緊繃的感覺。再慢慢地將肌肉完全鬆開來，感受腳和腿放鬆時的感覺。
4. 現在將膝蓋彎曲，把右小腿用力往臀部的方向縮緊。保持這個姿勢，去觀察緊繃的感覺。再慢慢地將肌肉完全鬆開來，將腳調整回舒服的姿勢，同時感受放鬆下來的感覺。
5. 現在將膝蓋打直，把右小腿盡可能延伸，讓整個右腳往外、往上用力。去感受腳用力的感覺，以及身體其他地方的感覺。再慢慢地將肌肉完全鬆開來，將腳調整回舒服的姿勢，同時感受放鬆下來的感覺。
6. 用左腳做一樣的動作，記得每次用力將肌肉拉緊時都去感受緊繃的感覺；再慢慢地將肌肉鬆開，並且去享受肌肉鬆開的瞬間那種完全放鬆的感覺。
7. 將右手往上伸直，用力縮緊右手手掌與整隻手臂，去感受右手用力的感覺，以及身體其他地方的感覺。吐氣的同時把手放下，將右手左右來回搖擺並讓肌肉放鬆。現在，換左手重複一次上述的步驟。

8. 現在緗緊臀部並吸氣，緗到最緊時屏住呼吸，去注意緊緗感逐漸增加的感覺。維持住這個緊緗的感覺一下下，再慢慢的放鬆下來，鬆開時將氣完全吐掉並感受放鬆的感覺。在縮緊和放鬆身體的每個部位時，多去注意肌肉用力跟鬆開時的差別。
9. 將左右兩邊的肩胛骨緊緊地用力往背後集中。現在慢慢地吐氣，讓全身的肌肉都鬆弛下來，去體驗放鬆的感覺。
10. 將肩膀往上朝耳朵的方向縮緊，維持這個姿勢。再慢慢地吐氣，讓肩膀恢復下垂。現在將肩膀用力往下推，維持這個姿勢。再放鬆並讓身體的肌肉鬆弛下來。
11. 緗緊臉部的肌肉，讓臉部皺得像一顆梅乾，再更用力的擠。現在慢慢地吐氣，讓肌肉鬆開來。
12. 輕輕地將脖子左右轉動，讓肌肉鬆弛下來。

（二）實務建議

1. 每天練習數次，可以是在家中或是在工作環境中。只要輕輕地拉緊肌肉而不過於引人注目，你可以在任何情境下依照「用力－維持－放鬆（Tense-hold-relax）」的順序進行練習，這將有助於你在當下放鬆肌肉。
2. PMR 有兩個目的：提升對身體任何肌肉緊緗感的「覺察」，而且是在肌肉開始緊緗並且還未變得僵硬前就能夠注意到；以及學會「放鬆」，最終能進步到每當身體對生活壓力做出反應時，就能夠立刻放鬆下來。
3. 重複在身體各個位置進行「用力－維持－放鬆」順序的練習，以達到更徹底的放鬆。舉例來說，眼睛周圍的肌肉往往會在我們專心思考時不自覺地用力縮緊，而 PMR 的練習將有助於改善與憂慮相關的臉部肌肉緊緗。
4. 網路上有許多相關資源或發表提供更詳細的 PMR 練習，可供讀者參考（Jacobson, 1938; Lehrer & Woolfolk, 2021; McGuigan & Lehrer, 2007）。

一旦個案在治療室中已經能夠將各部位肌肉繃緊且放鬆至儀器幾乎測量不到肌肉電位的程度後，下一個階段的任務是引導個案發展出屬於自己的練習方式，並將技巧類化至每天的日常生活中。首先，鼓勵個案每天在家裡或工作環境中練習數次，可以將目標設定成像是每次停紅綠燈或是每次在浴室裡照鏡子時就練習 PMR；再來，鼓勵個案在日常生活中時時刻刻去注意肌肉的緊繃程度；最後，鼓勵個案嘗試運用新的技巧以減輕壓力情境下的生理層面和情緒層面的緊張感。

二、自律訓練

（一）源起

自律訓練（以下簡稱 AT）是一種自我調節的技巧，可以產生深度放鬆並緩解壓力導致的負面影響，「自律（Autogenic）」一詞的意義爲「從內部所產生」。1920-1930 年代時德國學者 Johann Schultz 創建 AT，目的是要啟動人體自癒與復原的內在能力（Schultz & Luthe, 1969），由一系列簡單易學的心理練習組成，透過阻斷身體對壓力的反應，藉此連結心智與身體，並達到深度放鬆與平靜。

一旦學會 AT 後，可以作爲日常生活技能，有效增進維持身心健康平衡以及應付生理心理壓力的內在資源。AT 過去已被應用在許多生理與情緒相關的臨床情境中，一篇發表於 2002 年的後設分析納入 35 個隨機分派的臨床試驗，發現 AT 運用在緊縮型頭痛 / 偏頭痛、輕至中度的原發性高血壓、冠狀動脈心臟病、支氣管性氣喘、身體疼痛障礙症（非特定型）、雷諾氏症、焦慮障礙症、輕至中度憂鬱 / 輕鬱以及睡眠障礙等類型的個案，皆有顯著的療效（Stetter & Kupper, 2002）。Linden（2007）回顧過去的研究，支持 AT 可以有效運用在各式各樣的臨床疾患上，且有中等程度的效果量，堪比其他形式的生理行爲訓練。Seo 與 Kim（2019）發表的回顧性研究，同樣也指出 AT 可作爲成人壓力管理的有效技巧，並減少焦慮與憂鬱症狀。此外，許多人甚至會透過自行學習 AT 以提升工作效率、創造力和健康狀態。

指導語

試著採取順其自然的心態，以一種「放下（Letting Go）」和「允許（Letting Be）」的態度，提醒自己在這段放鬆的時間裡，暫時拋開問題，也不用努力解決問題，維持一種不執著但清明警覺的心理狀態。如果腦海中突然侵入或浮現一些想法和擔憂而因此分心，允許它們存在，不需要跟這些想法纏鬥，在學習的過程中分心是很正常的現象，這種時候只要輕輕地將自己帶回到放鬆的練習中。

在心裡複誦每個短句，不需要試圖改變什麼，而是去想像這種感覺，太過度努力反而會阻擋放鬆的感覺出現，順其自然地允許各種感覺存在的效果會更好。

練習一：我感覺我的手腳很沉重

我的右手很重，很舒服、很平靜、很沉重。

我的左手很重，很舒服、很平靜、很沉重。

我的右腳很重，很舒服、很平靜、很沉重。

我的左腳很重，很舒服、很平靜、很沉重。

我的整個身體變得越來越沉重，很舒服、很平靜、很沉重。

練習二：我感覺我的手腳很溫暖

我的右手暖暖的，很舒服、很溫暖。

我的左手暖暖的，很舒服、很溫暖。

我的右腳暖暖的，很舒服、很溫暖。

我的左腳暖暖的，很舒服、很溫暖。

我的整個身體變得越來越暖和，很舒服、很溫暖。

練習三：我的心跳很平靜、很放鬆

隨著每次的呼吸，我的心跳都變得越來越平靜、越來越緩慢、越來越放鬆[1]。

---

[1] Schultz 與 Luthe 提供的原始指導語是使用心跳變得「規律（Regular）」，作者考慮到許多個案在進行生理回饋訓練時，常被告知較高的變動性代表心臟是更健康的，因此修改指導語中的用詞，以避免混淆個案。

我的心很平靜、很放鬆，很緩慢、很平靜、很放鬆。

練習四：我感受我的呼吸，很緩慢、很深沉，我正在呼吸

（原文爲「It breathes me」，語法雖不自然，但是爲了強調被動接受一切的意義。）

我允許自己自然地呼吸而不費力。

我允許自己的呼吸很緩慢、很放鬆，我體驗呼吸的每個階段，感受呼吸對我整個身心的影響。

我的呼吸很平穩、很輕柔、很舒適、很放鬆。

練習五：我的腹部很溫暖的

我感覺到我的腹部很溫暖（正對脊椎、胸骨下方的區域），我的腹部散發著溫暖。

練習六：我的額頭很涼爽

隨著每次的呼吸，我感覺我的額頭很涼爽、很舒服。

我的額頭越來越涼，越來越舒服。

可在上述六種練習中穿插重複加入「我的心情很平靜，我的身體很放鬆、我的心情很平靜」的語句。

在進行 AT 的過程中，有部分個案表示會經驗到放鬆所引發的焦慮或是強烈的情緒波動，像是感受到各種強烈的情緒、記憶、過去疾病的疼痛或不適、流淚或其他現象。若個案出現的感覺可能與醫療疾病有關時，應停止訓練，如：心跳過快；然而，若個案的不適反應是主觀且較無醫療方面的疑慮，專業人員可以鼓勵個案試著釋放情緒或體驗身體的感覺，接受這樣的感覺是在達到放鬆與療癒過程中的一個正常和暫時的階段。Linden（1990, 2007）將這些在 AT 訓練中突然出現且程度不一的反應稱爲自律釋放（Autogenic Discharges）。面對過程中出現的強烈情感反應，若訓練者同時是具有執照的心理師，可將其當作心理治療中一個有潛在幫助的探索素材；若訓練者並非具有執照的心理師，可建議個案尋求心理專業的諮詢。

（二）實務建議

每天進行多次練習直到完全熟悉這些自我暗示的指導語，並且在每次的練習中都去注意並接受任何身體和心智的變化，AT 中並沒有所謂正確或錯誤的反應。一旦熟悉 AT 的指導語，可以嘗試活用於每天的生活中，引導自己在任何情境下都維持更加輕鬆、放鬆和舒服的狀態，也可以自由地將 AT 指導語與其他形式的放鬆相結合，例如：PMR。

三、定速緩慢腹式呼吸

（一）源起

呼吸訓練已成爲許多冥想練習的基礎，尤其在東方傳統的觀點之下，而西方對心靈的傳統觀點中，也同樣將呼吸視爲生命以及人的靈魂，像是在《聖經》中〈創世紀〉第 2 章 7 節的經文寫到：「耶和華將生氣吹在亞當的鼻孔裡，他就成了有靈的活人」，或在英文中「Spirit」一詞亦源自於拉丁文中的「Spirare」，意即呼吸。

許多生理回饋和臨床生理心理學領域中的先驅者，提供有關如何促進放鬆和平靜呼吸的相關指導，Fried 與 Grimaldi（1993）所撰寫的《呼吸的心理學與生理學》（*The Psychology and Physiology of Breathing*）一書，在此領域中建立了重要的里程碑；Gilbert（2019）在「透過呼吸產生更佳的化學反應」的章節當中，強調不良的呼吸型態會對於人體排放二氧化碳困難、引發焦慮反應方面產生負面的影響，以及良好的呼吸型態則會對於人體正常排放二氧化碳、減少焦慮反應方面產生正面的影響；Van Dixhoorn（2007）提倡訓練個案進行「全身呼吸」，並建議治療師在最一開始就應糾正任何可能導致個案傾向使用不良呼吸的錯誤姿勢。

以下的指導語會強調如何使用腹式呼吸，並以不費力、平穩且放鬆的方式，同時正念地全然專注於呼吸的歷程中。

指導語

定速緩慢腹式呼吸是一個能幫助身心靈達到放鬆狀態的重要技巧，第一個目標是建立一個輕鬆自然的呼吸過程，平穩、輕柔且不費力地呼吸；第二個目標是在呼吸過程中維持完全專注的正念狀態，並暫時放下生活的壓力、緊湊的行程以及繁重的負擔。

1. 定速緩慢腹式呼吸是將注意力集中在腹部與橫膈膜，而非胸部的位置。橫膈膜是一塊位於肺和腹腔之間圓頂形的肌肉，在吸氣時橫膈膜會收縮而變得平坦，形成一個空間使肺部擴張，此時橫膈膜也會將腹部的肌肉向外推。通常觀察嬰兒的呼吸便可以看到這樣的過程自然產生，但多數成年人因爲緊張、生病或是習慣縮小腹而抵抗這種自然反應，反而需要重新學習如何使用腹式呼吸。
2. 只要橫膈膜能夠上下移動且腹部可以自然擴張，定速緩慢腹式呼吸可以在任何舒服的姿勢下練習。一般來說，從躺著開始練習是最容易的，維持仰臥姿勢並將雙手放在身體兩側、手掌朝上，也有一部分的人感覺屈膝、將雙腳平貼地面會更容易讓橫膈膜放鬆。維持這樣的姿勢並讓身體完全放鬆，尤其是在胃和腹部的區域。
3. 現在，請你舒服、完整、緩慢地呼吸，將注意力集中在腹部的位置，吸氣時感覺胃部往上升，吐氣時感覺胃部往下降。利用橫隔膜控制腹部的起伏，並感覺腹部的肌肉越來越放鬆。
4. 一般來說會建議從鼻孔吸氣、從嘴巴吐氣，但這並非絕對。如果因爲鼻塞無法以鼻子吸氣，或因此感到不舒服的話，請調整到能使你感覺舒服的呼吸方式。
5. 每次吸氣時，緩慢且輕柔地深吸一口氣，盡可能增加吸入的氣流量，但切勿以不舒服的方法強迫自己呼吸。暫停一下後，接著吐氣。
6. 同樣以輕柔緩慢的方式將氣完完全全地吐完，可以試著讓吐氣的時間比吸氣的時間長。在吐氣的階段會最大程度地釋放壓力，放鬆感受通常也會比吸氣的階段持續更久。一般來說，吐氣時間可以達到吸氣時間的兩倍，但這並非絕對，如果這樣的頻率讓你感到不舒服，請根據自己的感受去調整。

7. 當吐氣的時候，可以將嘴唇噘成一個圈圈，使氣流保持一定程度的阻力，並感受氣流經過嘴唇的感覺。
8. 你可能會注意到當你以正念和放鬆的方式呼吸時，每次的呼吸都會變得更深，吸入和吐出的氣流變得更多，呼吸的頻率也會降低。一般來說每分鐘六次左右的呼吸頻率可以更有效的促進放鬆，也可以增加心跳變異、促進健康和復原。
9. 與速度同樣重要的是維持平穩、輕柔而不費力的呼吸方式，並享受整個呼吸的過程。任何過度用力或過度投入的呼吸，都很有可能減弱呼吸訓練的正向效果。
10. 每一次的腹式呼吸練習都是在鍛鍊橫膈膜的肌肉，因此隨著訓練，橫膈膜會變得更加強壯和靈活，並能在一般呼吸，狀況下自發地調節。
11. 經過數分鐘平躺姿勢的練習，可以調整成任何舒服的坐姿並繼續正念呼吸，一開始在進行坐姿的練習可能會相較躺姿困難一些，但經過充分的練習很快就可以上手。閉上眼睛並將注意力集中使胃部向外膨脹以及向內放鬆，可能會有所幫助。
12. 一旦學會如何正確的呼吸，你就可以隨時隨地練習緩慢定速、正念、不費力的腹式呼吸，可能經過幾週的練習就能夠看到成果。
13. 切記維持正念的部分，其原則是以一種很特別的方式去關注與接納自己，而不評價、不批判。無論此刻你的呼吸方式是如何，都試著以有趣且開放的方式完全專注於享受這個呼吸的過程。
14. 你可以使用以下的方法進行簡單的實驗：在腹部放置一個重物（一本書、一袋米，甚至你自己的手），以增加你對呼吸過程和腹部運動的覺察。持續進行緩慢而完整的呼吸，注意腹部或腹部上重物的移動。
15. 當分心的想法出現時，只需要注意到，並且正念地接受它們，然後將注意力帶回呼吸上。注意整個呼吸循環中的所有細節，從最一開始將空氣吸入身體，經過氣管到進入肺部。
16. 吸氣時感覺橫膈膜的緩慢運動，然後完全專注於呼吸的過程中，注意將空氣從肺部再經由嘴巴吐出的整個過程。

（二）實務建議

1. 目前有許多引導腹式呼吸練習的輔助工具，像是智慧型手機的應用程式，如：Awesome Breathing、Breath-Pacer、Breathe2Relax、Breathing Zone 等。此外，HeartMath 公司的產品 InnerBalance，同時結合心跳感測器和可彈性調整的呼吸引導來輔助練習。
2. 每天在家裡、車上或工作場所進行數次緩慢腹式呼吸的練習。當你在一些社交場合感到焦慮的時候，可以先暫停一下，進行兩到三次的緩慢腹式呼吸練習，再繼續與人對話和互動。透過練習往往可以維持放鬆、放慢說話的速度，並促進與他人之間的人際交流。

四、引導式意象法

（一）源起

引導式意象法深植於人類的宗教靈性傳統中。美洲原住民部落所發展出複雜的儀式，有時候會透過食用迷幻植物或使用汗舍（Sweat Lodge）來引發幻象或促進意象相關的任務，將追求認同感的過程儀式化，且也常與圖騰動物的象徵有關。Torrance（1997）記載美洲和世界各地的原住民如何使用意象和視覺化的方法，包含古埃及人和希臘人利用睡眠神殿、儀式和意象等方式與超自然世界進行交流，在當時多半是爲了達到治療的目的，像是公元前 3766 年法老胡夫的宮廷，以及公元前 4 世紀的阿斯克勒庇俄斯（古希臘神話中的醫神）神廟中祭司引導病人進入睡眠狀態，也都可見到意象使用的存在（Agogino, 1965; Krippner, 2005, p. 106）。

現代對於將意象法運用在心理健康與醫學領域中的關注，起始於 1970-1980 年代，與使用心理意象來促進放鬆、減壓和健康有關的研究，開始呈現爆炸式的增長（Brigham et al., 1994; Rockefeller, 2007, Rossman, 2000）。Jeanne Achterberg（1985）、David Bresler（1979）、Irving Oyle（1979）、Anees Sheikh（1986）以及 Robert Assagioli（1971）等學者也創造了新的治療領域，將對於原住民薩滿治療的人類學研究與現代醫學研究相結合，例如：Achterberg 研究薩滿信仰如何使用意象，同時也和其他學者一同探討意象在癌症患者的預後和治療中可扮演的角色（Achterberg & Lawlis, 1984; Simonton et al., 1978）。

時至今日，引導式意象法是一種充分經證實有效的治療工具，應用範圍涵蓋皮膚病學（Shenefelt, 2013）、糖尿病（Gelernter et al., 2016）、焦慮疾患（Veena & Alvi, 2016），以及纖維肌痛症（Onieva-Zafra et al., 2015; Zech et al., 2017）。以下介紹廣泛用於放鬆與減壓的視覺化意象法，治療師在選擇特定的意象之前，應先探究個案的個人經驗，因爲最能促進舒緩的意象會因人而異，且取決於生活經驗和過去的創傷經歷，舉例來說，能使某位個案感到舒緩的海灘意象可能會引起另一位患者的焦慮（Moss, 2020b）。

指導語：平靜場景

首先，選擇一個地方——一個能使你感到平靜的場景——我們將在練習的過程中好好的探訪這個地方。這個地方可以是存在於你過去經驗中的眞實場景，也可以是完全想像出來的，它能讓你感到舒緩、安全、舒服以及平靜，常見的地方包含海邊、草地、山中的小木屋或甚至是自己的臥室。有些人喜歡想像一個人的場景，也有些人喜歡意象中有值得信賴的對象同在。

1. 盡可能待在一個安靜的房間裡，維持一個舒適的姿勢，並避免在練習的過程中受到干擾。
2. 開始你的視覺意象前，先放鬆你的身體以及心理，放下一天中任何情感的包袱，讓你的肌肉放鬆下來，讓你的呼吸漸漸變得緩慢、輕柔而放鬆。
3. 如果閉上眼睛是感覺舒服的，可以試著將眼睛閉上，這會有助於視覺化和想像。

4. 在你的腦中，利用所有感官來充分的體驗和參觀這個平靜的地方。完全地、清楚地觀賞這個地方，注意它的顏色、光線和周圍環境的形狀；仔細聆聽這裡的聲音；注意這個地方是溫暖還是涼爽的；有沒有什麼樣的味道；有什麼東西可以透過觸摸去感覺。
5. 讓自己的所有感官徹底地沉浸在這個地方。
6. 試著體驗你對這個地方是否什麼樣的情緒感受，是平靜的嗎？是舒服的嗎？你能不能在自己的內心也感受到這樣的平靜？
7. 這個地方有歡樂、幸福或有趣的部分嗎？你能感受到與這個地方有關的正向情感嗎？
8. 讓自己充分、徹底地體驗這個地方的感官經驗和情感氛圍。專注在這種感覺中，細細品味並享受它，把它仔細儲存在你的記憶中，讓你在未來可以再次重新體驗。
9. 一旦以正向和舒緩的方式充分體驗了這個地方，你隨時可以回到這裡，隨時可以重溫這種平靜、安寧或是喜悅的感覺。

（二）實務建議

1. 選擇幾個不同的場景並重複這個練習，注意每個場景各自可以提供你什麼樣不同的情感氛圍。
2. 選出兩個或更多適合喚起你想體驗的情緒和感受的場景，然後時不時重溫這些地方，每一次都利用你所有的感官去體驗來加深你的感受。
3. 有時可能會遇到某些個案對於應該可以引發平靜和舒適的場景卻不能感到放鬆，甚至因爲某些原因感受到威脅。治療師應該辨識出這種變化，確認是否會連結個案的任何創傷經驗，並藉由謹慎小心的引導，以協助個案建造出一個與過去創傷不同的新場景。若治療師有治療創傷方面的經驗，在治療中探索這些具威脅性的場景，可能會提供自我認識相當重要的意義與價值。
4. 多數的個案都能夠選定一個特定場景，保留其令人感到舒服的部分，但偶爾也可能遇到平靜場景因爲反覆經驗反而引發焦慮，此時治療師應嘗試加入不同的輔助療法。

五、冥想

（一）源起

冥想是用於集中注意力和增加對心智過程控制的其中一種最歷史悠久的方法。Khalsa 將冥想定義爲：「以放鬆和被動的方式維持對心理注意力的控制……任何能讓心靈全神貫注的行爲……只存在於當下最純粹的體驗」（Khalsa, 2004, p. 9）。

冥想技巧大多已經演變爲幫助人們提升對靈性的覺知，以及與神或超自然層面產生連結的工具，但在西方文化下，許多行爲和醫學研究人員試著確認經由冥想是否能產生可測量的治療效果。

過去西方的研究發現，透過規律的冥想練習可以產生：(1) 各個腦區（額葉皮質、內側前額葉皮質、前扣帶回皮質和後枕葉皮質等區域）中腦部活動及多個頻帶的變化（Kaur & Singh, 2015）；(2) 降低罹患心血管疾病的風險（Levine et al., 2017）；(3) 神經傳導物質的變化，包含：血清素、GABA、褪黑機素增加，以及正腎上腺素、皮質醇、β 腦內啡減少（Newberg & Iversen, 2003）；(4) 長期練習者的皮質厚度增加；(5) 維持細胞染色體端粒（Telomere）的功效（Jacobs et al., 2011; Schutte et al., 2020）。此外，冥想也作爲一種特定治療方案，用於檢測對睡眠障礙症（Goldstein et al., 2019; Gong et al., 2016; Gross et al., 2011）、ADHD（Black et al., 2009; Lutz et al., 2008; Meppelink et al., 2016; Travis et al., 2011）、疼痛（Grant et al., 2010; Zeidan & Vago, 2016; Zgierska et al., 2016）、物質濫用（Chiesa, 2010）、成癮相關的渴望（Elwafi et al., 2013），以及其他許多健康狀況的功效。

冥想可分爲許多不同的形式，範圍從專注冥想（Concentrative Meditation）——指把所有意識完全集中在單一焦點，像是：曼陀羅／咒語、蠟燭、日落等，到覺知冥想（Awareness Meditation）——指散開所有的注意力，全然正念地接受任何進入意識中的事物。

以下將介紹入門程度的曼陀羅／咒語冥想，其進行方式相當簡單，冥想者只需要 (1) 選擇一個聲音、單詞或短句作爲咒語；(2) 一次又一次地複誦；(3) 將意識完全集中在咒語上。這個程序可以幫助初學者越來越能夠專心，因為重複複誦咒語似乎可以避免注意力被分心物所轉移。

指導語：曼陀羅／咒語冥想

在本練習中，請先選擇一個能讓你感到舒服和正向的字詞、音節或短句，傳統上一般選用吠陀或佛教神聖文本中的文句，像是「Om Shanti Om（保佑我們平安）」、「Om Mani Padmé Hum（向蓮花中的寶石致敬）」；也可以選擇一個非宗教的詞或短句，像是「一（One）」、「平靜（Peace）」、「放輕鬆（Relax）」、「順其自然（Let It Be）」等；也可以從任何宗教信仰中選擇一個短句，像是天主教徒可以複誦「耶穌、瑪麗和約瑟夫（Jesus, Mary, and Joseph）」，基督教徒可以複誦「耶和華是我的牧者（The Lord is my Shepherd）」，猶太人可以複誦「和平（Shalom）」，穆斯林可以複誦「阿拉眞主容許的話（Inshallah）」。

1. 一旦選擇特定的咒語，找到一個安靜且燈光柔和的環境，盡可能避免被打擾。可以使用計時器設定一個對您來說適中的時間長度，最初可以訂為 15 分鐘左右，更熟練後可以試著拉長練習的時間。
2. 找一個舒適的位置，像是坐在墊子上或椅子上，調整一個你可以舒服久坐的姿勢，挺直脊椎的同時，維持身體的其他部分是放鬆的。一個穩定的姿勢能夠使我們在心靈和身體上維持平穩，並幫助集中注意力。
3. 有意識地放下一整天下來的任何思想包袱、問題或擔憂，也試著釋放身體的緊繃。在這一刻，允許自己暫時不用去思考或解決任何問題，放下這些緊張，全然開放地接受這個冥想的體驗。
4. 如果你願意，你可以為這次的冥想設定一個期待，像是：「願今天早上的冥想讓我在掙扎中獲得內心的平靜」或「願這次的冥想幫助我找到對同事的耐心」。
5. 如果不會感到不舒服的話，可以試著閉上眼睛。

6. 開始緩慢、輕柔、舒服地呼吸，隨著呼吸放鬆你的身體、平靜你的內心。
7. 現在在心中默念或輕輕重複唸出你的咒語，唸出來可能會比較能幫助你避免分心。
8. 以咒語的感覺和聲音不斷纏繞並包覆住你的覺知。
9. 有些冥想者在唸咒語時喜歡用呼吸配合進行，吸氣後並在吐氣時念誦，像是「吸氣、唸咒語、吸氣、唸咒語」
10. 如果出現任何分心，只要正念地注意到它、接受它，再將注意力拉回複誦咒語上。如果雜念反覆出現，可以嘗試將咒語大聲念出來，透過適度提高音量以集中注意力。
11. 無論這次的經驗如何發展都接受它，冥想沒有對錯，只有當下的體驗。
12. 重複念誦使得咒語變得越來越自動化，直到開始感受到自己彷彿是一個觀察者，在遠處聆聽和體驗咒語。同時，讓自己體驗到完全進入咒語中，全然地被咒語圍繞。
13. 繼續專注並沉浸其中，享受這次的冥想體驗。
14. 持續不斷複誦咒語，必要時可以微調身體姿勢，同時維持緩慢、輕柔、平穩而不費力地呼吸。
15. 當計時器響起，提醒練習即將結束，再給自己一分鐘左右的時間，放慢複誦咒語的速度以及呼吸，盡可能記住這次的經驗，讓你之後可以再進入這種感受，萬一只有很短暫的時間，便只需要回憶這段最後的時間即可。
16. 結束前放鬆伸展一下，再重新回到你的日常安排，爲接下來的一天帶來平靜。

（二）實務建議

1. 設定固定的練習時間，以及安排一個或多個可以進行練習的地點。可以的話，運用一些能啟發你或與儀式相關的圖畫、海報、鮮花或象徵來裝飾你的冥想空間。

2. 測試不同的姿勢，直到找到最適合保持清醒專注的姿勢，站姿的效果往往優於躺姿，因爲躺姿較容易使人打盹。
3. 每次練習時都保持著「初學者心態」，也就是說，無論你過去的教育和訓練知識多麼豐富，都開放地去體驗任何當下的感受。一個廣爲人知的佛教故事中，一位大師告訴他的學生：「你就像這個茶杯已經裝得滿滿的，不能再加其他的東西進去了。等杯子空了再回來找我，等你的心空了再回來找我。」
4. 根據個性和目前的生活狀態，選擇最適合自己的冥想風格和方式。不過，我們鼓勵生理回饋的治療師多接觸和練習不同形式的冥想，因爲對治療師教導的個案或一起合作的對象來說，對其最有效的冥想方式可能會不同於治療師最喜歡的方式。

六、正念

（一）源起

近幾年在心理健康和醫學領域越來越頻繁地提到「正念」、「接納」和「慈悲」這幾個詞。正念練習和正念冥想是由 Jon Kabat-Zinn（2005, 2013）將佛教傳統中的內觀冥想（Vipassana Meditation）改良爲較適合西方人的方式，目前有數種有效的治療取向，也是根據正念與接納的基礎發展而來，包括：正念減壓（Mindfulness-Based Stress Reduction, MBSR）、正念認知治療（Mindfulness-Based Cognitive Therapy, MBCT），以及接受與承諾治療（Acceptance and Commitment Therapy, ACT）。

進行正念時，需要對當前的經驗進行時時刻刻的覺察，其特點是不評價、不努力、接受、信任、不執著、耐心和保持初心（Kabat-Zinn, 2005），一行禪師（Thich Nhat Hanh）則描述正念的目標爲「將個人的意識活生生地維持於此時此刻的現實」（Hanh, 1976, p. 11）。

抱持著正念的態度會帶給人一種新的、不同於負向感受的經驗，舉例來說，正念對待焦慮、芻思或憂慮的方式，相較於認知行爲治療（Cognitive Behavioral Therapy, CBT）十分不同，CBT 鼓勵個案和非理性或負向認知進行爭論或對抗，並在過程中重建個人的自動化思考歷程；相比之下，正念只是請個案單純地觀察焦慮的想法、接受它們，而不評斷、不努力改變它們。

Khazan（2013）以及 Khazan 與 Moss（2020）將正念和生理回饋結合，並建議：「當個案與治療師一起培養出接受和慈悲的開放態度時，將有助於在治療過程中更成功地促進生理和心理上的自我調節」。（2020, p.ii）

多年以來正念的元素一直都存在於生理回饋與放鬆訓練中（Peper et al., 2019），Herbert Benson 將其稱爲被動意圖（Passive Volition），指一種放下並允許任何事物發生的態度，而這種態度是放鬆反應之四個必要條件的其中一項（Benson, 1975）。前述介紹的 AT 也包含正念的元素，像是將語句調整爲「我正在呼吸（I am breathed.）」，也是展現出一種被動接受任何身體在自律練習下的改變與經驗的態度。

指導語：正念基本引導

以下的指導語將鼓勵你採用普遍對於正念與接納的心態，即「以特定的方式去關注：是有目的、在此時此刻、不帶評價地關注」（Kabat-Zinn, 2005, p. 4）。在學習正念的入門階段，你可以先標定出一個在未來不久將經驗到的事件，根據以下的指引，並試著在腦海中演練在該情境下可能會如何進行正念練習，那麼當這個事件發生時，你便有機會順利執行正念的過程。

1. 當經驗到這個情境時，注意到此時此刻正在發生的事情。
2. 有意識地暫時停止對這件事的任何評價或批判性的想法，並接受你對這件事的情緒反應。
3. 提醒自己並沒有責任要去改變任何現在正在發生的事情，也不需要改變任何進入你覺察的事物，或是你內心對這件事的任何反應。
4. 相信自己能夠覺知到此時此刻正在發生的事，並接受出現的任何事物，接受一切的反應就是最好的狀況。
5. 有意識地接受此時此刻正在發生的事，並接受接下來的任何發展。
6. 覺察並放下試圖對這件事想做出改變的任何努力，同時也覺察並放下對這件事想做出任何評價的心態。

7. 在此時此刻覺察自己的呼吸，讓呼吸變得緩慢、溫柔而放鬆，這可以幫助你更能接受一切周遭正在發生的事物。當你發現自己在跟這件事糾纏對抗的時候，將注意力帶回呼吸上，跟隨著每一次吸氣時空氣進入身體、吐氣時空氣離開身體，並在吐氣時輕輕默念「接受」這個詞。

現在，跳脫這個情境，回顧一下剛剛你有意識地以不同方式去接受這件事的發生。同樣地，不需要評價剛剛正念練習的過程是否有任何不足，而是若下次再遇到這種情境或經驗其他更具挑戰性的事件時，尋找可以使你更進一步達到正念與接納的方法。

指導語：正念進階練習——火車之旅

這個練習將提供一個生動地描繪個人經驗的視覺意象，閱讀以下文字，試著想像自己正在一列火車上，然後彈性地加入你的日常生活中。

1. 想像你坐在一列火車上，正經過一片風景，單純地去注意並接受進入你視野和從你視野消失的任何景象。
2. 如果風景中的某樣東西進入視野，你不需要改變、維持他們或是讓他們消失。
3. 如果有某些人進入視野中，且在從事某些活動，你不需要去評價他們的行爲、解決他們的問題、關注他們或是讓他們消失。
4. 你僅需要正念地觀察一下進入視野的任何事物，並接受當每個風景或人從你的視野中離開。
5. 當車窗外的風景和事物不斷流動轉換，試著享受這個不斷變化的過程。
6. 現在，將這個火車車窗帶進你的日常，就像是在火車上透過窗戶觀看生活中所發生的一切事物。

（二）實務建議

1. 隨身攜帶正念的指導語和正念車窗的視角，並隨時在生活當中練習，如同坐在一列正穿越風景的火車上，讓自己越來越能夠透過車窗玻璃去觀看生活中的事件。
2. 有意識地去經驗你對車窗外這些人的愛與慈悲，不需要試圖改變任何人，或與之爭論、纏鬥，允許自己只是看見他人的掙扎，對他們身而爲人展現出接受與慈悲，而我們每個人都同樣在生活中掙扎。

七、總結：使用輔助療法

讀者們可能會注意到每種輔助療法之間有很大程度的相似與重疊，像是指導語往往都會先從放下情緒包袱、釋放肌肉的緊繃以及放慢呼吸開始，這些輔助療法也常被混合著使用，像是 PMR 合併引導式意象法或正念接納練習的效果更佳，而在練習正念接納的過程加入 PMR 的引導，也更能提升放鬆的效果。

在將輔助療法融入臨床實務的最開始，宜先選擇一種輔助療法即可，並且最好是治療師也有親身練習以促進自我健康的方法。因爲唯有自己親身體驗過這些技巧的幫助時，才能在和個案分享時更有說服力。此外，治療師可能會偏好於使用某些特定的技術，但也應多接觸與學習其他的方法，因爲有時候患者的需求或喜好會與治療師有所不同。

一旦熟悉這些輔助療法，就可以嘗試開始在生理回饋訓練中使用，來幫助個案在進行生理回饋訓練時進入更深層的放鬆狀態。一開始治療師可以用自己的聲音來引導個案學習特定的技巧，再邀請個案在沒有引導下執行一樣的練習。另外，也可以透過幫個案安排家庭作業時加入這些輔助療法的練習，以將治療室的效果延伸到個案的生活中，可以將指導語以錄音的方式提供給個案，以協助他們完成練習，但務必鼓勵個案在有錄音引導或沒有錄音引導下都同樣進行練習。

參考文獻

Achterberg, J.(1985). *Imagery in healing: Shamanism and modern medicine*. Boston, MA: Shambhala.

Achterberg , J., & Lawlis, F.(1984). *Imagery and disease*. Champagne, IL: IPAT.

Assagiolio, R.(1971). *Psychosynthesis*. New York, NY: Viking.

Agogino, G.A.(1965). *The use of hypnotism as an ethnologic research technique*. Plains Anthropologist, 10, 31-36.

Black, D. S., Milam, J., & Sussman, S.(2009). Sitting-meditation interventions among youth: A review of treatment efficacy. *Pediatrics, 124,* e532-e541.

Bresler, D. E.(1979). *Free yourself from pain*. New York, NY: Simon and Shuster.

Brigham, D. D., David, A., & Cameron-Sampey, D.(1994). *Imagery for getting well: Clinical applications of behavioral medicine*. New York, NY: Norton.

Chiesa, A.(2010). Vipassana meditation: Systematic review of current evidence. *Journal of Alternative and Complementary Medicine, 16,* 37-46.

Elwafi, H. M., Witkiewitz, K., Mallik, S., Thornhill, T. A., & Brewer, J. A.(2013). Mindfulness training for smoking cessation: Moderation of the relationship between craving and cigarette use. *Drug and Alcohol Dependence, 130*（1-3), 222-29.

Fried, R.(1993). *The psychology and physiology of breathing*. New York, NY: Plenum.

Gelernter, R., Lavi, G., Yanai, L., Brooks, R., Bar, Y., Bistrizer, Z., & Rachmiel, M.(2016). Effect of auditory guided imagery on glucose levels and on glycemic control in children with type 1 diabetes mellitus. *Journal of Pediatric Endocrinology and Metabolism, 29*(2), 139-144. http://dx.doi.org.tcsedsystem.idm.oclc.org/10.1515/jpem-2015-0150

Goldstein, M. R., Turner, A. D., Dawson, S. C., Segal, Z. V., Shapiro, S. L., Wyatt, J. K., ... Ong, J. C.(2019). Increased high-frequency NREM EEG power associated with mindfulness-based interventions for chronic insomnia: Preliminary findings from spectral analysis. *Journal of Psychosomatic Research*, *120*, 12-19. https://doi.org/10.1016/j.jpsychores.2019.02.012

Gong, H., Ni, C.-X., Liu, Y.-Z., Zhang, Y., Su, W.-J., Lian, Y.-J., ... Jiang, C.-L.(2016). Mindfulness meditation for insomnia: A meta-analysis of randomized controlled trials. *Journal of Psychosomatic Research*, *89*, 1-6. https://doi.org/10.1016/j.jpsychores.2016.07.016

Grant, J. A., Courtemanche, J., Duerden, E. G., Duncan, G. H., & Rainville, P.(2010). Cortical thickness and pain sensitivity in Zen meditators. *Emotion., 10,* 43-53.

Gross, C. R., Kreitzer, M. J., Reilly-Spong, M., Wall, M., Winbush, N. Y., Patterson, R., Mahowald, M., & Cramer-Bornemann, M.(2011). Mindfulness based stress reduction vs. pharmacotherapy for primary chronic insomnia: A pilot randomized controlled clinical trial. *Explore, 7*(2), 76-87.

Hanh, T. N.(1976). *Miracle of mindfulness*. Boston: Beacon.

Jacobs, T. L., Epel, E. S., Lin, J., Blackburn, E. H., Wolkowitz, O. M., Bridwell, D. A., ... Saron, C. D.(2011). Intensive meditation training, immune cell telomerase activity, and psychological mediators. *Psychoneuroimmunology, 36*(5), 664-81.

Jacobson, E.(1934). *You must relax: A practical method of reducing the strains of modern living.* New York, NY: McGraw-Hill.

Jacobson, E.(1938). *Progressive relaxation.* Chicago, IL: University of Chicago Press.

Kabat-Zinn, J.(1994). *Wherever you go, there you are: Mindfulness meditation in everyday life.* New York, NY: Hyperion.

Kaur, C., & Singh, P.(2015). EEG derived neural dynamics during meditation: Progress and challenges. *Advances in Preventive Medicine, 2015*, 614723. https://doi.10.1155/2015/614723

Khazan, I. Z.(2013). *The clinical handbook of biofeedback: A step-by-step guide for training and practice with mindfulness*. Oxford: John Wiley & Sons.

Khazan, I. Z., & Moss, D.(Eds.)(2020). *Mindfulness, acceptance, and compassion in biofeedback practice*. Oakbrook Terrace, IL: Association for Applied Psychophysiology and Biofeedback.

Krippner, S.(2005). Trance and the trickster: Hypnosis as a liminal phenomenon. *International Journal of Clinical and Experimental Hypnosis,* 53(2), 97-118.

Lazar, S. W., Kerr, C. E., Wasserman, R. H., Gray, J. R., Greye, D. N., Treadway, M. T., ... Fischl, B.(2005). Meditation experience is associated with increased cortical thickness. *Neuroreport, 16*(17), 1893-1897. https://doi.10.1097/01.wnr.0000186598.66243.19

Lehrer, P. M., Woolfollk, R. L., & Sime, W. E.(Eds.)(2007). *Principles and practice of stress management*(3rd edition). New York: Guilford.

Levine, G. N., Lange, R. A., Bairey-Merz, C. N., Davidson, R. J., Jamerson, K., Mehta, P. K., Michos, E. D., Norris, K., Ray, I. B., Saban, K. L., Shah, T., Stein, R., Smith, S. C. Jr, American Heart Association Council on Clinical Cardiology;

Council on Cardiovascular and Stroke Nursing; and Council on Hypertension (2017). Meditation and cardiovascular risk reduction: A scientific statement from the American Heart Association. *Journal of the American Heart Association, 6*(10). pii: e002218. https://doi:10.1161/JAHA.117.002218

Linden, W.(1990). *Autogenic training: A clinical guide.* New York, NY: Guilford.

Linden, W.(2007). The autogenic training method of J. H. Schulz. In P. M. Lehrer, R. L. Woolfollk, & W. E. Sime(Eds.)(2007). *Principles and practice of stress management*(3rd ed.)(pp. 151-174). New York, NY: Guilford.

Lutz, A., Slagter, H. A., Dunne, J. D., & Davidson, R. J.(2008). Attention regulation and monitoring in meditation. *Trends in Cognitive Science, 12,* 163-169.

McGuigan, F. J., & Lehrer, P. M.(2007). Progressive relaxation: Origins, principles, and clinical applications. In P. M. Lehrer, R. L. Woolfollk, & W. E. Sime(Eds.)(2007). *Principles and practice of stress management* (3rd ed., pp. 57-87). New York, NY: Guilford.

Meppelink, R., de Bruin, E. I., & Bögels, S. M.(2016). Meditation or medication? Mindfulness training versus medication in the treatment of childhood ADHD: A randomized controlled trial. *BMC Psychiatry*, *16*, 267. https://doi.org/10.1186/s12888-016-0978-3

Moss, D.(2020a). Biofeedback-assisted relaxation training: A clinically effective treatment protocol. *Biofeedback, 48*(2), 32-40. doi.10.5298/1081-5937-48.02.02

Moss, D.(2020b). Physiological monitoring to enhance clinical hypnosis. *International Journal of Clinical and Experimental Hypnosis.* doi.org/10.1080/00207144.2020.1790992

Onieva-Zafra, M. D., García, L. H., & Del Valle, M. G.(2015). Effectiveness of guided imagery relaxation on levels of pain and depression in patients diagnosed with fibromyalgia. *Holistic Nursing Practice, 29*(1), 13-21. https://www.hindawi.com/journals/bmri/2015/687020/

Oyle, I.(1979). *The new American medicine show*. Santa Cruz, CA: Unity Press.

Rockefeller, K.(2007). *Visualize confidence: How to use guided imagery to overcome self-doubt*. Oakland, CA: New Harbinger.

Rossman, M. L.(2000). *Guided imagery for self-healing.* Novato, CA: New World Library.

Schultz, J. H., & Luthe, W.(1969). *Autogenic therapy(vol. 1): Autogenic methods.* New York, NY: Grune and Stratton.

Schutte, N. S., Malouff, J. M., & Keng, S.-L.(2020). Meditation and telomere length:

A meta-analysis. *Psychology & Health*, 1-15. https://doi.org/10.1080/08870446.2019.1707827

Seo, E., & Kim, S.(2019). Effect of autogenic training for stress response: A systematic review and meta-analysis. *Journal of the Korean Academy of Nursing, 49*(4), 361-374. https://doi.org/10.4040/jkan.2019.49.4.361

Sheikh, A. A.(Ed.)(1986). *Anthology of imagery techniques.* Milwaukee, WI: American Imagery Institute.

Shenefelt, P. D.(2013). Anxiety reduction using hypnotic induction and self-guided imagery for relaxation during dermatologic procedures. *International Journal of Clinical and Experimental Hypnosis, 61*(3), 305-318. doi.org.tcsedsystem.idm.oclc.org/10.1080/00207144.2013.784096

Shultz, J. H., & Luthe, W.(1959). *Autogenic training: A psychophysiological approach in psychotherapy.* New York, NY: Grune and Stratton.

Simonton, O. C., Matthews-Simonton, S., & Creighton, J.(1978). *Getting well again.* Los Angeles, CA: Tarcher.

Torrance, R. M.(1997). *The spiritual quest: Transcendence in myth, religion, and science*. Berkeley & Los Angeles, CA: University of California Press.

Travis, F., Grosswald, S., & Stixrud,, W.(2011). ADHD, brain functioning, and Transcendental Meditation practice. *Mind and Brain, The Journal of Psychiatry*, *2*(1), 73-81.

van Dixhoorn, J.(2007). Whole-body breathing: A systems perspective on respiratory retraining. In P. M. Lehrer, R. L.Woolfolk, & W. E. Sime(Eds.), *Principles and practice of stress management*(pp. 291-332). New York: Guilford.

Veena, D., & Alvi, S.(2016). Guided imagery intervention for anxiety reduction. *Indian Journal of Health and Wellbeing, 7*(2), 198. https://tcsedsystem.idm.oclc.org/login?url=https://search-proquest-com.tcsedsystem.idm.oclc.org/docview/1788197191?accountid=34120

Zech, N., Hansen, E., Bernardy, K., & Häuser, W.(2017). Efficacy, acceptability, and safety of guided imagery/hypnosis in fibromyalgia-A systematic review and meta analysis of randomized controlled trials. *European Journal of Pain, 21*(2), 217-227. https://doi-org.tcsedsystem.idm.oclc.org/10.1002/ejp.933

Zeidan, F., & Vago, D. R.(2016). Mindfulness meditation-based pain relief: A mechanistic account. *Annals of the New York Academy of Sciences*, *1373*(1), 114-127. https://doi.org/10.1111/nyas.13153

Zgierska, A. E., Burzinski, C. A., Cox, J., Kloke, J., Stegner, A., Cook, D. B., ...

Bačkonja, M.(2016). Mindfulness meditation and cognitive behavioral therapy intervention reduces pain severity and sensitivity in opioid-treated chronic low back pain: Pilot findings from a randomized controlled trial. *Pain Medicine*, *17*(10), 1865-1881. https://doi.org/10.1093/pm/pnw006

第十章

倫理守則、專業行爲以及執業標準[1]

本章將檢視當前影響生理回饋與神經回饋臨床實務的倫理守則、執業標準以及專業責任，相關概念涉及執業範疇、勝任度、公開聲明、保護個案權利與福祉，以及對多元文化和多樣性的覺察。對於專業倫理行爲的指引，會影響專業人員在專業中的關係、公開聲明、對人類與動物進行研究、遵從臨床執業標準、與未成年個案一同工作，以及處理倫理申訴程序等決定，根據美國生理回饋認證國際聯盟、美國應用心理生理學與生理回饋學會，以及國際神經調節與研究學會所建立和出版的專業倫理守則，本章會探討相關規定、指引與法規，以提供專業行爲和治療決策中該做與不該做的注意事項。

關鍵詞：倫理守則、執業標準、執業範疇、勝任度、多元敏感度

生理回饋與神經回饋訓練的臨床實務守則與訓練標準不僅是爲了要保護一般大眾、每位病人／個案，也是要保護這個專業領域以及治療師（Striefel, 2003, 2004）。生理回饋專業人員以及相關工作人員的倫理守則會同時受到當地的執照法規、各州和國家法規、刑法以及不同專業背景（護理、醫療、心理、社工等），以及由美國應用心理生理學與生理回饋學會在 2016 年公布的《倫理守則》（*Code of Ethics*）、美國生理回饋認證國際聯盟在 2016 年出版的《生理回饋的專業標準與倫理守則》

---

[1] 本章經授權改編自先前出版的書籍：Moss, D., & Shaffer, F. (Eds.). (2019). Physiological Recording Technology and Applications in Biofeedback and Neurofeedback (pp. 320-331). *Association for Applied Psychophysiology and Biofeedback.*

〔*Professional Standards and Ethical Principles of Biofeedback* (9th rev.)〕，以及國際神經調節與研究學會在2020年所出版的《專業標準與倫理守則》（*Professional Standards and Ethical Principles*）所共同規範。以下內容會簡稱「生理回饋」及「生理回饋臨床實務」，來泛指生理回饋、神經回饋以及用來提升自我調節能力的其他輔助方法。

首先，倫理守則具有引導性，是健康照護專業人員對內在整合以及個人、社會和宗教靈性價值觀的指引，藉此讓每位專業人員追求提供更高的專業與負責之服務，並且可以展現眞誠一致的表現，同時符合健康照護與心理健康領域中由執照委員會或相關專業學會所採用的最高標準。專業倫理也應該作爲個人倫理與誠信的延伸，延伸到一個人渴望成爲怎麼樣的人或成爲怎麼樣的專業人員。

再者，倫理守則也具有強制性，嚴重違反標準的結果，通常包括罰鍰、訴訟、財務判決、法院命令償還已收的款項、撤銷執照或專業認證，甚至是入監服刑。

專業人員對於自身專業訓練領域中既定的倫理守則與臨床實務標準越熟悉，越可以保護自己免於被投訴或進一步的訴訟問題，專業人員的責任是要記錄所執行的衡鑑、對個案所提出的治療計畫、個案簽立的知情同意書、逐步執行的治療歷程，進行詳細謹愼的記錄，並且合乎目前的照護標準，就是對專業人員最好的保障。

由於倫理守則並不能夠完全預測實務工作上的每一項突發事件，因此當專業人員面臨到必須抉擇的情境，且對後續業務執行感到不確定時，應諮詢主管機關、專業組織或同儕。不幸的是，常見的倫理申訴往往涉及蓄意違反公認且明定的規範，包含：與個案發生性關係、費用詐欺、不恰當地洩漏個案資料。

一、生理回饋領域的專業責任

生理回饋專業人員應了解其療效和可信度奠基於其職業操守。生理回饋領域面臨到的其中一個最嚴重挑戰是對可信度的質疑，且會根據各個不同專業人員的能力和作爲來評判。因此，生理回饋專業人員皆應具有生理回饋的基本能力，並且持續透過繼續教育課程以自我精進。

若專業人員聲稱提供生理回饋訓練，但介入卻未達標準，此舉會破壞生理回饋專業領域的整體聲譽，也會讓個案誤以爲生理回饋對他們的困擾是沒有幫助的。因此，生理回饋專業人員在執行臨床工作時務必遵守倫理守則，並且對自己的行爲後果負起個人責任。

二、對於病人／個案的責任

（一）對個案進行衛教和取得知情同意

生理回饋專業人員應向個案本人、轉介者和支付費用的第三方衛教關於生理回饋衡鑑與訓練的基本原理、支持訓練效果之實徵研究的證據力，以及訓練的風險、成本和潛在效益。當個案能理解生理回饋介入與主訴問題之間的關聯性時，個案對於介入的動機、投入度、遵從度皆會提升，如此一來介入便更有可能產生效果。向個案進行衛教並取得知情同意，同時也代表著專業人員對於個案選擇治療之自主權的重視。專業人員務必仔細解釋生理回饋訓練的效果，以及此服務和設備的相關成本、效益和限制，過程中對於替他人提供的相關服務和產品背書，以及揭露潛在的利益衝突時應謹慎小心，以避免這些說明被誤用。此外，專業人員也應在一開始說明時，就向個案清楚地說明他的權益，同時以書面形式提供給個案。

當專業人員所要提供的介入尚未受到實證研究結果的可靠支持時，亦即仍具實驗性質，專業人員應該向個案清楚說明，這種狀況下的知情同意相當重要，也是生理回饋領域中常見的倫理申訴類型。有些專業人員可能會向個案提供一個具有展望的生理回饋方案，但這些方案可能是使用較新穎的技術，或是應用於特定領域的療效尚未經過研究證實。透過簽署知情同意書的程序，專業人員可以確保個案在了解此介入是實驗性質的狀況下，仍然同意接受介入。舉例來說，有一些臨床報告顯示心跳變異生理回饋對於創傷性腦傷的病人是有效的（Lagos, Bottiglieri et al., 2016; Lagos, Thompson, & Vaschillo, 2016; Thompson et al., 2016），但是這些介入的療效尚未經過大型臨床試驗所證實，因此不應錯誤地聲稱此實驗性質的介入是被廣泛支持且具有實證的，以避免對專業人員自身帶來可能的麻煩。

一般而言，個案在經過與專業人員清楚正確地討論現有證據，通常會同意嘗試未經實證證實的新穎療法，特別是過去的主流療法並無法有效幫助到個案的時候。

專業人員應了解生理回饋介入對於個案生活層面的影響、辨識與避免潛在的利益衝突，以積極地保障個案的福祉，也可以眞誠地與個案討論其進步，或是在個案停滯不前時暫停或修正訓練方向；此外，當個案的需求超過專業人員的專業能力範圍，務必將個案轉介給其他能夠勝任的專業人員，而不是直接放棄協助個案。

（二）生理回饋專業人員擔任「教育工作者」的角色

許多生理回饋專業人員會向個案與社區提供衛教，或是以教師身分在課堂中進行教學，身爲教育工作者不只是透過研究的過程提升知識，也應鼓勵學生重視知識、根據跨專業領域的觀點進行批判性和反思性的思考、鑑別不同視角的優點與限制、對於關切的問題能夠客觀地探究。教育工作者需要認知到自己對學生具有潛在的影響力，而應致力於提供正確、完整且客觀的資訊，並鼓勵學生們自由地討論，面對科學領域上的爭議，也要幫助學生對於不同的觀點能夠透徹的了解，以及進行獨立思考和評估相對應的科學證據。

三、執業範疇

生理回饋專業人員的執業範疇由各州與各省訂定的執照法律以及相關專業組織訂定的倫理守則所定義，再依此明定出專業人員可以提供的衡鑑與治療形式。生理回饋通常屬於心理師、社工師、物理治療師、職能治療師、諮商輔導人員、護理師、醫師的業務。

對於心理障礙症進行評估與治療隸屬於心理師的業務範疇內，或是心理師僅能針對其他醫學相關診斷提供行爲治療，但不能對其他醫學相關的疾病進行診斷。多數領有專業執照的健康照護人員都可以在其執業範疇內爲患有醫學或心理相關障礙症的個案提供治療，包含生理回饋。

健康指導顧問和運動教練可能在工作中使用到生理回饋，但通常這些人員並不具備對醫學疾病和心理障礙症進行治療的資格，不應有相關的廣告宣傳。舉例來說，教練雖然可以提供放鬆訓練、壓力管理或巔峰表現訓練，即便個案具有特定的疾病診斷，也不能夠聲稱可以透過訓練治療廣泛性焦慮症或憂鬱症。

各州對於執業範疇的定義與限制可能有很大的差異，像是某些州規定心理師不能提供任何與飲食改變或使用營養補充品有關的建議。因此，生理回饋專業人員應熟讀執業地點的執照相關法規，若有問題也應向相關單位諮詢，某些州規定具有心理健康以及營養專業執照的治療師可以在單次療程中同時結合諮商、生理回饋訓練和營養衛教，但其他州則限制治療師在提供營養相關的服務時，不能同時提供生理回饋訓練或諮商，而需要各別在單次療程中執行。

四、勝任度

執業範疇的規定會決定「誰」可以使用生理回饋訓練，而勝任度則是決定可以提供訓練的人是否具備充分的「能力」，即在使用特定的生理回饋訓練介入和方案時，是否經過適當的訓練，以及與特定族群一起工作時是否具有足夠的臨床經驗和訓練背景（Shaffer & Schwartz, 2016）。一位具備有專業能力的生理回饋專業人員，在閱讀研究時具有獨立思考，會隨時更新最新的研究發現，並且能夠辨識出研究結果所能提供的指引和限制，並透過獨立思考評估如何應用研究結果及其效果，進一步致力於發展出最佳的生理回饋臨床介入方案，藉此，專業人員會使用具有實證基礎的訓練方案、掌握當前最新的療效相關知識。

生理回饋專業人員在評估生理回饋介入的效果上，有許多資源可以參考，像是 AAPB 與 ISNR 在 2000 年至 2001 年共同建立出評估生理回饋介入和神經回饋介入之臨床療效標準（LaVaque et al., 2002; Moss & Gunkelman, 2002），AAPB 至今仍持續根據 2002 年所發布之標準評定生理與神經回饋應用於各個領域的療效等級，並且定期在學會的出版品中回顧生理回饋與神經回饋在不同醫學疾病及情緒障礙症的應用（Tan et al.,

2016; Yucha & Gilbert, 2004; Yucha & Montgomery, 2008）。在 2016 年的發表中，包含生理回饋應用在四十種特定疾患的療效等級。

一位負責的生理回饋專業人員，應知悉自己的能力限制，在能力範圍內提供個案服務，並且當個案需求超過專業人員的能力範圍時，應尋求額外的訓練和督導。

生理回饋專業人員在提供生理回饋臨床服務或進行生理回饋訓練之前，應先具備基本入門能力，包含接受生理回饋相關培訓、閱讀文獻、參與研討會議、執行生理回饋實作同時接受督導。BCIA 已制定出基本入門能力的相關標準，根據其公布的「知識藍圖」（Blueprints of Knowledge）聲明，清楚定義一般生理回饋、神經回饋、骨盆底肌肉生理回饋，以及心跳變異生理回饋等領域所需要的基本入門知能（BCIA, 2011, 2015a, 2015b, & 2015c），取得單一或多個領域的 BCIA 認證，可作爲專業人員在此領域已具備基本入門能力的客觀證據。

生理回饋專業人員亦有責任持續參與繼續教育課程，以維持和提升專業能力，無論是以工作坊、訓練、研討會議、課程、閱讀、自學或是接受專業督導與討論等形式（Striefel, 2004, p. 29）。

當專業人員面對未曾接觸過的主訴問題或面臨介入方案的抉擇困難時，應向同事、BCIA 或相關專業組織尋求督導建議與同儕討論，尤其當涉及關乎病人照顧的倫理議題，或當專業人員對自己的判斷存有疑慮時，尋求督導與同儕諮詢更有其重要性；此外，專業人員須應將督導與諮詢紀錄註記在個案的病歷紀錄中，以證明在過程中已致力於解決任何可能的倫理議題，若有一天必須面對個案提出的申訴或官司時，專業人員可以提出紙本紀錄來替自身作爲進行辯護。

五、專業認證以及市場行銷的透明度

一位負責任的生理回饋專業人員會遵循其專業與主管機關所頒布的法條與倫理標準，且必須具有政府核准的執照或證書，才具有資格獨立將生理回饋應用於治療有醫學疾病或情緒障礙症診斷的患者；未取得執照或證書者則須在適當的督導下，才能對上述診斷的患者進行生理回饋介入。

生理回饋專業人員也應該清楚知道任何公開的聲明，包含對大眾進行宣導到撰寫在機構網站上的服務說明，皆要足夠精確、全面且謹慎，以利消費者在充分知情的狀況下做出選擇；應確認有關生理回饋的陳述是經過科學驗證的，同時也須說明研究成果之限制、不確定性或證據力的內容；應提供正確的執照或證書、附屬機構以及職稱等資訊。

當通訊方式會呈現出與特定專業相關的資訊時，例如：名片、工商名錄、信件抬頭、行銷手冊、網站，務必確保資料的正確性且需符合其專業背景的相關規定，舉凡學位、訓練、專長領域、經驗，以及目前執照或證書、認證的狀態。針對臨床實務進行的廣告宣傳，應只需要包含與治療或臨床工作相關的學歷，舉例來說，不應在生理回饋與神經回饋治療的名片或廣告中提及法國文學或數學博士學位，利用其他領域的博士學位作爲行銷手法，可能會讓消費者誤以爲治療師具有此健康照護專業領域的博士學位。

具有倫理素養的生理回饋專業人員並不會因爲僅加入像是 AAPB 或 ISNR 的學會會員，就代表自己具有相關專業的能力，因此要避免透過在廣告中強調自己是某專業組織的會員，而誤導消費者認爲專業人員經過相關訓練且具備此專業能力。

除此之外，生理回饋與神經回饋的認證並不等同於可以獨立執業或者治療特定疾病診斷的執照，BCIA 的認證是訓練已具有特定專業執照或認證的專業人員，在他們的工作中具備能力可使用生理回饋與神經回饋技術，以及讓健康指導顧問可以在進行壓力管理或健康促進訓練時加入生理回饋的技術，但並非授予其治療臨床疾病的權限。

六、臨床實務中的一般倫理守則

生理回饋專業人員有責任根據最高執業標準提供具有成本效益的服務，且只針對有執行的服務進行收費。當費用是由第三方支付時，專業人員也應謹慎遵循付費方的法條和規定，包含謹慎地申報費用代碼、將仍在受訓人員所執行的業務區分開來、正確提供員工的資格證明。有一些保險公司明確禁止不給付生理回饋訓練，或僅限定於給付特定的疾患，若是因此將生理回饋虛報爲心理治療或是故意捏造診斷以取得給付，屬於詐欺行爲，可能會導致罰緩、強制退款、失去醫療或其他保險公司的給付資格，甚至刑事訴訟等問題。

若保險公司要求生理回饋專業人員使用心理治療的醫療診治碼時，則建議專業人員將相關的對話紀錄、對話時間和保險公司人員的姓名留存於病歷紀錄中。

生理回饋專業人員要積極辨識並避免利益衝突，應當了解即便只是潛在的利益衝突，都可能對名聲造成的傷害，甚至可比擬眞實存在的利益衝突，例如：工作坊的講者應避免推銷自己的產品。若面臨無法避免的利益衝突的情況，專業人員需要揭露之，像是在委員會任職特定角色的生理回饋專業人員應坦承所有的利益衝突，並迴避參與有關金錢利益的決策。

七、地方標準與社會規範

生理回饋專業人員依循的法律與社會規範、專業標準以及倫理守則，很可能會隨著國家或省分不同而有所差異，BCIA 的倫理守則可能也會爲了符合當地標準而進行特殊調整。許多地方也致力於推行將西方的健康照護融入傳統社區中，以提升當地民眾的接受度（Duran, 1990; McCabe, 2007），聯合國大會在 2007 年頒布「聯合國原住民族權利宣言」（United Nations Declaration on the Rights of Indigenous Peoples, UNDRIP）（United Nations, 2007），認可原住民有權利維持其傳統醫療與健康照護模式。但近期越來越多研究指出，在傳統社區中提供西方醫療保健服務時，要同時維護當地傳統的健康照護模式通常有一定的難度（Carrie et al., 2015; Marsh et al., 2015; World Health Organization, 2013）。

爲了將西方醫療融入當地文化，治療師可能會居住在當地的村莊、參與社區的傳統宗教儀式、於日常情境中與患者及其家庭成員互動，因爲若是治療師缺席當地的典禮或儀式，則有可能會難以被家庭或社區大眾所接受。在這樣的狀況與文化下，西方概念中的維持保密原則和避免雙重關係就必須有所調整。

八、多元文化意識與對多樣性的敏感度

AAPB 與 BCIA 皆支持美國心理學會（American Psychological Association, APA）出版的《給心理學家的多元文化教育、訓練、實務與組織改變指引》（*Guidelines on Multicultural Education, Training, Practice, and Organizational Change for Psychologists*）（APA, 2003），近期也在 APA 的另一項發表中更新為《多元文化指引：一個對於脈絡、身分與多元交織性的生態取向，2017》（*Multicultural Guidelines: An Ecological Approach to Context, Identity, and Intersectionality, 2017*）（APA, 2017a）。AAPB 的委員會也特地為生理回饋領域中的專業人員、教育工作者和研究人員出版有關 APA 指引的摘要（AAPB Board of Directors, 2017）；此外，BCIA 也將「多元文化主義與多樣性」整合至「BCIA 生理回饋的專業標準與倫理守則中」（BCIA, 2016）。

這些多元文化的相關指引旨在提醒生理回饋專業人員，每個專業人員皆是帶有自身文化背景的個體，專業人員所持有的態度與信念，可能影響不同種族和文化的個案之看法和互動，因此建議專業人員透過繼續教育來提升自身對於文化多樣性的敏感度，並且提升對於不同種族與文化人士的認識（Pedersen et al., 2008）。

生理回饋專業人員有義務尊重每個個體的尊嚴和權利，永遠不能因為個案的性別、性傾向、性別認同、種族、宗教、殘疾或國籍而有歧視或拒絕提供服務。作為專業人員不僅要避免歧視，更重要的是，要認識到在這個富含多元文化的世界中，應追求更高境界的跨文化能力和敏感度。

擔任教育工作或研究角色的生理回饋專業人員，有責任在教學中涵蓋多元文化與多樣性的內容，並且透過支持相關教育與研究，以迎向理解人類差異之挑戰。

九、保密原則

專業人員會致力於保護個案、學生、研究參與者的個人資訊及隱私，但並沒有一個絕對不變的保密準則，因此，專業人員務必在與個案初次會

談、填寫知情同意書時，就解釋保護資料隱私的程序以及保密原則的法律限制。一般資訊僅能在取得當事人或其代理人的書面同意下公開，但有些保密原則的例外情境，包括：收費、法律上規定涉及虐待或忽略須通報，以及保護個案或他人免於傷害。專業人員必須在法律規範的時間內，採用安全程序保存或銷毀個案的相關紀錄。

美國規定所有的初診評估都必須請個案確實簽署相關文件，以確定其了解《健康保險流通與責任法案》（Health Insurance Portability and Accountability Act, HIPAA）所保障之病人權利。HIPAA 是 1996 年通過的聯邦法案，是一項包含許多目標的綜合法案，與保密原則最密切的部分是 HIPAA 法案制定整合能保護病人健康資訊的國家標準、新增病人資料安全維護的新標準，以及提供醫療健康照護機構之間交換電子資料的相關指引〔公民權利辦公室（Office for Civil Rights, OCR），2015〕。

專業人員在維護個案的電子資料時務必特別小心，須將資料加密或儲存在可攜式裝置中、在未使用時上鎖，或是使用相對複雜的密碼、生物辨識系統鎖定電腦，防止未經授權者使用，以及避免他人借用電腦時有機會查看到應保密的個案資料（Striefel, 2004, p. 58）。

當以電子傳送的方式傳遞個案資訊時，須將檔案加密或使用案號來取代姓名或身分證字號，以維護資料機密、減少身分洩漏或被盜用的風險。因此，專業人員在使用傳真、寄送紙本信件或電子郵件時，務必在封面處提醒收件人維護此資料的機密，並且必要時應銷毀、歸還或是有錯誤時要告知寄件人，此外，專業人員在寄送資料時，應請收件人確認是否正確接收到個案資料，以及在電子信箱或傳真接收到訊息時設定自動回覆（Striefel, 2004, pp. 71-72）。

十、雙重關係、性接觸以及肢體觸碰

（一）雙重關係或多重關係

生理回饋專業人員理應知道與個案產生雙重關係可能會影響到治療關係，無論是對個案或專業人員自身皆可能產生被剝削的風險，因此應避免跟個案有雙重關係，且永遠不應剝削利用個案、學生、受督導者、員工、研究參與者或支付費用的第三方，舉例來說，專業人員不應治療其配偶，而主管不應治療其員工。當專業人員對自己是否客觀存有疑慮時，務必尋求專業同儕的建議。

（二）與當前或已結案的個案涉入性議題

雙重關係中，涉及性議題是最具有破壞力的，與當前的個案、受訓人員、受督導人員或研究參與者發展出與性有關的親密關係是被嚴格禁止的；但是否能夠與已結案的個案在治療關係終止後發展出性關係，則需要遵循法規和專業組織的相關規定，以美國心理學會爲例，專業人員絕不應與結案未超過兩年的當事人產生任何性方面的關係（APA, 2017b）。

即便專業倫理守則將時間限定於兩年，但若專業人員於治療關係結束後兩年與個案發展出性關係，則會剝奪個案未來再次與已建立起信任關係的治療者進行治療的權益。且在原具有治療關係的權力不對等之狀況，使得已結案的個案也無法完全自主地決定是否要跟治療者發展出性關係。

專業人員可以參考美國心理學會禁止與已結案兩年內的個案發展親密或性關係的建議，以及在兩年之後仍持續負起「在所有的相關因素中皆不存在剝削利用的責任」（Behnke, 2004, p. 76）。

（三）放置生理回饋感應器

生理回饋專業人員在放置生理回饋感應器到個案身上時，可能會因爲侵犯到個案的個人空間或肢體上的觸碰，而有被個案誤解的風險，因此需要採取相對應的預防措施，像是預先向個案解釋感應器的功能、說明將會放置的位置、獲得個案同意後，再放置到個案身上。若感測器放置的位置在個案可觸及的範圍內，專業人員也可以請個案自行將感測器放置到自己身上，以減少身體接觸，同時此舉也將個案視爲可信任的合作夥伴，進而強化治療同盟。

專業人員應謹記在一般大眾中有相當高比例的人（尤其是女性），曾經有被騷擾、性侵或以任何方式侵犯的經驗，且傷害往往是來自熟悉、信任的對象。一項跨國研究顯示，18.5% 的女性在一生中曾經歷過被性侵或性侵未遂（Smith & Breiding, 2011）；此外，曾遭受性侵的女性有較高比例患有慢性疾病，以及有較高風險出現抽菸、過度飲酒、高膽固醇和血壓等行爲及症狀（Santaularia et al., 2014; Smith & Breiding, 2011）。根據上述研究結果，生理回饋專業人員有很大的機率會接觸到曾遭受性暴力的女性。

生理回饋專業人員在所有程序上皆需要小心慎重，即便只是看似無關緊要的觸碰，因此，向個案告知並解釋流程、徵求同意後再放置感應器是較佳的做法。大多時候個案都能夠自行放置感應器，例如：呼吸綁帶，藉此以降低個案感知到被侵犯的可能。

通常一般生理回饋並不會碰觸到個案身體的隱私部位，例如：胸部或生殖器官，除非是依據個案主訴問題需進行必要的醫療檢查或介入，則應由具特定執照的醫療人員執行。

（四）侵入程度較高的治療程序

部分臨床專業領域會使用到個人化且侵入性的感應器，生理回饋專業人員有責任保護個案的隱私和尊嚴。舉例來說，進行骨盆底肌肉生理回饋訓練通常需要將感應器放置於個案的陰道或肛門，因此有必要製作介紹感測器用途的相關衛教資料並提供給個案，也可以發展出一些官方正式、固定的程序，以顯示骨盆底肌肉訓練的專業性。許多進行骨盆底肌肉生理回饋訓練的專業人員會教導個案自己放置感應器，且通常在初次會談會安排一位同性別的護理師或技術人員，以向個案確保治療的專業性。

十一、與未成年個案合作

專業人員要尊重兒童或青少年的權益，在和兒童和青少年工作時，不能只把兒童當成「年紀較小的大人」，而是要建立一個「兒童世界」和「青少年世界」的治療親近性（Moss, 2014），通常會需要針對每個孩子的發展狀態設計個別化的介入方案，兩位同齡的孩子中，有可能其中一位喜歡動畫的回饋方式，但另一位則較喜歡數據導向的線圖和統計數據。雖然家長或監護人會爲未成年個案簽署知情同意書，但專業人員在與兒童或青少年個案進行生理回饋訓練或執行研究前，取得孩子的理解和願意合作的「同意」聲明是相當重要的步驟。

十二、與同事的專業關係

基於尊重不同專業的能力，生理回饋專業人員可能會與不同專業背景的人員建立合作關係，在治療個案、執行研究以及向一般民眾、立法者和支付費用的第三方進行衛教時，跨領域的專業合作可以提供並結合不同的專業知識與資源。

如果生理回饋的目的是要治療特定醫學相關疾病，則只適用於個案的身體狀況已經由醫學相關專業人員確認評估和／或同時正在接受醫師的照護。當生理回饋專業人員認為個案疑似有尚未被診斷出的醫學狀況，專業人員有責任將個案轉介給基礎醫療人員進行評估，若專業人員在沒有醫療評估的前提下，就相信個案的胸痛狀況是「嚴重壓力」所導致，而答應對其胸痛進行「疼痛管理」，將會置個案的生命於風險中，並可能導致嚴重的後果。作者 Donald Moss 曾經見過一位自行前來的個案，其主訴為僅在壓力下會出現胸痛與胸悶的症狀，當時 Moss 堅持要個案先接受基礎醫療的評估後再前來治療，後來個案被診斷出有四條冠狀動脈嚴重堵塞，可能隨時有心肌梗塞的致命風險而直接住院治療。

生理回饋專業人員應致力於與個案的醫師合作，包含向醫師說明治療策略與目標、提供有生理數據佐證的治療進展報告、提供醫師在藥物治療上可以如何搭配生理回饋或輔助療法的相關建議，例如：放鬆訓練可能會降低糖尿病患者對胰島素的需求，若醫師不降低胰島素的劑量，將可能導致患者出現低血糖或甚至昏迷。建立合作模式不僅可以促進重要資訊的共享，醫師也會鼓勵個案繼續進行生理回饋，並於未來持續轉介個案。

生理回饋專業人員須尊重個案和醫師的醫病關係，避免介入藥物治療。若在治療中個案因為症狀改善而表達想要調整或減少藥物，專業人員可以依據個案的情況，鼓勵其減少對藥物的依賴，並也有責任請個案與醫師討論藥物的劑量調整，生理回饋專業人員有責任去尋求正確資訊，並提供個案醫療照護與藥物治療相關的衛教，切記不能貿然鼓勵病人停止服用治療重大疾患的藥物，而將個案與自身置於重大的風險中。

與其他同儕維持良好關係時，生理回饋專業人員也應秉持客觀、具同理心的判斷，尊重不同觀點的態度，與其他專業人員合作能增進知能，以及追求無法靠單打獨鬥達到的目標。

十三、人類研究和動物研究

專業人員執行研究的目的，是為了提升對人類行為的了解、改善人類的生活並且推動科學進步，執行研究的過程應以人類與動物的福祉為最重要的考量並努力維護，像是遵循相關的法律規範以及專業準則、考慮替代的研究方法，以盡可能避免造成參與者的不適和受騙、降低使用動物樣本的數量〔美國人類研究保護辦公室（Office for Human Research Protections, OHRP），2009；Committee for the Update of the Guide for the Care and Use of Laboratory Animals, 2011〕；此外，也應充分地與制定人類研究相關規範的研究與倫理審查委員會（Institutional Review Boards, IRB）以及制訂動物研究相關規範的動物試驗保護與使用委員會（Institutional Animal Care and Use Committees, IACUC）合作。

專業人員務必在研究報告中符合常規科學準則，清楚完整地描述研究設計和統計分析方式、精確地摘要研究結果，並詳述臨床執行的程序且避免誇大不實的資訊，明確地告知研究限制，從數據中得出結論時，必須謹慎小心。為了使研究結果的顯著性能夠更好的被理解和運用，應配合不斷進步與變化的研究標準，以及透過估計臨床效果量與信賴區間來補充其概率檢定。

每一位研究者皆有責任確保研究的執行同時遵從法律規範以及專業倫理標準，且所有的合作人員、助理、學生、員工也應該要以符合倫理的方式對待參與者，也就是說，研究團隊中的所有成員都要對自身的倫理守則負起責任。

研究者需要保障參與者在研究中提供的個人資訊，確保資料的匿名與保密性，可以透過將參與者編號以進行匿名，以加密或上鎖的方式儲存資料、僅使用向參與者承諾過會使用的資料、報告彙整過的結果等方法來保障參與者的隱私，並且在獲取參與者知情同意時，就清楚解釋將會採取的防範措施。

研究者務必向參與者說明所有跟研究有關，且可能會影響後續參與意願的議題，包含解釋參與研究的潛在風險與益處、在簽署知情同意時鼓勵參與者盡量發問。當研究的風險越高、研究者保護參與者的責任也越大，若參與者因研究而受傷，研究者也有責任提供有效的照護，以確保參與者無虞，但一位具有倫理素養的研究者絕不會執行一個可能會對參與者造成嚴重且長期傷害的研究流程。

研究者尊重個體拒絕參與研究或在任何時間退出研究的權利，絕不會強迫或利誘，由於研究人員的引導可能會影響參與者的研究結果，因此特別需要留意並確保參與者的意願。此外，當研究對象為少數族群時，研究者更應盡可能確認其是否了解研究目的並同意參與研究。

當研究程序涉及因研究需求而需要暫時欺瞞時，研究人員需要在參與者完成研究後，或在所有研究資料皆蒐集完畢後，善盡向參與者進行事後解釋與釋疑（Debriefing）的責任，若事後解釋與釋疑因不可抗拒因素須延後，研究者則需加倍留意，確保沒有造成參與者受傷的狀況。

十四、針對違規事件進行裁決與處置的標準

當取得 BCIA 認證的專業人員違反倫理守則時，BCIA 主要是扮演教育者的角色，僅有少數狀況下會對專業人員進行裁決與處置，且同時由執照授予機關、司法系統、該人員所參與的專業組織以及該人員的執業同事共同分擔處置責任。若同事注意到有相對較輕微的倫理疏失，有責任向違規的專業人員進行確認與勸告、解釋為何違反倫理守則，並提供最佳的做法，像是針對可能誤導或誤用研究結果以證明療效的廣告或行銷內容與同事間進行討論。

如果對於潛在的問題嘗試溝通和勸導無效，下一步才提報給執照授予機關或專業組織；若牽涉情節更嚴重的違規行為，像是剝削利用個案或是存在任何可能會嚴重傷害個案的行為時，則應該立即提報相關司法單位或專業組織。

當執照授予機關或法院證實存在違反倫理的行爲時，BCIA 會停權或撤銷專業人員的認證，若專業人員被吊銷執照，則必須重新取得專業證照後才能再重新認證。

BCIA 的管轄範圍是有限的，對於未經認證者以及並非正在申請認證者並無管轄權力，此外，BCIA 不處理「客訴」問題，僅鼓勵所有取得認證者盡可能追求眞誠一致與卓越，BCIA 也不會亦無權處理個案服務過程中的輕微疏失。

當 BCIA 接獲對認證人員的倫理申訴時，BCIA 的理事會對此倫理申訴進行註記，由 BCIA 的倫理委員會主席寫一封有關 BCIA 在倫理事件的教育角色給提出申訴者，並且協助申訴者直接和被申訴者討論此倫理申訴議題。若評估有必要尋求具有裁決權的州立和／或國家主管機關協助，BCIA 的理事也會提供申訴者相關的建議。

若是倫理申訴涉及認證狀態的使用或誤用，BCIA 的倫理委員會主席將會與誤用的認證人員直接溝通，此類申訴可能發生的狀況，像是不具執照資格的認證人員在執行生理回饋時，缺乏一位具執照資格的督導，此時不具執照資格的認證人員可能會被要求安排一位固定的督導，且要向 BCIA 註冊此督導，或者是停止對有臨床診斷的患者提供服務。

十五、總結

專業倫理守則與執業標準同時保障個案、受訓人員、受督導人員、研究參與者、一般民眾，以及專業人員自身的福祉，有助於教育者、研究者與實務工作者預防和辨識潛在的倫理困境，並且協助專業人員做出維持符合專業且眞誠一致的選擇。本章也摘要一些在生理回饋與神經回饋領域中，常見的倫理守則與執業標準，包含應做與不應做的部分。專業人員應留意在健康照護領域中，遵守倫理守則與個人與治療關係層面的關聯，若未能維持適當的同理心和保持治療關係連結，則會使個案更有機會感知到倫理疏失，甚至衍生活出相關的倫理申訴。

參考文獻

American Psychological Association (2003). Guidelines on multicultural education, training, research, practice, and organizational change for psychologists. American Psychologist, 58, 377-402.

American Psychological Association (2017a). Multicultural guidelines: An ecological approach to context, identity, and intersectionality. Available at http://www.apa.org/about/policy/multicultural-guidelines.pdf

American Psychological Association (2017b). Ethical principles of psychologists and code of conduct, including 2010 and 2016 amendments. http://www.apa.org/ethics/code/

Association for Applied Psychophysiology and Biofeedback (2016). Association for Applied Psychophysiology and Biofeedback code of ethics. https://www.aapb.org/i4a/pages/index.cfm?pageid=3884

Association for Applied Psychophysiology and Biofeedback Board of Directors (2017). AAPB endorses the APA's authoritative diversity/inclusiveness guidance framework. Biofeedback, 45(3), 49. https://doi.org/10.5298/1081-5937-45.3.01

Behnke, S. (2004). Sexual involvement with former clients: A delicate balance of core values. Monitor on Psychology, 35(11), 76.

Biofeedback Certification International Alliance (BCIA) (2011). Blueprint of knowledge statements for pelvic muscle dysfunction biofeedback certification. http://bcia.org/files/public/PMDBBlueprint.pdf

Biofeedback Certification International Alliance (BCIA) (2015a). Blueprint of knowledge statements for a BCIA certificate in heart rate variability biofeedback. http://bcia.org/files/public/HRVBlueprintFinal2015.pdf

Biofeedback Certification International Alliance (BCIA) (2015b). Blueprint of knowledge statements for board certification in biofeedback. http://bcia.org/files/public/Biofeedback/2015BiofeedbackBlueprint.pdf

Biofeedback Certification International Alliance (BCIA) (2015c). Blueprint of knowledge statements for board certification in neurofeedback. http://www.bcia.org/files/public/EEG/2015NeurofeedbackBlueprint.pdf

Biofeedback Certification International Alliance (BCIA) (2016). Professional standards and ethical principles of biofeedback. https://www.bcia.org/bcia-professional-standards-ethical-principles

Carrie, H., Mackey, T. K., & Laird, S. N. (2015). Integrating traditional indigenous medicine and western biomedicine into health systems: a review of Nicaraguan health policies and Miskitu health services. International Journal for Equity in Health, 14, 129. https://doi.org/10.1186/s12939-015-0260-1

Committee for the Update of the Guide for the Care and Use of Laboratory Animals (2011). Guide for the care and use of laboratory animals (8th ed.). National Research Council of the National Academies. The National Academies Press.

Duran, E. F. (1990). Transforming the soul wound: A theoretical and clinical approach to Native American psychology. Folklore Institute.

The International Society for Neurofeedback and Research (2020). Professional standards and ethical principles. https://isnr.org/interested-professionals/isnr-code-of-ethics

Lagos, L., Bottiglieri, T., Vaschillo, B., & Vaschillo, E. (2016). Heart rate variability biofeedback for postconcussion syndrome: Foundations. In D. Moss & F. Shaffer (Eds.), Foundations of heart rate variability biofeedback (pp. 82-84). Association for Applied Psychophysiology and Biofeedback.

Lagos, L., Thompson, J., & Vaschillo, E. (2016). Heart rate variability biofeedback for postconcussion syndrome. In D. Moss & F. Shaffer (Eds.), Foundations of heart rate variability biofeedback (pp. 85-91). Association for Applied Psychophysiology and Biofeedback.

LaVaque, T. J., Hammond, D. C., Trudeau, D., Monastra, V., Perry, J., Lehrer, P., Matheson, D., & Sherman, R. (2002). Template for developing guidelines for the evaluation of the clinical efficacy of psychophysiological evaluations. Applied Psychophysiology and Biofeedback, 27(4), 273-281.

Marsh, T. N., Coholic, D., Cote-Meek, S., & Najavits, L. M. (2015). Blending aboriginal and Western healing methods to treat intergenerational trauma with substance use disorder in aboriginal peoples who live in Northeastern Ontario, Canada. Harm Reduction Journal, 12, 14. https://doi.org/10.1186/s12954-015-0046-1

McCabe, G. (2007). The healing path: A culture and community-derived indigenous therapy model. Psychotherapy: Theory, research, practice, training, 44(2), 148-160.

Moss, D. (2014). The use of biofeedback and neurofeedback in pediatric care. In R. Anbar (Ed.), Functional disorders in pediatrics: A clinical guide (pp. 285-303). Springer.

Moss, D., & Gunkelman, J. (2002). Task force report on methodology and empirically supported treatments: Introduction. Applied Psychophysiology and Biofeedback, 27(4), 261-262.

Office for Civil Rights (OCR). (2015, September 10). HIPAA for professionals. HHS.Gov. https://www.hhs.gov/hipaa/for-professionals/index.html

Office for Human Research Protections (OHRP). (2009, June 23). Federal Policy for the Protection of Human Subjects ('Common Rule'). HHS.Gov. https://www.hhs.gov/ohrp/regulations-and-policy/regulations/common-rule/index.html

Pedersen, P. B., Draguns, J. G., Lonner, W. J., & Trimble, J. E. (Eds.). Counseling across cultures (6th edition). Sage.

Santaularia, J., Johnson, M., Hart, L., Haskett, L., Welsh, E., & Faseru, B. (2014). Relationships between sexual violence and chronic disease: A cross-sectional study. BMC Public Health, 14, 1286. Available at http://www.biomedcentral.com/1471-2458-14-1286

Shaffer, F., & Schwartz, M. S. (2016). Entering the field and assuring competence. In M. S. Schwartz, & F. Andrasik (Eds.). Biofeedback: A practitioner's guide (4th ed., pp. 24-32). The Guilford Press.

Smith, S. J., & Breiding, M. J. (2011). Chronic disease and health behaviours linked to experiences of non-consensual sex among women and men. Public Health, 125(9), 653-659. doi.org/10.1016/j.puhe.2011.06.006

Striefel, S. (2003). Professional ethics and practice standards in mind-body medicine. In D. Moss, A. McGrady, T. Davies, and I. Wickramasekera (Eds.), Handbook of mind-body medicine for primary care. Sage Publications, Inc.

Striefel, S. (2004). Practice guidelines and standards for providers of biofeedback and applied psychophysiological services. Association for Applied Psychophysiology and Biofeedback.

Tan, G., Shaffer, F., Lyle, R., & Teo, I. (Eds.). (2016). Evidence-based treatment in biofeedback and neurofeedback (3rd ed.). Association for Applied Psychophysiology and Biofeedback.

Thompson, M., Thompson, L., & Reid-Chung, A. (2016). Treating postconcussion syndrome with LORETA Z-score neurofeedback and heart rate variability biofeedback: Neuroanatomical/neurophysiological rationale, methods, and case examples. In D. Moss & F. Shaffer (Eds.), Foundations of heart rate variability biofeedback, pp. 92-101. Association for Applied Psychophysiology and Biofeedback.

United Nations (2007). United Nations Declaration on the Rights of Indigenous Peoples. Available at http://www.un.org/esa/socdev/unpfii/documents/DRIPS_en.pdf World Health Organization (2013). WHO traditional medicine strategy: 2014-2023. World Health Organization. http://www.who.int/medicines/publications/traditional/trm_strategy14_23/en/

Yucha, C., & Gilbert, C. (2004). *Evidence-based practice in biofeedback and neurofeedback* (1st ed.). Association for Applied Psychophysiology and Biofeedback.

Yucha, C., & Montgomery, D. (2008). *Evidence-based practice in biofeedback and neurofeedback* (2nd ed.). Association for Applied Psychophysiology and Biofeedback.

第十一章

認證與生理回饋認證國際聯盟

生理回饋認證國際聯盟（以下簡稱 BCIA）成立於 1981 年，是生理回饋與神經回饋領域最獲得公認的認證機構[1]。BCIA 提供生理回饋、心跳變異生理回饋、神經回饋以及骨盆肌肉功能障礙生理回饋之認證，亦替僅取得課程時數的學員提供心跳變異生理回饋結業證書。本章將探討 BCIA 的工作任務、認證的價值、BCIA 認證計畫與資格要求以及國際認證。

關鍵詞：認證、生理回饋、心跳變異生理回饋、神經回饋、骨盆肌肉功能障礙生理回饋

生理回饋認證國際聯盟是一個成立於 1981 年的非營利組織，獲得應用心理生理學與生理回饋學會（Association for Applied Psychophysiology and Biofeedback）以及國際神經調節與研究學會（International Society for Neuroregulation and Research）的認可。BCIA 針對一般生理回饋、心跳變異生理回饋、神經回饋和骨盆肌肉功能障礙生理回饋（Pelvic Muscle Dysfunction Biofeedback, PMDB）提供符合教育和培訓標準的專業人員進行認證，也爲在指定年限內達到繼續教育要求的認證者提供認證更新。爲了推動此任務，BCIA 制定嚴格的倫理標準、設計各個認證領域的知識藍圖（Blueprint of Knowledge）、安排核心閱讀清單以及對應的三個認證計畫的考試（Neblett et al., 2008）。BCIA 要求認證者完成基礎教育與培訓，並同意遵守倫理準則，從而維護身爲國際組織與生理回饋領域的專業，在

---

[1] BCIA 原名爲美國生理回饋認證機構（Biofeedback Certification Institute of America），後來在越來越多的國際認證機構申請認證下，更名爲生理回饋認證國際聯盟（Biofeedback Certification International Alliance）。

更新認證的部分，則鼓勵認證者定期增加與更新特定領域的知識。

BCIA 由專業的工作人員管理並受到獨立的董事會所監督，董事會則是由生理回饋領域中的資深臨床醫生、教育工作者與研究學者所組成。

一、認證的意義

BCIA 是一個規範生理回饋與神經回饋實務的非營利組織，不受到政府公權力的介入，雖然取得 BCIA 認證代表認證者已經滿足生理回饋、HRV 生理回饋、神經回饋〔也稱爲 Electroencephalogram（EEG）生理回饋〕或 PMDB 生理回饋方面的基礎要求，但若要針對醫學或心理疾病進行治療或診斷，認證者仍需要具備政府許可的執業執照，才能獨立執行臨床實務（Shaffer et al., 2008）。持有執照的認證者必須在其執照許可的範圍內，依其專業領域執業；而沒有執照的認證者必須接受有執照的專業人員督導，具備相對應的專業知識，且在督導下執行生理回饋或神經回饋訓練，最理想的情況爲督導也取得 BCIA 認證，被督導者還必須在督導的執照許可範圍內，才能夠治療有診斷疾病的患者，例如：領有牙醫執照與 BCIA 認證的牙醫不能督導認證者治療焦慮症患者。

若沒有執照的認證者所提供的生理回饋／神經回饋訓練是爲了促進學習或巔峰表現，則不需要受到有執照者的督導。在政府沒有限定醫療或心理疾患的治療的狀況下，認證者則須依據所在的州、省、國家法律規定來執業，以及所有認證者也都必須在其個人專業領域內執行業務。

BCIA 也對生理回饋、神經回饋、HRV 生理回饋與 PMDB 的技術人員進行認證，技術人員指的是無健康照護相關學位的人員，在經過認證和接受有執照與 BCIA 認證的健康專業人員合法督導下，可以執行相關的專業工作。

獲得生理回饋認證的專業人員，可使用自主神經與肌肉生理回饋〔例如：表面肌肉電位（Surface Electromyography, SEMG）、膚溫、膚電、心跳、HRV 與呼吸生理回饋〕；獲得神經回饋認證的專業人員僅限於使用 EEG 生理回饋；獲得 HRV 生理回饋認證者可進行 HRV 訓練；獲得 PMDB 認證者主要是讓具醫療執照的健康照護專業人員使用表面肌電圖生理回饋治療排泄障礙症（Elimination Disorders）與骨盆疼痛（Pelvic Pain）。有關認證申請和認證更新的詳細規範，可參考 BCIA 官網（http://www.bcia.org/）。

二、認證

認證包括生理回饋、HRV 生理回饋、神經回饋與 PMDB，專爲具有適當醫療照護背景的專業人員所設計。具備治療醫學和 / 或心理疾病診斷患者之資格的專業人員，可以在個人執照許可下或在適當督導下獨立執業；將生理回饋運用在促進學習或巓峰表現的人員，則可以在沒有執照的情況下獨立進行。認證申請者必須在通過地區評鑑之學校，且爲 BCIA 所核可的臨床醫療保健相關學術機構至少獲得學士以上學位，也必須完成 BCIA 規範之解剖學課程、講授式課程、督導的實務訓練、通過認證考試，以及同意遵守 BCIA 的專業標準與倫理原則，和所屬的政府與專業規範。BCIA 在各個實務領域皆提供藍圖與核心閱讀清單，並依此安排講授式課程與考試。

（一）生理回饋

BCIA 生理回饋認證的講授式課程包括：(1) 來自通過地區評鑑的學校或 BCIA 核可的訓練課程，共需完成 42 小時的課程，且涵蓋完整的生理回饋知識藍圖（BCIA, 2015b），以及 (2) 人體解剖學與生理學的綜合課程。生理回饋的知識藍圖包括：

1. 生理回饋簡介
2. 壓力、因應與疾病
3. 心理生理測量
4. 研究方法
5. 表面肌電圖的應用
6. 自主神經系統（Autonomic Nervous System, ANS）的應用
7. 呼吸的應用
8. 介入策略

9. 專業守則

申請者可以提出已完成由通過地區評鑑的學校或 BCIA 所核可的訓練課程證明，包括人體解剖學、人體生理學或人體生物學課程，以證明對人體解剖學與生理學具備相關基本知識。

申請者也必須提出實務經驗的文件證明，其中包括與 BCIA 所核可的專業督導進行 20 小時的督導，討論 10 次訓練自我調節的生理回饋療程實務經驗，完成共 50 次個案療程（每次療程至少 20 分鐘），以及 10 次個案報告。取得認證者必須每四年更新認證，在每次審查期間完成 48 小時符合知識藍圖規定的繼續教育或完成筆試，並提供未被暫停、調查或撤銷的有效執照／證書（或其督導的執照／證書）；沒有執照的專業人員則須重新確認與有疾病診斷患者工作的方式。

（二）心跳變異生理回饋結業證書（Certificate of Completion）

BCIA 提供 HRV 生理回饋結業證書（Shaffer et al., 2013），即證明個人已完成 BCIA 所核准、符合知識藍圖規範的 16 小時講授式課程，以及過去五年內完成至少 3 小時的倫理／專業行爲課程。結業證書不限於特定的健康照護背景、實務經驗或接受督導，也不用具備基礎等級的能力證明。

結業證書申請者必須完成一個 16 小時的工作坊，涵蓋 HRV 知識藍圖（BCIA, 2015a）的所有要素，包括：

1. HRV 解剖學與生理學
2. HRV
3. HRV 儀器
4. HRV 測量
5. HRV 生理回饋策略
6. HRV 應用

結業證書的申請者也必須同意遵守《BCIA 專業標準與倫理原則》（BCIA, 2016），以及通過符合 HRV 知識藍圖規範的筆試。

結業證書是一次性頒發，證明申請者已完成初始要求的講授式課程並通過筆試，並不需要更新認證。

（三）心跳變異生理回饋認證

BCIA 提供的 HRV 生理回饋認證，認證申請者必須完成 16 小時 BCIA 所核可的講授式課程，HRV 知識藍圖的規範與結業證書的規範相同（BCIA, 2015a），其中包括：

1. HRV 解剖學與生理學
2. HRV
3. HRV 儀器
4. HRV 測量
5. HRV 生理回饋策略
6. HRV 應用

認證申請者必須提供完成人體解剖學、人體生理學、人體生物學或神經解剖學之完整課程的文件佐證，以及 BCIA 所核可的生理回饋或神經回饋教學講授式課程的文件佐證。

此外，HRV 認證的申請者必須完成 10 小時的督導，並討論 10 次訓練自我調節的 HRV 生理回饋療程實務經驗，完成共 20 次的個案療程，包括使用心電圖、血液容積脈搏波感測器以及呼吸感測器，以及完成 5 份個案報告；此外，需與督導進行兩個小時的實體討論。每位申請者必須提交一份基本技能清單（Essential Skills List）[2]，也必須同意遵守 BCIA 專業標準與倫理原則（BCIA, 2016），以及完成符合 HRV 知識藍圖規範的筆試。

HRV 生理回饋的認證者必須每四年更新認證，在每次審查期間完成 48 小時額外訓練時數，並提供未被暫停、調查或撤銷的有效執照／證書；沒有執照的專業人員則須重新確認與有疾病診斷患者工作的方式。

（四）神經回饋

BCIA 講授式課程包括：(1)36 小時來自通過地區評鑑的學校或 BCIA 所核可的訓練課程，涵蓋完整的神經回饋知識藍圖；以及 (2) 通過地區評

---

[2] 基本技能清單是由申請人的督導來進行評核，呈現申請人已掌握的生理回饋基礎技能。

鑑的學校或 BCIA 所核可的訓練課程所提供的神經解剖學、神經生理學，或生理心理學課程。神經回饋知識藍圖（BCIA, 2015c）包括：

1. EEG 生理回饋簡介
2. 基礎神經生理學與神經解剖學
3. 儀器與電子產品
4. 神經回饋研究證據基礎
5. 對患者與個案進行評估
6. 發展治療方案
7. 治療執行
8. 神經回饋當前的趨勢
9. 倫理與專業守則

認證申請者也必須準備實務技巧訓練的文件佐證，包括與 BCIA 所核可的督導進行的 25 小時督導，並討論 10 次訓練自我調節的神經回饋療程實務經驗，完成共 100 次個案的療程（每次療程至少 20 分鐘），以及 10 個個案報告；此外，必須與督導進行兩個小時的實體討論。每位申請者必須提交一份基本技能清單。申請者必須同意遵守 BCIA 的專業標準與倫理原則（BCIA, 2016）。

神經回饋的認證者必須每四年更新認證，在每次審查期間完成 48 小時的繼續教育或完成筆試，並提供未被暫停、調查或撤銷的有效執照／證書；沒有執照的專業人員則須重新確認與有疾病診斷患者工作的方式。

（五）骨盆肌肉功能障礙生理回饋

此認證僅適用於具醫學、護理、物理治療、職能治療執照或醫師助理的專業人員，BCIA 對 PMDB 的講授式課程包含 24 小時來自通過地區評鑑的學校或 BCIA 所核可的訓練課程，涵蓋完整的骨盆肌肉功能障礙生理回饋知識藍圖（BCIA, 2011）包括：

1. 應用心理生理學與生理回饋
2. 骨盆底解剖、表面肌電圖評估、治療計畫與倫理
3. 臨床疾病 (1)：膀胱功能障礙
4. 臨床疾病 (2)：腸功能障礙

5. 臨床疾病 (3)：慢性骨盆腔疼痛

認證申請者必須提供實務技巧訓練的文件佐證，包括：(1)4 小時的實習／實驗室練習，包含申請者親自體驗以及在督導現場監督下進行骨盆底肌肉評估、以表面肌電圖進行骨盆底肌肉生理回饋訓練和放鬆練習，以及 (2) 與 BCIA 所核可的督導進行 18 小時督導，並討論至少 30 次以生理回饋輔助行爲介入治療的 5 位病患之完整療程與出院總結，其中 6 小時的督導須包含回顧其他的案例、評估申請者的衛教能力，和／或提供補強教育以加強申請者在 PMDB 的訓練能力。申請者也必須同意遵守 BCIA 的專業標準與倫理原則（BCIA, 2016），以及所屬的政府與專業準則規範。取得認證者必須每三年更新認證，在每次審查期間完成 36 小時的繼續教育或通過筆試，並提供未被暫停、調查或撤銷的有效執照／證書。

（六）技術人員認證

生理回饋、HRV 生理回饋、神經回饋和骨盆肌肉功能障礙生理回饋皆有提供技術人員認證，此認證主要適用於在美國與加拿大居住與工作，但不具備健康照顧專業人員學歷者，而可以在具有執照與 BCIA 認證督導的監督下執行生理回饋與神經回饋。與具執照的認證者相同，他們必須具備 BCIA 知識藍圖規範的知識領域，並通過技術人員的認證考試。認證申請者必須與 BCIA 所核可的督導進行 10 小時督導，討論儀器使用、感測器放置、自我調節的個人訓練經驗，並在督導下完成 20 次個案療程實務訓練。所有技術人員認證申請者必須同意遵守 BCIA 的專業標準與倫理原則（BCIA, 2016），並遵守所有適用的法律，其實務操作必須在健康照顧專業人員的督導下執行，且督導必須具備在法律上督導無執照人員的資格，並必須提供現場督導。申請者必須在督導的特定執業範圍內執行此專業，也就是說，他們的認證與督導是綁在一起的；如果申請者更換工作，則必須找到新的督導以維持認證的有效性。

雖是由技術人員執行感測器放置，並在法律規範內和督導監督下治療醫學與心理疾病，但督導必須負起診斷、治療計畫以及照顧患者的責任。技術人員認證必須每四年更新認證，但繼續教育的要求相對較簡單。

（七）資深經驗認證（Certification by Prior Experience, CPE）

生理回饋、HRV 生理回饋、神經回饋和骨盆肌肉功能障礙生理回饋的資深經驗認證主要是提供在該領域的終生經驗超過 BCIA 基礎認證要求，且持有執照的健康照護專業人員。對 CPE 的講授式課程與實務經驗標準，比基礎認證的要求高出許多，因爲此認證是爲引領生理回饋與神經回饋領域的專業人員所設計的，並且這些標準旨在表揚這些領導者在此領域的貢獻。對於生理回饋、HRV 生理回饋、神經回饋與 PMDB 之先前經驗認證的要求有些不同，不過，在每種認證中都要求申請者提供有效的健康照護執照證明文件、專業教育背景、特定認證領域知識藍圖規範之研究所進階訓練、全面的臨床經驗、過去的指導或督導時數，以及與認證相關的解剖學與生理學知識，具體詳情請見 BCIA 官網（www.bcia.org）。

三、國際認證與國際附屬組織

BCIA 透過支持全球各地區認可的大學與 BCIA 所核可的訓練課程，以促進國際認證、鼓勵他們採用 BCIA 的知識藍圖與核心閱讀清單，並在其網站上列出相關課程（Moss et al., 2012; Shaffer & Crawford, 2009）。BCIA 亦透過促進遠距督導、提供筆試與線上考試、提供線上繼續教育，以及與許多國家的國家級及地區級生理回饋組織合作，藉此推動國際認證。國際認證僅適用於具執照的健康照護專業人員。

近年來，澳洲與墨西哥的生理回饋組織成立了通過 BCIA 許可的附屬組織，與 BCIA 分工合作，由該組織在其地理區域內管理生理回饋與神經回饋認證，雖由 BCIA 持續監督認證過程以確保全球認證者的品質，但國際附屬機構提出屬於自身專業社群的知識。2019 年秋季則推出西班牙文版的神經回饋考試，爲更多不精通英語的專業人士開放認證，未來 BCIA 也會因應不同語言申請者人數的增加而準備額外的外語考試。

四、總結

BCIA 的工作任務是爲生理回饋／神經回饋專業服務制定專業標準，

並對合格的申請者進行認證，BCIA 提供生理回饋、HRV 生理回饋、神經回饋和骨盆肌肉功能障礙生理回饋的認證計畫，並在每個專業領域皆制定完整認證和技術人員認證，以及提供基礎級別與資深級別的申請管道。BCIA 同時也在推動國際認證，以確保該領域的完整性和持續發展，近年來與澳洲、墨西哥、西班牙的國際附屬機構合作，並由這些組織在其地理區域內承接管理工作。BCIA 所追求的是讓世界各地提供生理回饋與神經回饋的人員能夠成為「不只是合格的專業人員，而是取得 BCIA 認證的專業人員！」（此為 BCIA 的座右銘，可參考 BCIA 官網 https://www.bcia.org/）。

參考文獻

Biofeedback Certification International Alliance (2011). Blueprint of knowledge statements for pelvic muscle dysfunction biofeedback certification. http://bcia.org/files/public/PMDBBlueprint.pdf

Biofeedback Certification International Alliance (2015a). Blueprint of knowledge statements for a BCIA certificate in heart rate variability biofeedback. http://bcia.org/files/public/HRVBlueprintFinal2015.pdf

Biofeedback Certification International Alliance (2015b). Blueprint of knowledge statements for board certification in biofeedback. http://bcia.org/files/public/Biofeedback/2015BiofeedbackBlueprint.pdf

Biofeedback Certification International Alliance (2015c). Blueprint of knowledge statements for board certification in neurofeedback. http://www.bcia.org/files/public/EEG/2015NeurofeedbackBlueprint.pdf

Biofeedback Certification International Alliance (2016). *Professional standards and ethical principles of biofeedback*. https://www.bcia.org/bcia-professional-standards-ethical-principles

Moss, D., Shaffer, F., & Crawford, J. (2012). The internationalization of BCIA. *Biofeedback, 40*(1), 4-6.

Neblett, R., Shaffer, F., & Crawford, J. (2008). The value of BCIA certification. *Biofeedback, 36*(3), 92-94.

Shaffer, F., & Crawford, J. (2009). BCIA goes global. *Biofeedback, 37*(4), 123-135.

Shaffer, F., Crawford, J., & Moss, D. (2013). BCIA launches a heart rate variability certificate of completion. *Biofeedback, 41*(1), 4-6.

Shaffer, F., Crawford, J., & Neblett, R. (2008). *Biofeedback certification 101. Biofeedback, 36*(2), 49-51.

附錄A

電生理心理測量原則

本附錄將介紹能使生理心理測量和生理回饋臨床技術發揮效用的基本電學概念，同時提供能使觸電危險降至最低的相關指南，並回顧主要的生理回饋模組的測量技術。

關鍵詞：生理回饋模組、生理訊號、觸電危險

一、基本電學概念

第一節要回顧的是，要理解生理訊號以及訊號如何被偵測所需具備的基本電學概念（Floyd, 1987, Cacioppo et al., 2017; Kubala, 2009; Stern et al., 2001）。

（一）電導

電阻（Resistance）和電導（Conductance, G）互爲相對概念，即電阻是電導的倒數。電阻測到的是自由電子遇到的阻力，單位是歐姆（Ohms, Ω），電導則是代表自由電子穿過銅或銀這類金屬導體的容易程度，早期以姆歐（Mhos，爲Ohm倒著唸）爲單位，現在以西門子（Siemens）表示。應用於生理回饋領域中，膚電（Skin Conductance, SC）便是透過皮膚電導以反映外分泌汗腺的活動。

（二）導體

人體中生理訊號的傳導通常是透過液體作爲導體（Conductor），而非以金屬作爲導體，因爲人體內細胞之間的組織液便是一種極佳的導體，生

理訊號是藉由離子（而非電子）碰撞產生電流、通過體液後到達皮膚，這個訊號傳遞的過程稱爲容積傳導（Volume Conduction）。因此，在測量腦波訊號時，能直接在頭皮表層測量到皮質電位，而不需要將電極植入到大腦內。

電極（Electrode）是一種能將生理訊號轉爲電子電流的特殊導體，具有類似於天線的功能，放置於頭皮表層以偵測由大腦皮質柱內神經元所產生的腦波訊號，當帶有正負電的離子電流透過容積傳導到頭皮後，會再被電極轉換爲電子電流（Stern et al., 2001）。

（三）直流電與交流電

電力以直流電（Direct Current, DC）或交流電（Alternating Current, AC）兩種形式進行傳輸。直流電是指當電子從負極往正極的單一方向移動所形成的電流，而電子由電位差所驅動，受導線的負極端排斥、正極端吸引。當以時間軸呈現訊號時，直流電無法在一秒的時間內完全反轉方向。

不同於直流電，交流電能夠在一秒內規律的反轉 50 或 60 次，每秒所產生週期性變化的次數爲頻率（Frequency），其單位爲赫茲（Hz）。

生理回饋中常使用的生理訊號，包含 BVP、膚溫、呼吸和膚電活動等週邊生理訊號皆是直流電訊號；使用 EEG 測得大腦皮質活動則同時包含直流電（慢速皮質電位）和交流電（慢速皮質電位以及 Delta 到 Gamma 頻帶）訊號；除了 EEG 外，使用 ECG 測量心臟和使用 SEMG 測量骨骼肌的電位活動也含有交流電的訊號（Kubala, 2009）。

（四）電流

電流（Current, I）是指電子透過導體所產生的流動，因爲原子和分子中包含正電和負電兩種類型的電荷，而異性電荷相吸、同性電荷相斥。當原子的總電荷在兩處之間存在差異時，例如：在導線的兩端之間，帶負電的電子會流向帶正電的那端而產生電流。

電流也會受到材料的影響，若材料爲導體將使電子能夠流動、產生電流，而材料爲絕緣體則會阻止電子流動。

（五）電動勢

是什麼驅動電子在電路中移動呢？當存在有電位的差異或電荷的差異時，電子就會移動。以手電筒為例，手電筒之所以能夠發光，是因為電池之電荷相反的負極到正極兩處之間的電位差，形成驅動電流往前的電動勢（Electromotive Force, EMF），也可以被視為是電流的「強度」。電池的負極排斥電子（e-）、正極吸引電子，從而產生電流，但若兩極具有相同的電荷，電子便會在原地不動；因此，沒有電位差就沒有電流，也就無法產生光（Nilsson & Riedel, 2008）。

（六）電阻抗〔譯註：為了和電阻（Resistance）進行區別，以下簡稱為阻抗〕

當交流電以固定頻率通過電路時，會產生一種複數形式的阻力，稱為阻抗（Impedance, Z），單位為歐姆（Ω）。執行生理回饋時可以透過進行阻抗測試（Impedance Test）以確認皮膚的前置準備以及與電極的連接是否良好（Andreassi, 2007），當阻抗過大代表微弱的生理訊號很可能會被假的電訊號所掩蓋（例如：電源雜訊）。以表面肌電圖為例，當 EMG 儀器顯示的訊號是來自於電源線的浮動而非真正的骨骼肌活動，便會嚴重影響 SEMG 的訊號偵測及判讀。

（七）絕緣體

人體中的身體脂肪、結締組織和外層表皮會干擾離子電流，產生絕緣作用（Insulation），並顯著降低測量數據；其他像是覆蓋住電線的橡膠，也是可以阻止電流流動的絕緣體（Insulator）。無論是生物或人造的絕緣體，在他們邊緣的大量電子會產生一種內聚力（Cohesiveness），避免因電子碰撞所導致的能量損失。絕緣效果最佳的絕緣體（例如：橡膠）會在表層產生最大數量的電子（Nilsson & Riedel, 2008）。

（八）測量電流

電流是測量固定時間內的一個定點會有多少個自由電子經過，這個「數量」是以安培（Amperes, A）為單位。當一個定點在 1 秒內有 1 庫侖

（Coulomb）（6.24×10^{18} 或 60 億個電子）的電量通過，即爲 1 安培的電流（Kubala, 2009）。

（九）歐姆定律

歐姆定律（Ohm’s Law）爲「流經導體的電流 (I) = 電壓 (E)÷ 電阻 (R)」，電流、電壓和電阻的單位分別爲安培、伏特和歐姆（Nilsson & Riedel, 2008）；方程式亦可寫作：電壓 (E)= 電流 (I)× 電阻 (R)，以計算出直流電路中的數值，例如：10 伏特 =2 安培 ×5 歐姆。

（十）交流電中的歐姆定律

歐姆定律也可以被延伸運用到交流電上，以阻抗 (z) 代替電阻 (R)，並使用小寫字母代替電壓和電流，方程式爲：電壓 (e)= 電流 (i)× 阻抗 (z)，即電壓爲電流和阻抗之乘積，例如：50 伏特 =10 安培 ×5 歐姆。

（十一）斷路、閉路與短路

電線損壞常是導致電子無法順利移動而引發設備故障的主因，可以透過執行連續性測試（Continuity Test）以檢查電線是否損壞，連續性測試是透過電阻計發送交流電訊號以測量電流的阻力，若電線有損壞，會導致不連續的電訊號，稱之爲斷路（Open Circuit），因爲電流無法通過，所測到的阻抗會是無限大；相反地，如果電線沒有損壞，電訊號具有連續性，稱之爲閉路（Closed Circuit），因爲電流很容易就可以通過，所測到的阻抗將接近 0 歐姆。

當電路發生不正常的意外連接時會導致短路（Short Circuit），舉例來說，當一個人觸碰到已磨損的電線絕緣層時，會重新引發電流經過皮膚，因爲這個新路徑的電阻會低於原本電路的電阻，在電阻計上的數值會趨近於 0 歐姆，這樣不正常的低電阻會產生過大的電流，甚至可能導致電路熔化而使個案受傷（Nilsson & Riedel, 2008）。

（十二）電阻

當穿過導體的電子遇到阻力後電流下降，這種現象在直流電路中稱爲電阻（Resistance, R），單位爲歐姆（Ω）。電阻取決於在原子能帶邊緣的電子數量，當電子數量增加時，會在電子之間產生緊密連結的內聚力，並減少與自由電子碰撞所造成的能量損失。

電阻的干擾是臨床實務使用生理回饋的一項關注重點，因爲眞實生理訊號和錯誤雜訊皆會被儀器偵測到，因此治療師在使用 EEG 和 SEMG 偵測大腦和骨骼肌時，爲了避免皮膚角質、油脂和汙垢阻止生理訊號傳送到電極，會透過清潔皮膚、去角質並在皮膚上使用導電凝膠等預防措施來改善訊號接收。因爲目前大多數的拋棄式電極貼片都已經預塗凝膠，所以對皮膚前置準備的要求相對沒有那麼嚴格。

（十三）伏特

電池對流過手電筒的電子施加的壓力以伏特（Voltage, E）表示，例如：常見的手電筒電池電壓爲 1.5 伏特。1 伏特是使 1 庫侖（6.24×10^{18} 個電子）產生 1 焦耳（Joule）能量所需的電位差，所以伏特可視爲代表訊號能量的量化指標（Nilsson & Riedel, 2008）。在偵測生理訊號時，記錄範圍可能從微伏（μV，百萬分之一伏特）到毫伏（mV，千分之一伏特）；一般來說，EEG 和 SEMG 是以 μV 爲單位，且通常小於 100μV。

（十四）瓦特

電流功率（Power）以瓦特（Watts, W）爲單位，且取決於通過電路的電流量（以安培爲單位）和驅動電流的電壓（以伏特爲單位）。1 瓦特相當於 1 安培的電量以 1 伏特的電壓移動（公式爲 W=V×A）；舉例來說，以 10 安培、115 伏特運行的電器會消耗 1150 瓦的功率（Kubala, 2009）。在神經回饋中，臨床工作者與研究人員越來越常使用量化腦波（QEEG）的測量方式，將 19 點或 72 點電極腦波中特定頻帶的腦波振幅量化，並以皮瓦（Picowatts，萬億分之一瓦特）爲單位。

二、安全須知

（一）觸電危險

暴露在超過 5 毫安培（5/1000 安培）的電流超過 1 秒便可能會導致受傷，高達 50 毫安培的電流則可能引發致命的心室顫動，使得心室無法泵血（Schwartz & Andrasik, 2016, p. 48）。可以透過漏電斷路器（Ground Fault Interrupt Circuits）、光隔離器（Optical Isolation）、連接光纖（Fiber Optic Connections）或無線偵測（Telemetry）等方式來避免觸電的危險。

在一些電源插座中設有漏電斷路器，用來保護電路、監控漏電，並在發生短路時關閉電源的裝置，當偵測到漏電達危險程度時（大於 5 毫安培），漏電斷路器會被啟動並關閉設備電源，以保護個案、治療師和儀器。Montgomery（2004）建議將所有生理回饋的設備插在同一個電源插座，以建立共同接地，確保設備出現任何漏電都會啟動漏電斷路器。

光隔離器是用來保護個案不會直接接觸到儀器設備中的交流電，光隔離器能將生理訊號轉換爲光訊號，使訊號能在斷路中傳導，再由感光器將光訊號轉換爲電訊號。

連接光纖是一種能將數位訊號轉換爲光訊號的軟線，使得訊號得在電極和儀器之間傳輸。因爲電子無法通過光纖，因此可以防止電流直接傳導到個案身上；此外，還可以減少其他帶電的雜訊對生理訊號造成的汙染（如：電源雜訊）。

無線偵測可以將生理數據從電池供電的編碼器以無線方式傳輸到數公尺外的電腦，因爲電流無法以藍牙連接的方式傳輸，因此個案不會暴露在觸電的危險中。

三、主要的生理回饋模組

主要的生理回饋模組包含表面肌電圖、膚溫、膚電、腦波、呼吸和心跳／心跳變異，這些模組已在第二章的生理回饋模組中介紹過，在此以電生理學的角度進行更詳細的介紹。

（一）表面肌電圖

1. SEMG 的訊號來源

單一個 Alpha 運動神經元平均可支配 150 條相同組成的肌纖維，而一個 Alpha 運動神經元及其支配的所有骨骼肌纖維會構成一個運動單位（Motor Unit）。運動單位會遵守全有或全無的法則，意即啟動時全部的肌纖維會同時全力收縮，且參與動作之運動單位的多寡會調整肌肉施力的程度。

當肌肉骨骼系統中的運動神經元在神經肌肉連接處釋放神經傳導物質乙醯膽鹼（Acetylcholine, ACh），會使該運動單位中的全部骨骼肌纖維去極化而產生肌肉動作電位，帶電的離子產生電流，透過容積傳導經過組織液和組織，最後到達皮膚表層（Andreassi, 2007）。

2. SEMG 的訊號偵測

用來偵測生理訊號的電極類似接收無線電或電視廣播的衛星天線，電極會接收傳送到皮膚的肌肉動作電位，同時也扮演將能量從離子電流轉換爲電子電流之轉換器的角色。

置於皮膚的浮動電極（Floating Skin Electrode）是生理回饋中用來測量表層電訊號的標準方式，這種設計避免金屬直接與皮膚接觸，因此大大地減少了電極與皮膚短暫分離時所產生的移動雜訊。電極的金屬部分會灌注可導電的膠體或貼片，使得電極布滿電解液，即使個案有輕微的移動，電解液也能維持電極金屬和皮膚之間的連接。拋棄式電極貼片通常已預塗導電膠，因此使用時不需要再額外塗導電膠。

那麼 SEMG 的電極是如何的運作呢？當電極處布滿電解液時，電極金屬和電解液會互相提供離子，當兩者的離子順利自由交換時，訊號就能成功傳遞。雖然電極與導電凝膠接觸時可能會在介面連接處的正極、負極區域產生極化的電化學反應，進而使傳導中斷並且減弱生理訊號，不過儀器製造商通常會使用銀 / 氯化銀製或金製的電極以控制這個問題。

SEMG 的訊號能量在經過容積傳導的過程中會有所耗損，特別是較高頻率的訊號會被經過的組織吸收，雖然肌纖維內的肌肉動作電位以毫伏（千分之一伏特）為單位，但到達皮膚的 SEMG 訊號往往下降至以微伏為單位的程度（百萬分之一伏特）（Montgomery, 2004）。

測量 SEMG 的訊號會使用到活動電極（Active Electrode）和參考電極（Reference Electrode），一般會將活動電極放置在目標肌肉的核心區域，並將參考電極放置在電活動相對較低的部位，例如：耳後的乳突骨或距離活動電極 152 毫米（6 英寸）的範圍內。因為活動電極和參考電極偵測到不同的電位，因此在兩電極之間會存在電壓或電位差。

單電極測量（Monopolar Recording）是使用一個活動電極和一個參考電極，兩電極之間產生的電壓由肌肉動作電位以及來自生理或環境的雜訊所組成，單電極的測量方式會有較嚴重的訊號汙染，因此較不適合用在 SEMG 生理回饋。

雙電極測量（Bipolar Recording）是使用兩個活動電極和一個共用的參考電極，活動電極和共用參考電極之間各自會產生電壓而得到兩個訊號，將這兩個訊號相減可以去除共同活動，而有效排除雜訊的影響。此訊號處理的方式稱之為共模抑制（Common Mode Rejection），使肌電圖儀能夠更準確地測量到 SEMG 的活動（Shaffer, 2010）。

3. 取得肌肉活動訊號

SEMG 使用表面電極來檢測皮膚底下骨骼肌動作電位，基本上幾乎所有的骨骼肌都足夠靠近皮膚表面而可被 SEMG 電極偵測到肌肉的電活動；然若肌肉重疊或肌群距離太近可能妨礙測量的精準度（Basmajian & Blumenstein, 1983）。透過仔細放置電極、最小化電阻、消除雜訊干擾，可以使得表面肌電圖的測量達到最佳狀態。

4. 測量 SEMG 的皮膚準備程序

首先，請個案嘗試收縮和放鬆肌肉，並以觸診方式確認肌肉的核心區，藉此標定出可測得最強訊號的最佳放置活動電極的位置，並在任一活動電極 15 公分（6 英寸）的範圍內，標定出參考電極的放置位置。再來，使用酒精棉片輕輕擦拭皮膚以去除油脂和汙垢，若有必要也可能要剃掉部分毛髮；當阻抗過高時，可使用紗布或紙巾輕輕摩擦皮膚去除角質。在棉棒上沾少量導電膠，以畫圓方式輕輕塗抹在皮膚上。

最後，將 SEMG 電極黏著在標定好的位置，如果電極爲浮動的杯型設計，需將電極灌注導電膠，並使用貼電極膠布將電極固定在皮膚上；如果電極本身已有預塗導電膠或可鑲嵌含有導電膠的貼片，便可以直接將凝膠表面黏著於皮膚上（Shaffer, 2022）。

5. SEMG 的訊號特徵

SEMG 訊號的範圍落在 2-1000 Hz，但其能量的分布取決於肌肉收縮的程度，當肌肉處於靜止狀態時，最高的能量會集中在 10-150 Hz，而更強烈的肌肉收縮會使整體訊號的電壓增加，並有更多比例的能量會轉移到更高的頻率（Stern et al., 2001）。

6. SEMG 的訊號處理和回饋方式

大多數在生理回饋模組中所測量的生理訊號是非常微弱的，還會受到來自其他生理（如：心跳）或環境（如：50/60Hz 電源）的雜訊干擾，因此像 SEMG 訊號必須經過好幾個步驟的放大，才能將眞正的訊號獨立出來，訊號傳送到電極時，可能會經過前置放大器、差動輸入阻抗、放大器、濾波器、整流器、積分器等階段的調整，最後才顯示在螢幕上。

皮膚電極阻抗（Skin-Electrode Impedance）：SEMG 訊號在穿過皮膚到達表層電極時遇到的阻力稱之爲阻抗，對皮膚進行仔細的準備程序，可以有效將阻抗值降低至 10 Kohms 以下（Stern et al., 2001）。

前置放大器（Preamplifier）：前置放大器是第一個將訊號放大的階段，一般會在靠近電極的位置，以減少 SEMG 訊號中的電子與電線中的電子發生碰撞而導致訊號減損（Nilsson & Riedel, 2008）。

差動輸入阻抗（Differential Input Impedance）：當 SEMG 訊號進入放大器時，會經過一個高達吉歐姆（Gohm，十億歐姆）的電阻網絡，稱之爲差動輸入阻抗。目前最先進儀器的電阻值可輕易達到 10 吉歐姆以上。一般來說，差動輸入阻抗必須至少是皮膚電極阻抗的 100 倍，以便使 99% 以上的訊號可以順利傳送到肌電圖儀（Nilsson & Riedel, 2008）。

放大器（Amplifiers）：在雙電極測量的情況下，會使用差動放大器並產生兩個獨立的訊號，差動放大器會將兩者相減以消除大部分雜訊的干擾，一個理想的差動放大器之輸出阻抗爲 0。

共模抑制比（Common Mode Rejection ratio, CMRR）：是用來代表差動放大電路抑制雜訊能力的指標，由於差動放大器並沒有辦法徹底消除雜訊，因此眞正的生理訊號和雜訊都會被一定程度地放大，共模抑制比的規格爲經差動放大器放大的眞實訊號〔稱爲差動增益（Differential Gain）〕以及放大的雜訊〔稱爲共模增益（Common Mode Gain）〕之比值，計算方法爲將差動增益除以共模增益。共模抑制比應在雜訊訊號最強的狀況下測量（如：50/60Hz 電源雜訊），可接受的最小值爲 100 分貝（100000：1），代表訊號比起雜訊增強了十萬倍，以確保回饋的正確性。

膚溫和膚電生理回饋中使用運算放大器（Operational Amplifier）放大直流電訊號，也是一種以差動模式輸入的放大器。

濾波器（Filters）：濾波器可以過濾出特定的測量頻率（前面提過「頻率」是指交流電訊號在一秒內所產生週期性變化的次數，單位爲 Hz），SEMG 包含帶通濾波器（Bandpass filters）和陷波濾波器（Notch Filters）。

帶通濾波器是一種限定特定頻帶通過的濾波器。結合高通濾波器（High-Pass Filters）和低通濾波器（Low-Pass Filters）兩種濾波器，前者是指容許高於特定切點（下限）的頻率通過，後者則是容許低於特定切點（上限）的頻率通過，上下限之間容許訊號通過的區域便稱之爲帶通（Bandpass）、頻帶的大小稱爲帶寬（Bandwidth）。舉例來說，SEMG 常用的 100-200Hz 帶通濾波器便是結合 100Hz 的高通濾波器和 200Hz 的低通濾波器，高通和低通頻率（100Hz-200Hz）之間 100Hz 的範圍，即是此帶通濾波器的帶寬。

帶通可以透過獨立肌電圖儀上的開關或數據紀錄分析系統中的軟體設定來選擇，分爲窄頻（100-200Hz）或寬頻（20-500Hz），臨床使用上，建議以寬頻設定更能完整代表該測量點的 SEMG 活動；然而，當 SEMG 訊號很可能被環境雜訊或像是心電圖這類的生理訊號所干擾時，則建議改用窄頻設定。

相對於窄頻設定，寬頻設定可以更準確地測到肌肉收縮的比例

（Bolek, 2013; Peek, 2016），因為更強的肌肉收縮會使用到更多的運動單位——尤其是快縮肌纖維——將使較高頻率的訊號能量增加，而 200-500Hz 寬頻設定較容易偵測到大範圍內的能量變化，但是窄頻設定可能會因為不夠敏感而偵測不到改變。

帶通濾波器可以降低特定頻率以外的電壓訊號，但實際上 SEMG 訊號仍可能一定程度地被汙染，因此，陷波濾波器是用來濾除某一個被帶通濾波器納入，卻可能含有雜訊的特定頻率，一般設置的陷波濾波器可以選擇 50Hz 或 60Hz，視所在地區的電源頻率而定，因大多數電力系統的電流方向每秒變化 50 或 60 次。電源頻率是環境中最嚴重影響 SEMG 訊號的雜訊，使用 50Hz 陷波濾波器會大大降低 48-52Hz 的訊號，而使用 60Hz 陷波濾波器則會大大降低 58-62Hz 的訊號。

模擬電路（Dummy Subject）：可以將 SEMG 電極連接到模擬電路來測量雜訊，一個模擬電路板包含三個可以接上電極的接點，連著一個模擬 10Kohm 皮膚電極阻抗的電阻器。當 SEMG 電極感測器接上此模擬電路時，可測量到儀器本身以及環境所產生的雜訊（Shaffer, 2022）。儀器廠商應提供肌電圖儀本身的雜訊值（如：0.25μV）。

校正歸零指針（Zeroing Clip）：有的測量系統有在前置放大器中嵌入校正歸零指針，以校正 SEMG 的感測器，其功用為縮短電路，使正偏或負偏的微小偏位誤差（Offset Errors）被抵銷（Shaffer, 2022）。

訊噪比（Signal-to-noise Ratio）：對皮膚的前置準備、差動放大、選擇帶通和陷波濾波器會共同影響干擾 SEMG 訊號的雜訊量，訊噪比是比較眞正生理訊號和雜訊的電壓，一般訊噪比的數值在 50/60Hz 下應超過 60 分貝（1000：1），以確保足夠的靈敏度或足以偵測微弱生理訊號（Shaffer, 2022）。

靈敏度（Sensitivity）：當肌肉放鬆時，靈敏度代表肌電圖儀能從背景雜訊中區分出微弱 SEMG 訊號的程度，目前最先進的儀器可達到 100 分貝（100000 : 1）以上的比率（Shaffer, 2022）。

整流器（Rectification）：濾波後的 SEMG 訊號會呈現正負兩半互為鏡像的交流波形，若在這個時候試著測量 SEMG 的電壓，因為正負電壓會相互抵銷，因此電壓總和將會是零微伏，整流器的目的便是將濾波後的交流電訊號轉換爲正的直流電訊號以解決這個問題（Nilsson & Riedel, 2008）。

積分器（Integration）：振幅（Amplitude）代表 SEMG 訊號的強度，以微伏（μV）爲單位。經整流後的 SEMG 訊號被傳送到積分器以測量訊號的振幅，生醫工程師主要使用平方根（0.707 倍的峰值）和平均值（0.637 倍的峰值）的方法來測量 SEMG 訊號；Basmajian 發現 SEMG 數值和肌肉施力成正比，而推薦使用均方根方法來量化 SEMG 訊號（Basmajian, 1974, p.71）。Fukuda 等人（2010）也驗證肌肉施力與 SEMG 訊號平方根之間具有線性關係，證明此公式的效度。

SEMG 的數值會反映電極的尺寸、組成和放置，以及皮膚的前置準備、帶通和陷波濾波器、整流、積分和總雜訊（Shaffer, 2022），在這些變項的影響下，在某一臺儀器測得 SEMG 爲 5μV，很可能在另一臺儀器上卻變成 8μV。因此，SEMG 的振幅屬於相對測量，相比之下溫度則屬絕對測量，因爲兩個溫度計應當測量到相同的室溫。

時間常數（Time Constant）：生理回饋儀有一個可選擇的時間常數，決定所呈現的生理訊號是根據前一段測量時間區間的平均值。在神經肌肉復健相關的測量中，設定較短的時間常數（如：0.5 秒）來呈現微小和快速變化，可能更有價值；但放鬆訓練則更適合選用較長的時間常數（如：2 秒）（Shaffer, 2022）。

顯示畫面（Display）：目前已有多元的顯示畫面能夠提供豐富的訊息，以及多種引人入勝的訓練畫面提供治療師選擇，包含：自動或手動設定螢幕的量尺（Scale）——指呈現生理訊號的數值範圍，來調整生理訊號的解析度（Resolution）——指呈現生理訊號變化的程度，量尺的設定應考慮是否能提供足夠的訊息，使個案能夠辨識出訊號強度的變化，並學習自主控制。

當訊號的變化相當微小時，像是當受測者的肌肉明顯較無力，治療師可以透過增加解析度〔也稱爲增益（Gain）〕，以更清楚顯示出細微的 SMEG 變化；另一種策略是手動選擇量尺的最小值和最大值，以便在較小的範圍內仍能呈現出訊號的變化。以 SEMG 生理回饋爲例，當訊號並未產生快速變化時，可以考慮將解析度調整爲 0.1-0.25μV，可能會相對適合。

數據紀錄分析系統可針對 EEG、SEMG 和 HRV 提供功率頻譜的回饋，功率頻譜分析（Power Spectral Analysis）是將測量訊號根據設定頻率進行訊號振幅（強度）的分析，其中一種稱爲快速傅立葉轉換（Fast Fourier Transform, FFT）的分析法，便是將複合的訊號分離爲不同組成的正弦波，並計算其振幅（Shaffer, 2022）。以 SEMG 爲例，肌電位的功率頻譜圖會顯示出當肌肉隨著時間增加而持續收縮，會因爲肌肉疲勞而使肌肉活動的平均頻率下降。Glazer 與 Hacad 指出，針對失禁、骨盆疼痛和性功能障礙患者進行 SEMG 生理回饋評估與訓練的案例研究中，發現個案在訓練後的肌肉收縮模式和骨盆肌肉活動的頻譜分布皆回歸正常（Glazer & Hacad, 2012; Hacad & Glazer, 2012）。

形塑表現（Shaping）：生理回饋治療師通常會系統性的調整閾值或目標，以規律地形塑個案的表現。形塑是透過逐漸增加要求以逐步達到所設定目標行爲的一種行爲技術，舉例來說，如果要訓練個案將 SEMG 維持在 1μV 以下，治療師可以先手動將閾值設定在 5μV，或讓系統根據個案的連續表現自動計算出一個閾值，原則上初始閾值應設定爲接近個案基準期的肌肉活動強度。在 SEMG 生理回饋訓練中，可以設定停止聲音回饋代表肌電活動低於初始閾值的獎勵，若個案能成功維持低於閾值超過 70 % 的時間，治療師可以手動或由系統自動將閾值下修至更具挑戰性的 2.5μV，因此 SEMG 必須低於 2.5μV 才能使回饋的聲音暫停，這種漸進式調整閾值的做法，即是運用形塑的行爲技巧（Olton & Noonberg, 1980）。

7. 影響 SEMG 的雜訊

主要可能干擾肌電位測量雜訊，包括：電源、心跳、移動和串音（Crosstalk）干擾，治療師必須以目視的方式檢查原始訊號，而不能單純只看數值。

電源雜訊（Power Line Artifact）：電源雜訊可能來自壁式插座和日光燈等電源，可以透過調整設備位置、皮膚的前置準備（維持低且平衡的阻抗）、使用雙電極測量、設定較窄的帶通（如：設定 100-500Hz 而非 20-500Hz）、設定 50/60Hz 的陷波濾波器、使用能主動屏蔽雜訊的碳塗層電線、移除未使用的感測器、選擇具有較佳的差動輸入阻抗和共模抑制的肌電圖儀等方式來最小化電源雜訊。

心跳雜訊（ECG Artifact）：當 SEMG 感測器放置在上肢或軀幹上偵測到心跳的 R 波（QRS 複合波中第一個向上的棘波）時會產生心跳雜訊，尤其在斜方肌位置特別容易出現。心跳雜訊的頻率範圍落在 0.05-80 Hz，其特色是訊號中會出現與心跳速率一致的規律波動，可以透過將感測器放置在身體右側或遠離心臟至少 1 公分，以及使用陷波濾波器和較窄的帶通來最小化心跳雜訊。

無線電頻率雜訊（Radio Frequency Artifact）：電視或電腦顯示器的前端會產生向外輻射的無線電，或是手機也會產生無線電。可以透過以下步驟來控制無線電頻率雜訊：(1) 移除不會使用到的感測器及線路；(2) 將手機關機；(3) 讓儀器遠離可能產生高頻無線電的相關設備，或將儀器放置在螢幕的後面或側邊，且距離其前端至少 0.6 公尺（2 英尺）；(4) 使用 40 Hz 高通濾波器、差動放大器、1 兆歐姆以上的差動輸入阻抗以及光纖；(5) 維持低且平衡的皮膚電極阻抗；(6) 安裝法拉第籠（Faraday Cage；一種有效阻止電磁波進入的金屬或良導體製成的籠子）。

靜電雜訊（Electrostatic Artifact）：在溼度低的環境中常會出現靜電，可以使用防靜電地墊，或是在像是鍵盤這類容易受影響的周邊裝置噴灑防靜電噴霧，也可以在觸碰生理回饋儀之前在接地的金屬物體（如：櫥櫃或管線）上釋放靜電以預防靜電產生。

移動雜訊（Movement Artifact）：當個案移動時會引發電極和電線移動而產生雜訊，若發現數值突然升高或觀察到高振幅的波形時，很可能是受到移動雜訊的干擾，可以透過測量前的指導語請個案盡可能避免移動，以及在測量過程觀察其行為以確認對指令的配合度，並且使用電極膠布和膠帶將感測器和電線黏貼在椅子上來減少移動雜訊的干擾。

串音雜訊（Crosstalk Artifact）：串音雜訊是指測量點附近的 SEMG 活動汙染到目標位置的 SEMG 訊號，除了另外使用第二組 SEMG 來監測相鄰肌肉的活動之外，還可以透過沿著肌肉束的方向將電極放置在肌電位強度最高的核心區域、將電極間隔縮小，或是請個案盡可能固定姿勢並避免移動等方式以減少串音雜訊的干擾。

導電膠橋接雜訊（Gel-bridge Artifact）：當電極間隔很近時，導電膠在活動電極和參考電極之間形成電橋產生短路，進而導致數值異常的低，就是所謂的導電膠橋接雜訊。發生這種情況時，臨床工作者應移除電極，清潔皮膚和導電膠後再重新接上電極，或是也可以透過使用預塗導電膠的拋棄式電極貼片，以及拉大電極間距來避免此問題的發生（Montgomery, 2004; Shaffer, 2022）。

8. 雜訊刪除

目前的數據紀錄分析軟體已經越來越精密，可以有效幫助臨床工作者偵測和刪除雜訊。舉例來說，有的軟體具有自動偵測和標示雜訊的功能，以利進行目視檢查和刪除雜訊，或是提供內插數值作爲替換。當臨床工作者刪除或替換被汙染的資料後，系統仍可以正確計算出該次訓練的統計數據。

9. 校驗 SEMG 測量

皮膚電極阻抗能反映皮膚與電極接觸的品質，可以使用阻抗計或伏特歐姆計手動執行阻抗測試，阻抗計會發送非極化的交流電訊號，而伏特計則會發送直流電訊號，兩種儀器皆提供可比較的測量結果。不過目前的數據紀錄分析系統一般都有自動執行阻抗測試的功能。

在 SEMG 的雙電極測量中，可以得到兩個活動電極及共用參考電極之間的阻抗，兩次測量得到的數據一般會落在千歐姆的範圍內，較保守的原則是電阻應小於 5 千歐姆（Andreassi, 2007）。

行爲測試（Behavioral Test）也稱爲追蹤測試（Tracking Test），是用來確認 SEMG 數值是否眞實反映個案的肌肉收縮，做法是請個案短暫用力再放鬆測量位置的肌肉。舉例來說，當 SEMG 電極放置在額頭時，可以向個案說明以下的指導語：「請輕輕縮緊額頭的肌肉幾秒鐘，然後再鬆開。」正常狀況下的 SEMG 訊號會在肌肉縮緊時上升、在肌肉鬆開時下降。此外，也可以透過行爲測試確認從電極到主機的各個部件是否爲一個完整的訊號傳送鏈，以及訊號輸入的頻道和軟體的選擇是否正確（Shaffer, 2022）。

10. 影響 SEMG 的藥物

無論是藥品或是社交娛樂用藥都會影響生理回饋測量，可能使 SEMG 增加的藥物包括：用於治療注意力不足過動症（Attention Deficit Hyperactivity Disorder, ADHD）的興奮劑、抗偏頭痛藥物、麻黃素、神經阻斷劑（如：Thorazine）、擬交感神經作用劑（如：氣喘藥、咖啡因、解除充血劑、食慾抑制劑）；可能使 SEMG 下降的藥物包括：止痛藥、抗鬱劑（如：三環抗鬱劑）、抗組織胺藥、酒精和骨骼肌肉鬆弛劑（Peavey, 2003）。

（二）膚溫

1. 膚溫的訊號來源

從手指或腳趾測到的膚溫，主要是由流經該處小動脈的血流所決定，當小動脈血管舒張、血管管徑增加時會引起溫度升高，小動脈血管收縮、血管管徑縮小時，則會引起溫度降低。

手溫高或低是由不同的血流變化機制所導致，可能會涉及神經、激素和局部區域的運作。儘管前臂有血管舒張的神經，但手指卻沒有，因此手部變溫暖主要是受循環激素和局部血管擴張的影響，Freedman（1991）指出，手部變溫暖是由非神經性的 β- 腎上腺素作用所產生；手部變冰冷主要由會使血管收縮的交感神經作用於 α- 腎上腺素受體所調節，同時，激素的循環和局部區域的因素也會使小動脈直徑縮小。

2. 膚溫的訊號偵測

膚溫感測器是一種熱敏電阻（Thermistor），將溫度轉換爲電阻值（Peper et al., 2008），其電阻會因溫度變化而改變。膚溫感測器的速度性能取決於其時間常數，意指從起始溫度達到最終溫度的 63.2% 所需的時間，一般測量溫度會需要五個時間常數。臨床上建議 1 秒以內的時間常數，能最有效地減少血管直徑變化到膚溫顯示在螢幕上之間的時間落差。

3. 膚溫感測器的連接和雜訊控制

連接膚溫感測器時應採取四項預防措施：(1) 使用透明易撕膠帶（如：

透氣紙膠帶），將感測器前端約 76 至 127 毫米（3 至 5 英寸）纏繞在個案的皮膚上，以防止體溫受到環境中空氣溫度的影響而導致數值降低，稱爲電線裸露效應（Stem Effect）（Montgomery, 2004; Peek, 2016）。(2) 當膚溫感測器放置於測量位置時（如：手指），應將膠帶覆蓋住感測器的圓頭處，並順著電線的方向纏繞，以免將手指纏繞太緊所導致的血流量下降，從而降低溫度數值。(3) 僅使用一層膠帶即可，因爲過度包覆可能會人爲地使溫度升高，此現象稱爲覆蓋效應（Blanketing Effect）。(4) 應將膚溫感測器的線路以適當的鬆緊度固定在個案的衣袖，必要時固定在椅子上，以防止因爲感測器與皮膚接觸不良，以及電線移動所產生的移動雜訊。

膚溫感測器應固定在手或腳上血管充足的位置，像是手指，或拇指與食指中間的手背上，是其中兩個常見的測量位置。

儘管目前對於測量哪個特定手部位置較佳仍存有爭議，但使用熱成像（紅外線成像）的研究發現，對大部分的人來說，並沒有一個特定部位最能反映壓力或放鬆練習成效。由於膚溫生理回饋能訓練的區域可能過於特定（即變暖可能僅限於左手食指），因此應同時或依序測量多個位置，以達到更廣泛的血管舒張效果。此外，紅外線溫度計可以在半秒內測得手指溫度，也可以作爲一種評估血管舒張廣泛程度的平價方法。

測量時應告知個案將手維持在與心臟同高處或低於心臟處，因爲如果手高於心臟的位置，溫度可能會因爲重力的關係而下降（Shaffer, 2022）。

4. 室溫雜訊

測量膚溫時，室內溫度應維持在 23℃（74℉）左右，若低於 20℃（68℉）可能會使測到的溫度下降，個案應遠離風口、避免坐在過於寒冷的位置，並有適當的頸部和膝蓋支撐。若室內有植栽也可能會促進對流。相反地，室內溫度太高則會使測到的溫度升高。在一個 32℃（90℉）的房間中，屍體的手部溫度也會是 32℃（90℉）。

5. 校驗膚溫測量

可以使用酒精或水銀溫度計作爲測試膚溫感測器準確性的參考，將膚溫感測器放在水銀溫度計旁，比較兩者測得的室溫值，兩者差距應落在

0.56℃（1°F）以內；或透過行爲測試確定顯示的溫度能否正確反映溫度變化，當輕輕對感測器前端圓頭處吹氣使其增溫時，溫度訊號應升高，停止吹氣時溫度訊號應降低。

無法有效偵測溫度常見的原因爲膚溫感測器損壞，若膚溫感測器與參考溫度計測得的數值明顯不同或未能通過行爲測試，應嘗試排除故障並更換感測器。在臨床使用膚溫生理回饋時，螢幕顯示的解析度應至少爲0.56℃（1°F）（Shaffer, 2022）。

6. 基準期測量

基準期是一個標準化的測量階段，在此期間沒有提供個案回饋，也沒有給予個案放鬆或調整呼吸的指令。若爲研究目的，基準期應確保溫度的變化幅度穩定維持在 0.28℃（0.5°F）以內長達 5 分鐘的時間，所需時間會因人而異，一般在 23℃（74°F）的室溫下要達到穩定可能需要耗費 15 到 45 分鐘。考量到臨床實務的限制，訓練療程的基準期通常只有短短的 5 分鐘，如果個案在訓練開始前還沒有穩定下來，那麼訓練期間的膚溫增加有可能只反映出適應室溫的過程，而非個案眞的具有自我調節能力（Shaffer, 2022）。

7. 影響膚溫的藥物

會使皮膚溫度增加的藥物包括：止痛藥、抗焦慮劑、阿斯匹靈藥物、酒精、安眠藥（如：巴比妥酸鹽類）、骨骼肌肉鬆弛劑、交感神經抑制劑（如：心血管、抗高血壓和抗心絞痛之藥物）和甲狀腺素。會使皮膚溫度下降的藥物包括：ADHD 興奮劑、三環類抗鬱劑、抗組織胺藥、偏頭痛藥、麻黃素、尼古丁和擬交感神經作用劑（如：氣喘藥、咖啡因、解除充血劑、食慾抑制劑）（Peavey, 2003）。

（三）膚電（以下簡稱 EDR）

膚電生理回饋中的膚電也被稱爲皮膚電反應（Galvanic Skin Response, GSR）、皮膚電導（Skin Conductance, SC）、皮膚電阻（Skin Resistance）、皮膚電位（Skin Potential）、皮膚電位（Electrodermographic）。

1. 膚電的訊號來源

膚電活動是來自於外分泌汗腺，在手掌和腳底處最密集，且主要受交感膽鹼性神經纖維所支配。Edelberg（1993）所提出的毛孔閘門模式（Poral Valve Model），解釋汗腺中汗液增加如何產生膚電活動（Electrodermal Activity, EDA）。

2. 膚電的訊號偵測

膚電活動可以使用三種方法測量：電導、電阻和電位，電導和電阻是透過從身體外測量經過皮膚的電流。每種測量方法都能夠反映膚電活動的水準（Level）——量化一段時間區間內膚電的平均振幅；以及對刺激的反應（Response）——代表自發或由刺激引發的階段性膚電變化。無論是使用電導、電阻還是電位來測量，刺激到引發膚電反應約需 1 至 3 秒的時間，而電導和電阻的數值會隨電極測量處的表面而不同，皮膚電位的數值則不會。

皮膚電導代表外部電流經過皮膚的容易程度，可以用皮膚電導水準（以下簡稱 SCL）和皮膚電導反應（Skin Conductance Response, SCR）來表示，單位爲 $\mu S/cm^2$，一般 SCL 會落在 $1\text{-}30\mu S/cm^2$ 的範圍。

皮膚電阻（即電導的倒數）也被稱爲皮膚電反應，代表抵抗外部電流產生的程度，可以用皮膚電阻水準和皮膚電阻反應（Skin Resistance Response, SRR）來表示，一般 SRL 會落在 10-500 $Kohms/cm^2$ 的範圍（Hassett, 1978）。

皮膚電位是直接偵測內源性的膚電活動，須將活性電極放置在活動部位（如：手掌表面）並將參考電極放置在相對不活動的部位上（如：前臂）（Stern et al., 2001），以偵測汗腺和身體組織之間的電壓差（Hassett, 1978）。一般 SPL 會落在 +10 至 -70 mV 的範圍（相對於不活動的參考電極）（Stern et al., 2001）。

3. 測量膚電的電極

爲避免降低電導值，膚電電極應是非極化的（不應分離電荷），在電極的製作上會使用銀／氯化銀或鋅／硫酸鋅電極來減少極化現象，銀／氯化銀電極也常用於測量腦波（EEG）和肌電（EMG）。

電極可測量的區域越大越好，因爲較大的測量範圍可以降低阻力並將電流傳播到更多汗腺，從而減少汗腺刺激（Stern et al., 2001）。接在手掌或腳底處的標準電極直徑範圍爲 1.5-2 公分（0.59-0.79 英寸），接在手指的電極直徑通常爲 1 公分（0.39 英寸）以內（Andreassi, 2007）。治療師可以使用 EMG 的電極貼片、手術膠帶或鬆緊帶固定膚電電極，威扣牌（Velcro）的魔鬼氈也常用在連接手指的膚電電極。

常用的手指放置位置是食指和無名指，可將魔鬼氈舒適服貼地纏繞手指。此外，推薦將感測器電線朝向身體擺放，以避免電線在測量過程造成的麻煩和干擾。用來協助傳導電流的導電膠應含有不超過 0.05 莫爾濃度的鹽水（Hugdahl, 1995），若使用用於腦波或心電圖的導電膠，應小心濃度接近飽和可能會使數據失真。

電極一般連接在有最高密度外分泌汗腺的手掌、手指或腳底等處，可以是雙電極或單電極的（Hugdahl, 1995）。雙電極測量中，兩個電極都放置在手掌或手指處，且手指的第二指節可能較第一指節佳，因爲第二指節發生皮膚磨損或割傷導致皮膚特性改變而影響測量的機率較低。

在單電極測量中，一個電極置於可產生膚電活動的位置上，另一個電極則放置在外分泌汗腺較少的非活動部位上。當存在 50/60Hz 的電源雜訊時，可以在身體同一側的非活動部位（如：前臂）放置額外的參考電極（Andreassi, 2007）。臨床工作者通常也會在清潔皮膚後，將非活動部位的皮膚進行去角質（Stern et al., 2001）。

可以透過在每次治療前請個案洗手，以盡可能使膚況一致，使用肥皂和水清洗後，去除表面鹽分會使 SCL 顯著下降。

4. 個體差異

個體差異是會顯著影響膚電測量的原因之一，研究人員發現年齡、性別、種族和月經週期皆會影響膚電測量的結果（Stern et al., 2001）。「膚電易變性（Electrodermal Lability）」是指個體較高比例出現自發性皮膚電導反應的傾向，膚電易變性的個體差異會隨著測量時間拉長而相對穩定

（Cacioppo et al., 2017）。

5. 影響膚電的雜訊

膚電測量可能受到移動雜訊、皮膚狀況、室溫、呼吸等因素的影響。

移動雜訊（Movement Artifact）：當電極的接觸面積因移動而增加或減少時，會產生移動雜訊。不過這個問題對於使用已預塗導電膠的金屬電極影響不大，或是也可以透過指令請個案盡量減少移動，並讓個案坐在穩定、舒適的位置以減少移動雜訊；若是需要使用到單手的作業，感測器應放置在非慣用手上。當這種雜訊出現時，可以透過目視檢查原始波形，很容易地將雜訊與眞正的膚電活動區分開來（Peek, 2016）。

皮膚狀況：膚電測量可能會受到多種形式的膚況所影響，像皮膚表面有破損或割傷會提高皮膚電導値而導致高阻抗，癒合的組織則可能會增加表皮電阻而降低皮膚電導値（Peek, 2016），因此，可以在放置電極時避開破損、受傷或長繭的部位來防止這類問題。此外，SCL 會因爲用肥皀和水洗手後去除表面鹽分而明顯降低，因此確保個案在每次訓練前皆有清洗皮膚，可以增加測量的可靠性（Peek, 2016）。

室溫：溫度可能會使膚電的數値變高或變低，當個案感到寒冷時皮膚電導可能會降低，而溫度高於一般室溫則可能會增加 SCR（Venables & Christie, 1980）。過高的溫度和溼度可能會產生與生理心理活動無關的體溫調節現象而導致出汗（Peek, 2016）。應在訓練期間盡可能固定室溫和溼度以防止這類雜訊，或是盡可能固定在一天內的某個時間、一週中的某天，甚至是季節，加以控制環境中潛在的干擾變項（Stern et al., 2001）。

呼吸：呼吸可能很細微地影響膚電的數値，例如：快速、短淺的胸式呼吸會增加 SCR。

6. 校驗膚電測量

目前最先進的數據紀錄分析系統可以達到 ±5% 和 ±0.2μS 的精準度，除了透過行爲測試來確定測到的膚電數値能否眞實反映個案膚電活動，例如：預告個案幾秒鐘後你會拍手，而膚電活動應在告知的數秒內增加；又或是可以使用具有固定電阻的模擬電路板來測試膚電儀的準確性，將測量皮膚電導或電阻的兩個電極連接至電路板上，膚電儀應顯示此電路板的電阻值（Shaffer, 2022）。

7. 影響膚電的藥物

增加膚電活動的藥物包括：ADHD 興奮劑、偏頭痛藥物、麻黃素、尼古丁和擬交感神經作用劑（如：氣喘藥、咖啡因、解除充血劑、食慾抑制劑）；降低膚電活動的藥物包括：止痛藥、三環類抗鬱劑、抗焦慮劑、鎮靜安眠藥、骨骼肌肉鬆弛劑、交感神經抑制劑（如：心血管藥物）和甲狀腺素（Peavey, 2003）。

（四）腦波（以下簡稱 EEG）

1. EEG 的訊號來源

EEG 會同時記錄到興奮性突觸後電位（Excitatory Postsynaptic Potentials, EPSP）和抑制性突觸後電位（Inhibitory Postsynaptic Potentials, IPSP），主要發生在位於上皮質層中直徑數毫米的皮層柱錐體細胞的樹突中（Fisch, 1999）。EPSP 是神經傳導物質與受體結合導致帶正電的鈉離子流入細胞，在突觸後神經元產生往正極活化的短暫電位變化，使細胞去極化，並使神經元達到活化閾值，進而觸發動作電位。

IPSP 則是當帶正電的鉀離子流出或帶負電的氯離子流入神經元時，在突觸後神經元產生往負極活化的短暫電位變化，使細胞過極化，並使神經元更難達到激發閾值。

皮質接收到的大部分感覺訊息由視丘負責篩選並分配（Breedlove et al., 2007），平行排列的皮質錐體細胞使視丘能夠同時處理數千個神經元的去極化和過極化，進而產生電流，且可以在頭皮表層被偵測到。視丘透過相同皮層柱裡的錐體細胞樹突，同時協調 EPSP 或 IPSP 來產生 Theta、Alpha 和 SMR 波。

2. 國際 10-20 系統

國際 10-20 系統是一種測量成人腦波的標準化程序，包含 21 個紀錄活動的電極和 1 個接地電極，之所以稱為 10-20 系統，是因為兩個電極點之間的距離間隔 10% 或 20%，四個重要的標誌處為鼻根（Nasion）、枕骨隆突（Inion）、耳前點（Preauricular Point）和頂點（Vertex）。

鼻根是鼻樑的凹陷處；枕骨隆突是頭後部枕骨的突出部分；左右耳前點是位於耳前和耳垂上方的輕微凹陷處，外耳耳廓上的一塊小突起稱為耳屏（Tragus）；頂點（即 Cz）是從鼻根—枕骨隆突以及左耳前點—右耳前點這兩條假想線的交點。

國際 10-20 系統使用字母和標註代表測量位置，字母代表基本區域，包括：Fp 代表額頭或前額葉（Prefrontal）、F 代表額葉（Frontal）、C 代表中央（Central）、P 代表頂葉（Parietal）、O 代表枕葉（Occipital）、A 代表耳朵（Auricular），標註 z 表示鼻根到枕骨隆突的中線位置。標註數字的範圍從 1 至 8，隨著與中線的距離增加、數值越大；奇數代表左側、偶數代表右側（參見圖一）。

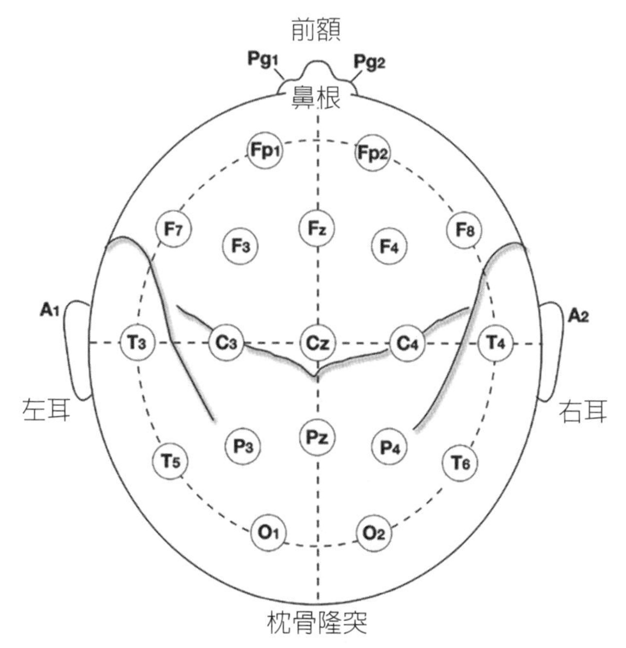

圖一　國際 10-20 系統的電極置放位置

國際10-20系統爲計算鼻根－枕骨隆突以及左耳前點－右耳前點的長度，19個活動電極的位置占此兩長度的10%或20%。兩個參考電極通常放置在耳垂上（Andreassi, 2007）。

3. 測量EEG的電極

建議使用銀－氯化銀製的金屬圓盤電極，因其電極雜訊相對較低，銀－氯化銀電極有助於在記錄極慢腦波頻率的穩定性。臨床工作者應使用相同電極，以盡量減少阻抗不平衡所產生的雜訊；若測量超過30分鐘，應使用電極膠布固定電極。

4. EEG測量方法

進行神經回饋訓練的治療師可以使用單電極或雙電極的方式測量EEG。

單電極測量會使用一個活動電極和一個接地電極，活動電極放置在已知會產生腦波的位置上（如：Cz），接地電極則放置在非腦波訊號源且較不會產生電活動的部位上（如：耳垂）。實際上，接地電極可能包含兩個耳垂電極的組合，並透過線路連接或軟體計算的方式作爲連耳參考電極（Linked-ears Reference）（Ray, 1990）。

雙電極測量會使用一個活動電極和一個參考電極來計算兩者的電位差，且兩個電極都放置於會產生腦波訊號的電場中（如：活動電極和參考電極都放置在頭皮上），並分別放置在頭皮的兩個位置，或是一個置於頭皮，另一個置於不會產生腦波訊號的耳垂或顳骨乳突處，以保存相位同步訊號（Phase-synchronous Signal），也就是波峰和波谷重合的腦波訊號。

參考電極是一個相對於活動電極的差動電極（活動電極減去參考電極等於測得的腦波訊號）。在雙電極組合範式中（Bipolar Montage），參考電極放置在電場中；在參考組合範式中（Referential Montage），參考電極放置在相對不會產生電活動的位置上（如：耳垂）。

5. 皮膚前置準備

首先，輕輕擦拭皮膚以去除會減弱腦波訊號的角質、汙垢和油脂，可將去角質膠塗在棉棒或紙巾上，畫圓搓揉直到皮膚略微變紅。再來，在電極杯填充適量導電膠，並將電極固定於頭皮上。在耳垂部分亦重複上述準備步驟，並確保耳夾電極覆蓋足量的導電膠。

6. EEG 的訊號特徵

EEG 訊號可以用頻率（Frequency）、振福（Amplitude）、功率（Power）、相位（Phase）、同步性（Coherence）、相關性（Co-modulation）和振幅不對稱性（Amplitude Asymmetry）。

頻率：頻率是指一秒內完成週期性變化的次數，頻率越高、波長越短。快速皮質電位的範圍落於 0.5-100 Hz，主要使用的頻帶包含 Delta、Theta、Alpha、Sensorimotor Rhythm（以下簡稱爲 SMR）、Beta 和 Gamma，大範圍從 3.5 Hz 以下的 Delta 到 36-44 Hz 的 Gamma，而 Theta、Alpha、Beta 則是細分爲其中較窄的頻帶，不同頻帶可能反映特定的行爲歷程。應注意不同的常模資料庫可能以不同的頻率範圍來定義上述頻帶。

Delta 是一種高度同步的腦波，頻帶介於 0.5-3.5 Hz，是 1 至 2 歲嬰兒的主要腦波，或在兩歲後的第三階段睡眠下[1]出現，也與腦傷和腦腫瘤有關。被診斷有學習障礙的個案也可能會呈現較多的 Delta。

Theta 是一種高度同步的腦波，頻帶介於 4-7 Hz，是 2 至 6 歲一般兒童的主要腦波，或在成人半睡半醒、快速動眼睡眠階段、經驗入睡前的心理意象等狀態下出現。當個體集中注意力、進行思考分析、知覺訊息或被催眠時，也可能會呈現較多的 Theta。

Alpha 是一種高度同步的腦波，頻帶落於 8-13 Hz。必須特別注意的是，Alpha 是由其型態而非其頻率所定義。約有 75% 的人在清醒且放鬆狀態下會出現 Alpha，主要出現在後腦，尤其枕葉的位置。當個體在解決複雜問題、移動或將視線聚焦於特定物體上，Alpha 會被低振幅、非同步的 Beta 所取代，這個現象稱之爲 Alpha 中斷（Alpha Blocking）。

---

[1] 第三階段睡眠（Stage 3 Sleep）是深度睡眠狀態，此睡眠階段的特性是不易喚醒、肌張力降低、呼吸頻率變慢。快速動眼睡眠（REM sleep）的特性則是眼球會快速移動，與做夢、心跳速率變快以及淺而快的呼吸有關。

SMR 是一種高度同步的腦波，頻帶介於 12-15 Hz，只會出現在感覺動作皮質區（即中央溝），當肌肉呈現放鬆狀態和抑制動作時 SMR 會增加。在同樣頻帶範圍內，SMR 的型態會類似於睡眠紡錘波，因此可根據型態和 Beta 進行區別（Sterman et al., 2010; Soutar & Longo, 2011; Wyrwicka & Sterman, 1968）。

Beta 是一種非同步的波，又可分爲低頻 Beta（Low Beta, 13-21 Hz）和高頻 Beta（High Beta, 20-32 Hz），當在處理訊息而對特定刺激做出反應時，視丘一皮質迴路會活化、Beta 會增加。動作產生也會使 Beta 增加、SMR 下降。若頻率介於 36-44 Hz 範圍中，則被稱之爲 Gamma，當個體頓悟出有意義的潛藏訊息時，Gamma 則會增加。

判讀腦波應該要根據波的型態、頻率、位置，以及局部活動以外的其他電極點和整體腦波來綜合解釋，也應該要確認特定活動下的狀態或作業、是否有使用會影響腦波的藥物或物質，以及個案的主觀經驗（Shaffer & Moss, 2006）。

7. EEG 的訊號處理

EEG 會經過差動放大器、第一個單端放大器、濾波器、第二個單端放大器降行訊號處理，透過濾波得以排除不需要的腦波頻率，以偵測臨床上感興趣的腦部活動，同時最大限度地減少雜訊和失眞。

濾波器：腦電圖儀一般有三種濾波的方式：低頻、高頻和陷波濾波器。低頻濾波器可以排除慢波活動，因爲較高頻率的振幅不會被改變，所以也稱爲高通濾波器。高頻濾波器可以排除快波活動，因爲較低頻率的振幅不會被改變，所以也稱爲低通濾波器。陷波濾波器則可排除特定窄頻內的頻率，如：50/60 Hz 的電源訊號干擾。濾波器分成類比（Analog）或數位（Digital）的設計，類比濾波器是依靠電阻器、電容器、電晶體等電子元件組成的物理電路達到濾波功能；數位濾波器則使用數位運算元件來排除不需要的頻率，像是數位訊號處理（Digital Signal Processing, DSP）晶片。快速傅立葉轉換便是一種數位濾波法，可將複合的腦波訊號分解爲不同組成頻率的訊號（Fisch, 1999）。目前大多採用數位分析軟體的方式，將原始腦波訊號進行數學運算和處理（Collura, 2014; Smetanin et al.,

2018）。

8. EEG 訊號特性

EEG 訊號的測量包含了強度（Strength）、相位（Phase）、同步性（Coherence）、相關性（Co-modulation）和振幅不對稱性（Amplitude Asymmetry）。

強度代表腦波訊號中包含的能量，可用幅度（Amplitude，單位爲 μV）或功率（Power，單位爲皮瓦）表示。皮瓦＝微伏 ^{2} × 6.65（Thompson & Thompson, 2003）。高振幅或功率意味著大量神經元同時去極化和過極化。

相位是指腦波波形的波峰和波谷重合的程度，取決於皮層神經元網絡之間訊號傳輸的速度，以毫秒爲單位（La Vaque, 2003）。相位的範圍從 0° 到 180°，0° 代表兩個訊號完全同步出現，波峰和波谷完全重合，180° 代表兩個訊號完全相反，當第一個訊號處在高點、第二個訊號處在低點；而當第一個訊號處在低點、第二個訊號處在高點。

同步性是兩個測量點的腦波訊號之間的相關性，將相關平方後會產生範圍從 0 到 1 的數值，以測量兩訊號之相位關係的穩定性，也就是指兩訊號來自於同一個來源的機率。高同步性代表兩訊號是高度同步、一致的，無論兩者的相位關係是完全同相位或是 90 度相位差（La Vaque, 2003）。

相關性是指特定狀態下（如：閉眼）特定頻帶的振幅隨著時間在不同測量點之間的相關性，數值落於 1 到 -1 的範圍，兩點之間的相關性越高，代表功能性連結越強。相關性分析允許治療師進行個體內的比較或個體間的常模比較（Sterman & Kaiser, 2001）。

振幅不對稱性是指特定頻帶的訊號強度在兩個測量點之間的差異，如：Davidson（1995）提出對壓力傾向產生負面情感反應的個體會有較高的額葉 Alpha 不對稱，Baehr 與 Rosenfeld（2003）訓練鬱症患者降低 F3-F4（左額葉—右額葉）的 Alpha 不對稱性，參與者在訓練後的憂鬱症狀有所改善。

9. EEG 顯示畫面

EEG 資料段（Epoch）是腦波訊號的採樣區間，透過資料段的編號便於標定出測量中特定的時間點。將腦波進行量化時最常使用一秒鐘的資料段，一般來說應至少測量60個未受雜訊干擾的資料段以進行有效評估（La Vaque, 2003）。

10. 時間常數

EEG 時間常數是指測量系統反應變化的速度，該常數代表顯示的數值是根據前一段時間區間的腦波訊號進行平均，Collura（2000）建議在腦波訊號測量到顯示之間的延遲應維持在 20 到 100 毫秒，以確保腦波訊號活動與回饋之間的關聯性。

11. 頻譜分析

EEG 的頻譜分析是根據腦波頻率爲 X 軸、腦波振幅爲 Y 軸、時間爲 Z 軸，三者之間的關係所繪製而成。

12. 量化腦波

量化腦波（Quantitative EEG, QEEG）是在多個測量點針對皮質活動進行採樣，通常至少有 19 個測量點，並以數位化的方式分析原始腦波資料，常見以即時的顯示方式提供多個變項的即時回饋。

> 「對腦波使用電腦及數學運算進行量化分析的程序後，輸出得到的結果爲 QEEG。」（Collura, 2019, p. 279）

QEEG 可以計算出多個測量點之不同頻帶的振幅、功率以及比值，也可以計算出多個腦區之間的左右不對稱性、同步性和相關性，並繪製出腦圖譜（Brain Mapping），作爲提供神經回饋訓練方向的指引。

(1) 將LORETA應用於評估和訓練中

EEG 的量化分析技術經過不斷更新改良後，目前發展出的其中一種技術是將測得的表層腦波數值反推並定位出三維的訊號來源，稱之為低解析度電磁斷層（Low Resolution Electromagnetic Tomography, LORETA），根據表層腦波為基礎，進一步確認產生訊號的深層大腦區域或結構。目前發展出的微處理器使得 LORETA 可以即時運算，提供個案深層腦部活動的即時回饋，並對該訊號的來源進行訓練。

(2) QEEG對神經回饋訓練的影響

在治療 ADHD 時，治療師會檢查特定腦區像是 Theta 和 Beta 振幅之間的比率。根據 Lubar 最初提出的 ADHD 方案，強調訓練增加 SMR 和 Beta 頻帶的活動，同時降低 Theta 頻帶的活動（Lubar & Shouse, 1976; Lubar & Deering, 1981），之後，Lubar 指出伴隨注意力問題的大腦皮質激發模式具有高度異質性，並提倡使用 QEEG 評估作為基準，他強調：

> 「我們目前已從單純減少慢波和增加快波（Beta）活動的傳統神經回饋方案，進展到透過更仔細地觀察 QEEG 的評估結果，無論特定異常的腦部活動出現在大腦皮質的任何位置，訓練的目標是在有異常活動的位置將腦波訓練回正常範圍。」（Lubar, 2003, p. 354）

在 QEEG 早期的發展階段，Johnstone 等人（2002）提倡將 QEEG 作為治療前的評估基準，並制定臨床介入的方案。逐漸地，實務上也有越來越多的神經回饋訓練有效運用初始 QEEG 評估的結果，其優點在於可以最大程度的避免將訓練浪費在調整訓練位置與頻帶的試誤過程，也能提供重要的臨床訊息，或是提早發現潛藏的神經相關問題，例如：早期失智、癲癇、腫瘤、代謝性或中毒性腦病變（Johnstone et al., 2002）。此外，QEEG 也使得治療師從訓練單一大腦皮質位置的振幅，能夠進一步訓練不同腦區之間的連結性，舉例來說，Thornton 發現自閉症類群障礙症患者（Autism Spectrum Disorders, ASD）患者中，相對一致的在額葉區域中呈現高度連結（Hyper-connectivity）以及與遠程區域間呈現低度連結（Hypo-connectivity）（Thornton, 2019, p. 310），而建議訓練 ASD 的大腦連結，因此，結合 QEEG 的神經回饋訓練可針對特定腦區，訓練增加或減少不同腦區之間的連結。

(3) 即時Z分數訓練（Live Z score Training）

Z 分數計算軟體的出現提供了 QEEG 在臨床治療中進一步的應用（Thatcher & Lubar, 2008）。Z 分數是一種計算目前數值與平均值差距的統計方法，+1.0 的 Z 分數代表測得訊號比平均值高出一個標準差。舉例來說，在 Cz 處的 Alpha 振幅除了可以用微伏表示其強度外，也可以用 Z 分數來表示此時的腦波活動高於或低於平均值的程度。

Z 分數也可以使用多種方式呈現，包含：一個或多個頻帶、一個或多個電極點組合出的振幅、不對稱性、同步性 Z 分數。通常個案只需要注意單一個 Z 分數，可能是以數值、長條圖，或是當 Z 分數往期待的方向改變時，可啟動飛機飛行的動畫。Z 分數可能同時涵蓋數十、數百個變項，產生一個代表與常態距離的複合指標，而訓練是要促進大腦同時調節皮質功能的多個向度，直到螢幕上的 Z 分數產生明顯改變。個案在這個過程中可能只會單純經驗到自己是否能夠降低長條圖或是成功駕駛飛機，並且注意自身功能或症狀在 Z 分數訓練後是否有改善或減輕。

要計算 Z 分數會需要一個腦波常模的統計資料庫，且每個向度會有一個平均值代表健康或正常的大腦，Z 分數軟體將受測者目前測得的腦波數值與常模進行比較，根據所選擇的電極點和參數計算出一個總和的 Z 分數。

治療師可以結合使用 LORETA 和 Z 分數的技術，以引發多個布羅德曼分區（Brodmann Area）中特定大腦網絡的變化（Thompson & Thompson, 2019）。Thompson 與 Thompson 指出：「不同腦區之間的聯繫是促進個案的大腦功能產生重大改變的關鍵。」（p. 272）Collura 也對此提出類似的觀察：「……是獎勵大腦進行更複雜的運作和轉換的機會。」（Collura, 2019, p. 297）這些技術的進步，也代表目前的神經回饋訓練已超越早期僅在單一腦區訓練增加或減少 Theta 和 Beta 振幅。

13. 影響 EEG 的雜訊

主要會干擾腦波測量的雜訊來源，包括：電源、橋接、心跳、睏睡狀態、電極彈出、靜電、肌肉活動、眼動、誘發電位、移動、無線電、呼吸、流汗、舌動和吞嚥。

電源雜訊（Power Line Artifact）：電源雜訊可能來自於壁式插座和日光燈等電源，可以透過調整設備位置、皮膚的前置準備（維持低且平衡的阻抗）、使用雙電極測量、設定 50/60 Hz 的陷波濾波器、使用能主動屏蔽雜訊的碳塗層電線，以及選擇具有較佳的高差動輸入阻抗和共模抑制設定來最小化電源雜訊。

橋接雜訊（Bridging Artifact）：當使用太多導電膠、個案出汗過多或頭皮太潮溼導致相鄰電極之間出現短路時，會產生橋接雜訊，使得在參考組合範式中相鄰電極呈現完全相同的訊號，或是在雙電極組合範式中相鄰電極的訊號呈現水平直線。可以透過接儀器時塗抹適量的導電膠，並請個案前來時盡可能維持頭髮的乾爽，以減少這類雜訊的出現（Thompson & Thompson, 2003）。

睏睡雜訊（Drowsiness Artifact）：睏睡雜訊是指在腦波中出現睡眠第一或第二階段特徵的現象，呈現額葉 Theta 或 Thalpha（即同時包含 Theta 與 Alpha 的皮質活動），以及因爲睏睡產生的尖刺狀棘波（頭頂銳波，或稱爲 V 波），當這些變化與枕葉 Alpha 波減少同時出現，便有睏睡的高度可能。若在訓練期間發現睏睡雜訊，應暫停測量並請個案稍微活動手腳以維持清醒；也可以讓個案測量前一日提早休息或盡量睡滿九個小時，以避免睏睡（Thompson & Thompson, 2003）。

心跳雜訊（ECG Artifact）：心跳雜訊是在頭皮測量表層腦波活動時，腦波訊號受到心血管系統產生的強烈電訊號汙染，心跳雜訊的頻率範圍可從 0.05-80 Hz，且透過 Beta 影響 Delta。由於心跳雜訊可以同時被多個電極所偵測到，因此在腦波圖上會呈現更明顯的同步性，可以透過檢查含有原始腦波的線圖記錄器、數據採集系統或示波器來偵測。當腦波圖中出現心跳雜訊的干擾，一般會與心臟左右心室去極化產生的肌肉收縮同步，顯示出約每秒重複一次的波。可以使用以下步驟控制心跳雜訊：(1) 使用

40Hz 的高通濾波器和差動放大器；(2) 透過數位運算排除心跳複合波；(3) 使用頭部以外的頸－胸作爲參考點；(4) 保持低且平衡的皮膚電極阻抗（Fisch, 1999）。

電極彈出雜訊（Electrode Pop Artifact）：當電極突然與頭皮分離時出現，可以看到在該電極點的訊號產生突然的大偏移，即爲電極彈出雜訊。可以透過確認阻抗、電極與電線的完整性和位置，來確認是否有這個問題（Thompson & Thompson, 2003）。

靜電雜訊（Electrostatic Artifact）：在乾燥的環境中，移動時身體與地墊或衣服的摩擦會產生靜電雜訊，可能導致部分腦波受到汙染，甚至是整筆資料無法使用。可以透過以下方法控制靜電雜訊：(1) 要求治療師與個案皆避免穿著尼龍製的衣服和避免使用髮膠；(2) 不使用尼龍製的地墊；(3) 使用加溼器避免環境過於乾燥；(4) 在地墊上噴灑防靜電產品；(5) 安裝防靜電的地墊。

肌肉雜訊（EMG Artifact）：肌肉雜訊是來自骨骼肌以容積傳導方式產生肌肉活動的訊號，並干擾腦波訊號的測量，影響的頻率範圍可能從 2-1000 Hz，雖然強力的肌肉收縮會影響到所有頻帶，但對 Beta 的影響最大。在螢幕顯示上，肌肉雜訊通常會比 Beta 的振幅更大。

眼動雜訊〔Electrooculogram(EOG) Artifact〕：眼動雜訊是因眨眼、眼球顫動或移動產生的電位而汙染腦波訊號的測量。眼球運動的方向會影響眼動雜訊的形狀，當眼球垂直運動時，EEG 會呈現相對爲方波的型態，而眨眼則會呈現銳波的型態（Kaya, 2021）。眼動雜訊可以透過以下步驟進行控制：(1) 保持低且平衡的皮膚電極阻抗；(2) 使用兩個專門偵測眼動的頻道（包含垂直和水平）來辨識是否有雜訊存在；(3) 手動刪除被眼動所汙染的腦波區段；(4) 使用電腦軟體中時域或頻域的校正方法（Gratton, 1998; Kropotov, 2009）。

誘發電位雜訊（Evoked Potential Artifact）：誘發電位雜訊也被稱爲與事件相關電位雜訊（Event Related Potential Artifact），反映由外在或內在事件所引發的電訊號，涉及體感、聽覺、視覺處理歷程相關的瞬間變化，而影響多個電極點的腦波訊號測量（Kaya, 2021）。Thompson 與 Thompson（2003）建議，當誘發電位的幅度超過背景腦波活動的 50% 時，就不採納該資料段，雖然誘發電位會使記錄的變異程度增加、信度降低，但事實上對於平均後數據的影響並不大。

移動雜訊（Movement Artifact）：當肢體和電極線突然移動時，可以產生頻率和振幅類似於腦波訊號的電壓，改變皮膚電極阻抗和腦波訊號。對 Delta 波的影響最大，但也可能影響到 Theta 頻帶。可以使用以下步驟控制移動雜訊：(1) 用膠帶將電線固定在個案身上或椅子上；(2) 將腦波電極固定於頭皮上；(3) 縮短電極線；(4) 請個案盡可能避免移動。

無線電頻率雜訊（Radio Frequency Artifact）：電視或電腦顯示器的前端會向外輻射無線電，可以使用以下步驟控制：(1) 讓儀器遠離可能產生高頻無線電的相關設備，或將儀器放置在螢幕的後面或側面，且距離其前端至少 0.6 公尺（2 英尺）（Montgomery, 2004）；(2) 使用 40Hz 高通濾波器、差動放大器、1 兆歐姆以上的差動輸入阻抗以及連接光纖；(5) 維持低且平衡的皮膚電極阻抗；(6) 安裝法拉第籠。

呼吸雜訊（Respiration Artifact）：快速或緩慢的呼吸都可能產生呼吸雜訊。Fried（1987）指出過度換氣會使腦血管收縮，進而產生低頻、高振幅的 Theta。使用腹式呼吸法則可能增加 Alpha。

流汗雜訊（Sweat Artifact）：當個案因流汗而使得電極與頭皮的接觸較爲浮動，即可能導致流汗雜訊，常見在額葉區的腦波產生大幅度的上下偏移。此外，外分泌汗腺活動增加也可能與交感膽鹼性的神經活動有關，常見在額顳葉區域出現持續 1 至 2 秒的單一 1-2 Hz 的慢波。這種雜訊通常是由突發、非預期的刺激所引起的（Thompson & Thompson, 2003）。

舌動和吞嚥雜訊（Tongue and Swallowing Artifact）：有肌張力障礙的患者會因爲不自主的肌肉收縮，而常出現舌動與吞嚥雜訊（Thompson & Thompson, 2003）。電偶極（Dipole）的產生是因爲舌根帶正電而舌尖帶負電，而舌頭活動時會產生電壓。一般來說，舌動較容易影響 Delta，可能在額葉或顳葉區域的全腦腦波呈現逐漸向上或向下的偏移。

14. 影響 EEG 的藥物

藥品或是社交娛樂用藥都可能使腦波出現顯著變化，像是 ADHD 興奮劑會增加 Alpha 和 Beta；三環類抗鬱劑會增加 Beta 和 Theta，並降低枕葉 Alpha；抗組胺藥會增加 Beta；輕微的鎮靜藥物（如：Valium）會增加 Beta 和睡眠紡錘波（Sleep Spindle），並略微降低 Alpha；咖啡因會增加 Beta 和 Alpha；古柯鹼會增加快波與 Alpha；酒精會將 Beta 增快到 20Hz 以上，並降低 Thalpha 和 Alpha；鋰鹽會使腦波整體一致的變慢，並增加較慢的 Alpha 和 Theta；迷幻劑〔麥角酸二乙醯胺（Lysergic acid diethylamide, LSD）〕會增加快波，並降低 Alpha；大麻會增加 Alpha，並降低 Theta 和 Beta；海洛因這類麻醉劑最初使 Alpha 變慢，隨後下降，同時增加 Delta 和 Theta；抗精神病藥物（如：Haldol、Thorazine）可能會增加腦波的同步性，或產生不同步的慢波和較慢的 Alpha；尼古丁會增加額葉 Alpha；天使塵（Phencyclidine, PCP）會增加慢波；鎮靜安眠藥〔如：速可眠（Seconal）〕會增加 Beta 和睡眠紡錘波，並略微降低 Alpha。安非他命這類的興奮劑會增高警醒度，進而增加 Beta，並間接降低 Theta；甲狀腺素會增加 Beta，並減少慢波活動；維生素 B 會加 Beta（Peavey, 2003）。

15. **校驗** EEG **測量**

在測量 EEG 時，可以使用阻抗計發送交流電到活動與參考電極，以確認皮膚與電極接觸的品質，一般來說可以手動確認，或是有的測量系統會自動執行。阻抗值較保守的標準建議應低於 5 歐姆，以確保較佳的共模抑制和靈敏度，也使不同側的同個位置可以進行有效的比較（Stern et al., 2001）。

對於 EEG 的行爲測試，主要是要確認口頭指導語所能夠引起的大腦功能變化是否反映在腦波測量上，例如：在枕葉測量時，請個案閉上眼睛（Alpha 應該增加），再睜開眼睛並凝視前方的物體（Alpha 應該減少）。

（五）呼吸

呼吸生理回饋訓練可以使用呼吸感測器（Respirometer）/ 胸腹綁帶（Strain Gauge）和二氧化碳感測器（Capnometry）兩種儀器，作爲訓練中監測和改善呼吸的方式：

呼吸感測器會附在彈性綁帶上，擇一或同時置於胸部和腹部，測量胸部和腹部相對的擴張與收縮以及呼吸頻率。呼吸波形的型態、深度和是否有出現停頓，可以反映出個案呼吸的用力程度。治療師可以透過結合儀器測得的呼吸訊號以及對個案呼吸的行爲觀察，以確認個案是否是使用反向呼吸（Reverse Breathing），亦即吸氣時腹部收縮。

呼吸感測器的主要限制是測到的數據是相對的，因爲取決於呼吸綁帶的位置和緊繃程度、個案衣服的厚度和坐姿。治療師可以同時使用 SEMG 偵測呼吸時涉及的肌肉活動（斜方肌和斜角肌），以更全面地評估個案呼吸的用力程度（Shaffer, 2022）。

二氧化碳感測器可以提供個案的末端吐氣二氧化碳（End-tidal CO_2, $ETCO_2$）之連續性訊息，即吐完氣時肺部的二氧化碳濃度。額外使用二氧化碳感測器偵測呼吸結果，能提供更完整的呼吸參考資料，舉例來說，過度用力和淺快的呼吸會降低 $ETCO_2$ 的濃度；相反的，使用緩慢且放鬆的腹式呼吸可以使 $ETCO_2$ 的濃度維持在較正常的範圍，約 5%（36 托）（Shaffer & Moss, 2006）。

1. 校驗呼吸的測量

可以藉由行爲測試確認呼吸感測器能否確實反映個案眞實的腹部起伏，透過引導個案吸氣然後呼氣，並核對呼吸訊號是否反映實際的起伏；另外亦可在取得個案同意後，將手輕輕放在個案的側腰，以確認測得的呼吸頻率是否準確。

要確認二氧化碳感測器是否確實反映個案眞實的呼吸活動，行爲測試時可以請個案淺而快地呼吸約 10 秒的時間，照理說應會顯著降低 $ETCO_2$ 的濃度，但是切勿對有心絞痛、癲癇或恐慌症診斷的個案進行，以避免引發危險！

2. 影響呼吸的藥物

ADHD 興奮劑、偏頭痛藥物、麻黃素和擬交感神經作用劑（如：氣喘藥、咖啡因、解除充血劑、食慾抑制劑）會增加呼吸頻率；酒精和鎮靜催眠藥（如：Seconal）會降低呼吸頻率（Peavey, 2003）。

（六）心跳／心跳變異

測量心跳和心跳變異率的兩種主要方法是心電圖（以下簡稱 ECG）和光體積變化描計圖。

1. 心電圖

以下將整理心電圖和心臟電生理訊號的測量程序。

(1) ECG的訊號來源

竇房結（Sinoatrial Node）和房室結（Atrioventricular Node）是兩個主要產生心跳的內部調律器。ECG 會記錄電傳導的過程，QRS 波源於心室下方的收縮性纖維去極化。判讀 ECG 時，QRS 複合波群的特徵為三個偏轉的波型，Q、R 和 S 波會快速連續出現，反映左右心室去極化所引發的心肌收縮，其中 R 波是心電圖中最明顯可見的一個垂直銳波。測得的心跳速率代表每分鐘的心跳次數，透過測量每個相鄰 R 波的波峰間隔時間（單位為毫秒）來計算（Tortora & Derrickson, 2009）。

(2) ECG的訊號偵測

ECG 活動電極可以與 EMG 電極共用，或是使用 ECG 專用的電極。置放電極前可先使用酒精棉片清潔皮膚，測量的位置有數種不同的形式，下圖介紹三種標準測量方式（圖二），許多生理回饋治療師在臨床實務上偏好使用中間的測量方式，即在左右手腕處放置活動電極、左腕上方放置接地電極，主要是因為手腕處測量可避免要求個案移除衣服，維持其衣著端莊。

(3) 影響ECG的雜訊

ECG 感測器容易受到移動雜訊的影響，治療師應將感測器固定在個案身上，並請個案盡可能避免移動，測量中仔細監測個案是否有移動，並檢查原始心跳訊號的波形是否有失真的狀況。

(4) 校驗ECG測量

前述用來校驗二氧化碳感測器的行為測試，請個案進行 10 秒鐘淺快的呼吸，同時觀察 ECG 的改變，亦適合用於確認 ECG 是否真實反映個案的心跳變化，但同樣切勿對有心絞痛、癲癇或恐慌症診斷的個案進行，以

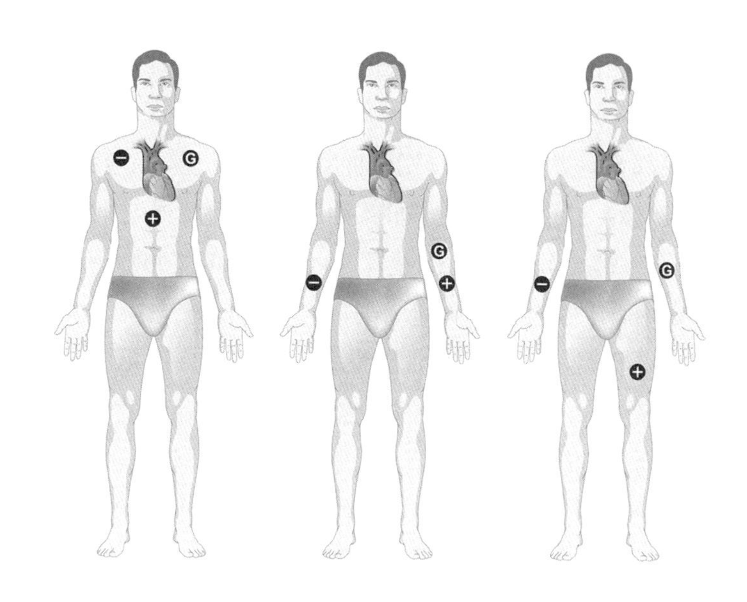

圖二　心電圖的標準置放方法

註：標示＋與－為活動電極；標示 G 為接地電極。

避免引發危險！此外，也可以將手指放在個案手腕處的橈動脈上測量 30 秒內的脈搏數，來確認心跳速率的數值是否一致。

2. 光體積變化描計圖

以下將介紹測量血液容積的光體積變化描計圖（以下簡稱 PPG），也被稱爲血液容積脈搏波（以下簡稱 BVP）感測器。

(1) PPG感測器的訊號來源

左心室收縮時，血液經過動脈分枝會產生一個壓力波，且與心電圖的 R 波一致。血液容積脈搏波代表血流的快速變化，計算方式是根據一個脈搏波的最小值和下一個脈搏波的最大值之間的垂直距離，並反映血流量和動脈血管張力。

(2) PPG感測器的訊號偵測

使用 PPG 感測器測量 BVP，是利用光學感測器偵測經過組織的相對血流量，當感測器將紅外光（7000-9000°A）投射在皮膚上，血流量較高時，會使較多的光線被吸收，進而降低反射回感測器的光強度。PPG 感測器可以放置在任何有足夠血液流經的部位，包括：耳垂、手指和陰道壁（Stern et al., 2001）。

每次心跳都會短暫增加動脈和微血管床的血流量，透過測量 BVP 訊號可得到心跳間隔（連續心跳之間的時間），若將峰值之間的時間間隔除以 60 秒，便可以轉換計算出心跳速率（Peper et al., 2007）。

測量 BVP 有兩個主要的限制，第一，測得的數值僅代表感測器置放處的血流量，可能與其他區域的血流量有很大的差異；第二，測得的數值是相對的，而無法像膚溫一樣在不同個體之間進行絕對值的比較，僅能在單一個療程中進行個體內比較，或是比較個體間的相對差異。

當膚溫感測器僅能反映出微小的溫度變化時，使用 PPG 感測器可以提供較佳的解析度，因爲 PPG 感測器對快速變化相當敏感。血管反應大的個案，其 BVP 的變化幅度很容易就下降 50-60%。此外，當個案膚溫停止上升時，若膚溫不是很低，治療師可以考慮轉而使用 BVP 生理回饋來間接提升膚溫。

(3) PPG感測器的附加元件

PPG 感測器的附加元件相當重要，否則極易受到手部位置、50/60 Hz 雜訊、環境光線、移動和壓力的影響。若是放置在手指上，可使用鬆緊帶或自黏式彈性膠帶，將感測器固定在較大手指（或拇指）單一節的指腹上。

若是放置在顳動脈處，輕輕用食指或中指按壓以檢測眼角和眉毛（靠近髮際線）處的脈搏，測量最佳位置的判斷方式爲根據個案主觀感覺脈搏最明顯處，以及在螢幕上的線圖出現振幅最高和訊號最清楚的位置。

(4) 影響PPG感測器的雜訊

肢體位置（Limb Position）會影響 BVP 的測量，PPG 感測器置放處相對於心臟的位置會顯著影響測得的 BVP 數值，若高於心臟，數值會下降；若低於心臟，數值會上升，可能與反映重力影響的靜脈充盈（Venous Filling）現象有關。

環境干擾源（如：日光燈）會產生電源雜訊，可能使 BVP 之原始訊號下降時會產生波動，最好的方法是移除會產生 50/60Hz 的干擾源，並重新調整個案的位置，以減少接收到這類訊號的可能。

當魔鬼氈或束帶纏繞得太緊，或在 PPG 感測器上施加多餘的重量會導致額外的壓力，個案常會表示能感受到手指的搏動，可能因此產生壓迫雜訊（Pressure Artifact）、降低原始訊號的振幅而得到較小的數值，可以透過重新調整魔鬼氈或束帶的鬆緊度，或減少感測器上多餘的重量，來減少這類雜訊的影響。

PPG 感測器的敏感度會受限於低溫，若個案的手很冷，很可能會無法順利測量到 BVP（Shaffer, 2022）。

(5) 行爲測試

檢查 PPG 感測器能否反映出血流變化的方式，是透過要求個案將測量的手舉到心臟水平位置以上，然後再恢復到心臟的水平位置，對應之 BVP 振幅應會呈現先下降後增加的趨勢（見圖三）。

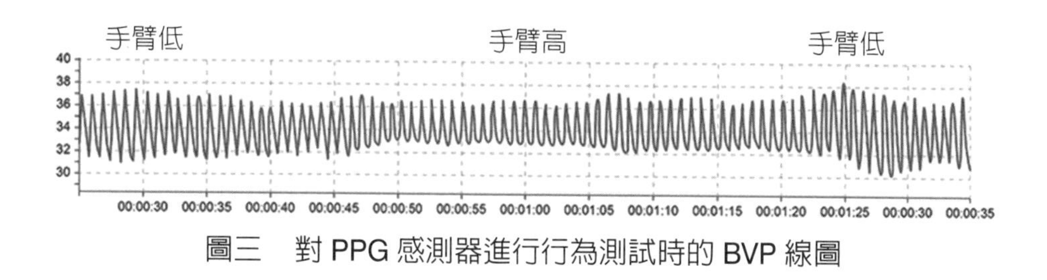

圖三　對 PPG 感測器進行行為測試時的 BVP 線圖

3. 心跳變異（HRV）

HRV 是透過檢測連續 R 波之間的間隔，並使用時域和頻域之統計數據來進行分析（Moss & Shaffer, 2016），HRV 的四個時域指標，分別是相鄰正常心跳與心跳間期的標準差（Standard Deviation of the N-to-N Interval, SDNN）、心跳與心跳間期的標準差（Standard Deviation of the Interbeat Interval, SDRR）、相鄰正常心跳間期差值超過 50 毫秒的比例（Percentage of Adjacent N-to-N Intervals, pNN50）和最大心跳與最小心跳的差值（HR Max-HR Min）。

SDNN 代表指相鄰正常心跳與心跳間期（Normal to Normal, N-N）的標準差，SDNN 的測量會反映心跳間期如何隨著時間變化，以毫秒表示。計算 SDNN 時，務必排除任何的雜訊。一般來說，計算長達 24 小時的

SDNN 會相較生理回饋訓練中短時間的測量更爲準確，且屬醫學上一種常用來估計心臟相關疾病風險的 HRV 指標（Kleiger et al., 1987; Shaffer & Moss, 2006）。

SDRR 則是所有包含正常或異常之心跳與心跳間期的標準差，亦以毫秒爲單位。

pNN50 是相鄰正常心跳間期差值超過 50 毫秒的比例，用在生理回饋訓練中時間較短的測量上，pNN50 是相較於 SDNN 更加適合的指標。要計算準確的 pNN50 至少需要 2 分鐘的測量。

HR Max-HR Min 是每個呼吸週期內最大心跳與最小心跳的差值，以次 / 分鐘爲單位。在較短時間的測量上，HR Max-HR Min 也是相較於 SDNN 更加適合的指標。

1996 年，歐洲心臟學會（The European Society of Cardiology）和北美心律和電生理學會（North American Society of Pacing and Electrophysiology）的任務小組將，HRV 頻域分析中的心跳振盪劃分爲以下頻段：

超低頻（Ultra Low Frequency, ULF）頻帶（< 0.0033Hz）反映非常緩慢的生理歷程，並且過於微弱而難以在傳統的生理回饋中進行訓練。

極低頻（Very Low Frequency, VLF）頻帶（0.005-0.05Hz）可能反映交感神經的激發，擔憂和芻思會增加極低頻的功率。

低頻（Low Frequency, LF）頻帶（0.05-0.15Hz）反映交感與副交感神經分支，以及透過壓力感受器（Baroreceptor）或血壓感受器調節血壓的影響（Lehrer, 2021），冥想和緩慢呼吸會增加低頻的功率。

高頻（High frequency, HF）頻帶，也被稱爲呼吸頻帶（Respiratory Band）（0.15-0.40Hz），反映正常呼吸速率下迷走神經的抑制和活性（Moss & Shaffer, 2019）。

(1) 行爲測試

可以透過請個案加快呼吸數秒鐘，並查看心電圖中的心跳速率是否因呼吸變快而增加，如同校驗二氧化碳感測器的行爲測試，應避免對患有心絞痛、癲癇或恐慌症診斷的個案使用此測試！

四、總結

要能夠熟練地使用生理回饋儀需要了解電的概念、生理回饋儀運作的原理、如何確保正確測量、避免觸電危險，以及生理回饋模組的生理基礎，臨床工作者必須學會運用行爲測試，以檢驗原始生理訊號的正確性，並能用自己的身體作爲測試方法來控制雜訊和排除儀器故障。

參考文獻

Andreassi, J. L. (2007). *Psychophysiology: Human behavior and physiological response* (5th ed.). Lawrence Erlbaum and Associates.

Baehr, E. & Rosenfeld, J. P. (2003). Mood disorders. In D. Moss, A. McGrady, T. Davies, and I. Wickramasekera (Eds.), *Handbook of mind-body medicine for primary care* (pp. 377-392). Sage.

Basmajian, J. V. (Ed.). (1974). *Muscles alive: Their function revealed by electromyography* (3rd ed.). Williams & Wilkins.

Basmajian, J. V., & Blumenstein, R. (1983). Electrode placement in electromyographic biofeedback. In J. V. Basmajian (Ed.), *Biofeedback: Principles and practice for clinicians* (pp. 363-377. Williams & Wilkins.

Bolek, J. (2013). Digital sampling, bits, and psychophysiological data: A primer, with caution. *Applied Psychophysiology and Biofeedback, 38*, 303-308. https://doi.org/10.1007/s10484-013-9227-4

Breedlove, S. M., Rosenzweig, M. R., & Watson, N. V. (2007). *Biological psychology: An introduction to behavioral, cognitive, and clinical neuroscience* (5th ed.). Sinauer Associates, Inc.

Cacioppo, J. T., Tassinary, L. G., & Berntson, G. G. (Eds.). (2017). *Principles of psychophysiology*. Cambridge University Press.

Collura, T. F. (2000). *Practical issues concerning EEG biofeedback devices, protocols, and methods*. http://openeeg.sourceforge.net/arch/att-0944/01-part

Collura, T. F. (2014). *Technical foundations of neurofeedback*. Routledge.

Collura, T. F. (2019). Live Z-score neurofeedback. In D. Moss, & F. Shaffer (Eds.). *Physiological recording technology and applications in biofeedback and neurofeedback* (pp. 292-300). Association for Applied Psychophysiology and

Biofeedback.

Davidson, R. J. (1995). Cerebral asymmetry, emotional and affective style. In R. J. Davidson & K. Hugdahl (Eds), *Brain asymmetry* (pp. 362-387). MIT Press.

Edelberg, R. (1993). Electrodermal mechanisms: A critique of the two-effector hypothesis and a proposed replacement. In J. C. Roy, W. Boucsein, D. C. Fowles, & J. H. Gruzelier (Eds.), *Progress in electrodermal research.* NATO ASI Series (Series A: Life Sciences, vol. 249). Springer. https://doi.org/10.1007/978-1-4615-2864-7_2

Fisch, B. J. (1999). *Fisch and Spehlmann's EEG primer* (3rd ed.). Elsevier.

Floyd, T. L. (1987). *Electronics fundamentals: Circuits, devices, and applications.* Merrill Publishing.

Freedman. R. R. (1991). Physiological mechanisms of temperature biofeedback. *Biofeedback and Self-Regulation*, 16, 95-115. https://doi.org/10.1007/BF01000184

Fried, R. (1987). *The hyperventilation syndrome: Research and clinical treatment.* John Hopkins University Press.

Fukuda, T. Y., Echeimberg, J. O., Pompeu, J. E., Lucareli, P. R. G., Garbelotti, S., Gimenes, R. O., & Apolinario, A. (2010). Root mean square value of the electromyographic signal in the isometric torque of the quadriceps, hamstrings, and brachial biceps muscles in female subjects. *Journal of Applied Research, 10*(1), 32-39.

Glazer, H., & Hacad, C. R. (2012). The Glazer protocol: Evidence-based medicine pelvic floor muscle (PFM) surface electromyography (SEMG). *Biofeedback, 40*(2), 75-59. https://doi.org/10.5298/1081-5937-40.2.4

Gratton, G. (1998). Dealing with artifacts: The EOG contamination of the event-related brain potential. *Behavior Research Methods, Instruments, & Computers, 1*(30), 44-53. https://doi.org/10.3758/BF03209415

Hacad, C. R., & Glazer, H. (2012). The Glazer interpelvic surface electromyography (SEMG) protocol in a case of male urinary incontinence and a case of female hypoactive sexual desire disorder. *Biofeedback, 40*(2), 80-95. https://doi.org/10.5298/1081-5937-40.2.5

Hassett, J. (1978). *A primer of psychophysiology.* W. H. Freeman.

Hugdahl, K. (1995). *Psychophysiology: The mind-body perspective.* Harvard University Press.

Johnstone, J., Gunkelman, J., & Lunt, J. (2002). Clinical database development:

Characterization of EEG phenotypes. *Clinical EEG and Neuroscience, 36*, 99-107. https://doi.org/10.1177/155005940503600209

Kaya, I. (2021). A brief summary of EEG artifact handling. In V. Asadpour (Ed.), *Brain-computer interface*. Intech Open Book Series. https://doi.org/10.5772/intechopen.99127

Kleiger, R. E., Miller, J. P., Bigger, J. T., & Moss, A. J. (1987). Decreased heart rate variability and its association with increased mortality after acute myocardial infarction. *American Journal of Cardiology*, 59(4), 256-62.

Kropotov, J. D. (2009). Quantitative EEG, event related potentials, and neurotherapy. Academic Press.

Kubala, T. (2009). *Electricity 1: Devices, circuits, and materials* (9th ed.). Delmar, Cengage Learning.

La Vaque, T. J. (2003) Neurofeedback, neurotherapy, and quantitative EEG. In D. Moss, A. McGrady, T. Davies, and I. Wickramasekera (Eds.), *Handbook of mind-body medicine for primary care* (pp. 123-135). Sage.

Lehrer, P. M. (2021). Biofeedback training to increase heart rate variability. In P. M. Lehrer & R. M. Woolfolk (Eds.). *Principles and practice of stress management* (4th ed., pp. 264-302). Guilford.

Lubar, J. (2003). Attention deficit hyperactivity disorder. In D. Moss, A. McGrady, T. Davies, & I. Wickramasekera (Eds.), *Handbook of mind-body medicine for primary care* (pp. 347-357). Sage.

Lubar, J. F., & Shouse, M. N. (1976). EEG and behavioral changes in a hyperkinetic child concurrent with training of the sensorimotor rhythm (SMR). A preliminary report. *Biofeedback and Self-Regulation, 3,* 293-306.

Montgomery, D. (2004). Introduction to biofeedback. *Module 3: Psychophysiological recording*. Association for Applied Psychophysiology and Biofeedback.

Moss, D., & Shaffer, F. (Eds.). (2016). *Foundations of heart rate variability: A book of readings*. Association for Applied Psychophysiology and Biofeedback.

Moss, D., & Shaffer, F. (Eds.). (2019). *Physiological recording technology and applications in biofeedback and neurofeedback*. Association for Applied Psychophysiology and Biofeedback.

Nilsson, J. W., & Riedel, S. A. (2008). *Electric circuits* (8th ed.). Pearson Prentice-Hall.

Olton, D. S., & Noonberg, A. R. (1980). *Biofeedback: Clinical applications in behavioral medicine*. Prentice-Hall, Inc.

Peavey, B. (2003). *Effects of drugs on biofeedback*. Short course presented at the 34th Annual Association for Applied Psychophysiology and Biofeedback convention, Jacksonville, Florida.

Peek, C. (2016). A primer of biofeedback instrumentation. In M. S. Schwartz & F. Andrasik (Eds.), *Biofeedback: A practitioner's guide* (4th edition, pp. 35-67). Guilford.

Peper, E., Gibney, K. H., Tylova, H., Harvey, R., & Combatalade, D. (2008). *Mastery through experience*. Association for Applied Psychophysiology and Biofeedback.

Peper, E., Harvey, R., Lin, I., Tylova, H., & Moss, D. (2007). Is there more to blood volume pulse than heart rate variability, respiratory sinus arrhythmia, and cardio-respiratory synchrony? *Biofeedback, 35*(2), 54-61.

Ray, W. J. (1990). The electrocortical system. In J. T. Cacioppo & L. G. Tassinary (Eds.), *Principles of psychophysiology: Physical, social and inferential elements* (pp. 385-412). Cambridge University Press.

Schwartz, M. S., & Andrasik, F. (Eds.). (2016). *Biofeedback: A practitioner's guide* (4th ed.). Guilford.

Shaffer, F. (2022). *Biofeedback tutor. Biosource Software*. https://biosourcesoftware.com/

Shaffer, F., & Moss, D. (2006). Biofeedback. In Y. Chun-Su, E. J. Bieber, & B. Bauer (Eds.). *Textbook of complementary and alternative medicine* (2nd ed.). Informa Healthcare.

Smetanin, N., Volkova, K., Zabodaev, S., Lebedev, M. A., & Ossadtchi, A. (2018). NFBLab: A versatile software for neurofeedback and brain-computer interface research. *Frontiers in Neuroinformatics, 12,* 100. https://doi.org/10.3389/fninf.2018.00100

Soutar, R. & Longo, R. (2022). *Doing neurofeedback: An introduction* (2nd ed.). ISNR Research Foundation.

Sterman, M. B., & Kaiser, D. (2001). Co-modulation: A new QEEG analysis metric for assessment of structural and functional disorders of the central nervous system. *Journal of Neurotherapy, 4*(3), 73-83.

Sterman, M. B., LoPresti, R. W. & Fairchild, M. D. (2010). Electroencephalographic and behavioral studies of monomethyl hydrazine toxicity in the cat. *Journal of Neurotherapy, 14*(4), 293-300.

Stern, R. M., Ray, W. J., & Quigley, K. S. (2001). *Psychophysiological recording* (2nd ed.). Oxford University Press.

Task Force of the European Society of Cardiology and the North American Society of Pacing and Electrophysiology (1996). Heart rate variability: Standards of measurement, physiological interpretation, and clinical use. *Circulation, 93*, 1043-1065.

Thatcher, R., & Lubar, J. (2008). *Z score neurofeedback. Clinical applications*. Academic Press.

Thompson, M., & Thompson, L. (2003). *The biofeedback book: An introduction to basic concepts in applied psychophysiology*. Association for Applied Psychophysiology and Biofeedback.

Thompson, M., & Thompson, L. (2019). Current practice of neurofeedback: Where we are and how we got there. In D. Moss, & F. Shaffer (Eds.). *Physiological recording technology and applications in biofeedback and neurofeedback* (pp. 249-278). Association for Applied Psychophysiology and Biofeedback.

Thornton, K. E. (2019). Neurotherapy and connectivity. In D. Moss, & F. Shaffer (Eds.). *Physiological recording technology and applications in biofeedback and neurofeedback* (pp. 309-318). Association for Applied Psychophysiology and Biofeedback.

Tortora, G. J., & Derrickson, B. H. (2009). *Principles of anatomy and physiology* (12th ed.). John Wiley & Sons.

Venables, P. H., & Christie, M. H. (1973). Mechanisms, instrumentation, recording techniques, and quantification of responses. In W. K. Prokasy & D. C. Raskin (Eds.), *Electrodermal activity in psychological research* (pp. 2-124). Academic Press.

Wyrwicka, W., & Sterman, M. B. (1968). Instrumental conditioning of sensorimotor cortex EEG spindles in the waking cat. *Physiology and Behavio, 3*, 703-707.

附錄B

降低傳染風險

本章會探討一些在臨床生理回饋與神經回饋實務中的傳染問題，若能遵循目前的衛生標準，將可以降低傳染風險，並且維護工作人員與個案的福祉。此附錄也會回顧傳染的基本概念、提出降低風險的建議程序、提供生理回饋儀與感測器最佳的衛生及維護建議，並且提供讀者更多的資源。
關鍵詞：傳染風險、生理訊號、觸電危險

生理回饋專業人員一直以來都強調生理回饋與神經回饋的使用安全性。生理回饋與神經回饋都是非侵入式的治療，也未涉及服用藥物而引發潛在副作用的問題。生理回饋介入的潛在副作用相對較少，即便是因放鬆而誘發焦慮（Relaxation-Induced Anxiety），也多是可以被處理的。然而，在嚴重特殊傳染性肺炎（Covid-19）、抗藥性金黃色葡萄球菌（Methicillin-resistant Staphylococcus aureus, MRSA）、人體免疫缺乏病毒（Human Immunodeficiency Virus, HIV）、困難梭狀芽孢桿菌（Clostridium Difficile, C-diff）普遍傳播的年代，生理回饋專業人員與生理回饋室可能因傳染由一位個案傳播到另一位個案，而造成傷害，因此，本附錄提供資訊與指引，以盡量減少傳染風險。

一、降低傳染風險的基本概念

Hagedorn、Moss 及其同事討論了感染和疾病轉移的常見傳播途徑，以及降低感染風險的推薦做法（Hagedorn, 2014; Moss et al., 2019）。在本附錄在撰寫上，除了廣泛參考這兩篇文章外，也納入生物醫學工程人員與生理回饋專業人員的專業看法。

雖然使用醫療無菌設備與消毒技術是最理想的，但是一些常見的醫療技術，並不適用於生理回饋的精密儀器和配件，例如使用高壓滅菌器將設備加熱，或把使用過的物品煮沸。同樣的，一些在醫療場域中使用的滅菌清潔產品，也可能對生理回饋配件產生不良影響。因此，建議專業人員在選擇生理回饋儀、神經回饋腦波帽和電極清潔前，應先諮詢產品供應商與製造商。

傳染病與疾病是如何傳播的呢？常見路徑包含：(1) 直接接觸皮膚、血液、黏液或汗液；(2) 直接接觸未清潔的儀器或表面；(3) 空氣傳播（飛沫或粉塵）；以及 (4) 透過血液或宿主（例如：跳蚤或蚊子）的間接傳播。上述路徑皆可能導致醫療和生理回饋執行上產生傳染相關議題，而不嚴謹的工作流程很可能會提升這些路徑的傳播，參照謹慎且有實證基礎的儀器使用方案，則可以降低傳播風險。

Hagedorn（2014）提出生理回饋專業人員可遵循美國疾病管制與預防中心（Centers for Disease Control and Prevention）和美國食品暨藥物管理局（Food and Drug Administration）的實務規定，並且使用 Spaulding 分類法（Spaulding Classification）來評定不同臨床情境的風險等級，以及依

表一　Spaulding 分類[1]

Spaulding 分類等級	接觸位置	推薦形式	生理回饋儀器
高風險（Critical）	組織；血管處	滅菌（Sterilization）	骨盆底 EMG 收縮感測器；開放性傷口之感測器放置
中風險（Semi-critical）	黏膜；過度磨損導致有傷口產生的皮膚	高層級的消毒	可重複使用具有多個感測器通道的腦波帽；單獨放置的 EEG 感測器

[1] 本篇文章獲得同意引用：D. Hagedorn, D. (2014). Infection risk mitigation for biofeedback providers. *Biofeedback*, 42(3), 93-95. ttps://doi.org/10.5298/1081-5937-42.3.06

Spaulding 分類等級	接觸位置	推薦形式	生理回饋儀器
低風險（noncritical）	完整的皮膚；非黏膜組織	中層級或低層級的消毒	拋棄式 ECG 貼片；放置在手指的溫度計；非接觸性的 EEG/ECG 感測器

註：生理回饋儀器以斜體顯示。EMG = 肌電圖；EEG = 腦電圖；ECG = 心電圖。
獲得同意引用：Hagedorn, D. (2014). Infection risk mitigation for biofeedback providers. *Biofeedback*, 42(3), 93-95. https://doi.org/10.5298/1081-5937-42.3.06

等級對應的因應措施（見表一，Hagedorn 將 Spaulding 分類編修爲生理回饋實務的使用）。依此，放置溫度感測器或是呼吸綁帶固定在完整的皮膚上或外衣上，乃是屬於低風險（Non-Critical Risk），需要低到中層級的消毒。然而，將表面肌電圖或心電圖電極放置在破損的皮膚或嚴重磨損的皮膚上，則是屬於中風險（Semi-Critical），需要高等級的消毒。在骨盆底、陰道或直腸置放感測器時，屬於高風險（Critical Risk），需要爲每個個案配置個人專用感測器，並且在使用後加強清潔。

消毒劑（Disinfectant agents）。在醫療實務中的黃金標準是滅菌，像是使用攝氏 121°（華氏 249°）高壓飽和蒸氣的高壓滅菌器，但大多數的生理回饋儀和其配件無法承受高壓滅菌，因此多使用消毒和衛生清潔的方法。消毒接近但不等同於滅菌，包含使用受管制的化學藥劑來去除大多數的微生物；衛生清潔僅透過清潔表面將微生物的數量減少到合理安全的水準。

生理回饋專業人員常使用含酒精的溼紙巾清潔儀器的表面。然而，這些溼紙巾通常是使用 20% 的異丙醇，無法有效消除孢子和穿透含有蛋白質的物質（Hagedorn, 2014）。相對的，具有一定程度消毒效果的 60-90% 酒精溶液，更適合用於辦公室的基本清潔，像使用浸泡殺菌劑的抹布效果更佳，以及像是 Metricide、Cidex、Freshnit 和 Virusolve 用以滅除生物的殺菌清潔劑。

二、治療空間的一般衛生原則

生理回饋與神經回饋專業人員大多是提供健康照護或治療特定疾病診斷的專業人員，有責任遵循衛生保健的相關規定；即便是針對提升運動表現或從事一般健康教育的專業人員，在服務個案時也應當能夠遵循健康照護領域的指引。

本章是在 2019 年嚴重特殊傳染性肺炎（Covid-19）開始肆虐全球時所撰寫的，因爲這個疫情不但凸顯了空氣傳染的風險性，也使得每日的治療室衛生顯得更加重要。在現階段疫情最爲嚴重所採用的介入方案，仍可在未來疫情趨緩時繼續沿用。Rutala 等人（2008）以及 Weber 和 Rutala（2013）整理出在健康照護領域中的感染控制指引，摘要了一些當健康照護提供者未能遵守消毒和滅菌指引時，可能遭遇的風險。

對個案進行常規且詳細的篩檢：請工作人員在打提醒電話時，詢問最近是否有發燒或生病的情況。在個案進入診間之前用紅外線溫度計量測額溫，並填寫最近是否有發燒或生病的問題列表，特別是當社區中有已知的傳染病（例如：Covid-19、流感）。在大廳和入口放置手部消毒噴劑，並且要求個案在進入診間前進行手部消毒。等候區的座椅至少要有 1 至 2 公尺（六英尺）的間距，並且在入口或等候區張貼戴口罩與維持社交距離的指引單張。

經常使用肥皂和水，或是乾洗手液清潔雙手。每當你要碰觸個案時，需要先進行手部清潔與消毒，並且在每一次治療結束後，進行更徹底的清潔。最好能夠在診間以及放置電極貼片的地方，安裝壁掛式的手部清潔噴劑方便使用。

定期清潔和消毒常接觸的表面、門把、檯面以及座椅扶手。當擦拭完表面後，不再將相同的抹布或擦拭巾使用於其他個案可能會接觸的地方，否則清潔的過程可能造成感染源的傳播。

你可以使用浸有殺菌劑的抹布頻繁地擦拭表面，然後再使用殺菌或除孢效果更強的清潔劑／消毒劑進行後續處理。像 Freshnit 或 Virusolve 的表面清潔劑比起酒精的效果更好。另外，也可以在下班後將治療室表面和設備曝曬在殺菌的紫外線燈下，但不建議將此方法作爲避免傳染的主要策略。

在已知有社區感染的時候，用紙張或清洗過的布覆蓋住椅子，也可考慮額外穿著乾淨的實驗衣。在這樣的狀態下，維持診間的舒適氛圍與避免染疫風險之間會有所取捨。

考量到有一些防疫政策可能導致個案流失，因此許多私人執業的心理治療師和生理回饋專業人員會對失約收取費用，以維持個案的留存率，但這個方式卻可能會提高罹病個案散播疾病的風險，尤其是其中一個潛在傳染源與染疫者在候診區的接觸。

當有已知的傳染源時，除了工作人員自己需配戴口罩或面罩，要求個案亦須戴口罩。若個案對戴口罩有醫療或政治的異議時，則考慮使用遠端醫療、虛擬生理回饋相關設備、提供自我調節原則與行為指引，即用遠距的方式來治療他們的臨床問題，以保障其他個案和工作人員的健康。

三、生理回饋實務的一般衛生原則

避免將表面電極放置在有傷口、疹子，或有其他問題的皮膚部位，接觸破損的皮膚會大大提高傳染的風險。當個案的醫療狀況有傳染風險時，則需要特殊的預防措施，例如困難梭狀芽孢桿菌或是庫賈氏病（Creutzfeld-Jakob Disease），這些醫療狀況的傳染風險相當高，所以建議為這些個案使用個人專屬的電極，並對相關配件進行消毒。

如果可以的話，使用拋棄式的電極貼片可大幅降低傳染風險。大部分的表面肌電圖、膚電與心電圖，皆可以使用拋棄式的貼片，且不會產生任何不便。有些生理回饋專業人員也會引導個案在當次治療後，自行取下並丟棄使用過的電極貼片。唯一要注意的是，在進行過程中務必請個案小心避免傷到電極扣。另外，務必不要重複使用拋棄式的電極貼片。

永久性使用的電極表面則應使用沾有清潔劑（含酒精或除孢與抗菌成分）的溼布擦拭，且避免浸泡到電極，否則可能會損壞其導電功能。

電極導線可以用溫水沖洗，並且懸掛晾乾。在有社區感染風險的時期，溫水沖洗後，應使用沾有消毒劑的布將電線再次清潔。電極導線可以在每次使用過後，用沾有 70-90% 的酒精的紙巾再次清潔，也可以用沾有除孢或殺菌劑的溼布不定時的清潔。當使用清潔產品時，切記不要噴灑、浸泡或潑濺在生理回饋儀器或電極導線上，而是使用有清潔液浸泡過的溼布擦拭後再陰乾。

許多不同製造商製作的膚電感測器皆會使用魔鬼氈綁帶固定，以便於測量電極可被重複使用。考慮到會增加個案之間的傳染風險，建議減少使用魔鬼氈，並使用拋棄式的電極貼片，放置於手掌或手指上，以達到理想的衛生狀態。

骨盆底肌生理回饋會產生高度的感染風險，因為其肌電圖感測器與壓力敏感感測器（Pressure Sensitive Sensors）需要放入陰道或肛門中，這類的介入方案會要求個案購買個人專用的感測器，以維護衛生安全，在初次使用以及每次使用過後皆要仔細清潔。

感測器的理想清潔方式是使用肥皂，以流動的溫水洗淨雙手，接著小心地將肥皂泡沫塗抹於感測器再沖洗乾淨。這些感測器是可以沖洗的，但注意不要讓水跑進感測器的連接盒。之後用乾淨的布或紙巾將感測器擦乾，並且讓它完全風乾後，再放回到原本的盒子中，或使用塑膠袋收納也是不錯的方法（Moss et al., 2019）。

較強力的清潔劑雖可以更好的清潔陰道與肛門的感測器，但若是有少量的清潔劑殘留在感測器的塑膠殼或金屬電極上，可能會過度刺激黏膜組織。因此，折衷辦法是用肥皂和溫水，或是較高濃度的酒精溶液（60-90%）清洗（Combatalade, 2020）。

生理回饋儀的主機應與個案及電極膠保持一定的距離，因為許多類型的磨砂膏或電極膠都可能會損壞主機。同樣地，電腦與主機亦須維持一段適當距離，減少個案與電腦、鍵盤的非必要接觸。若個案必須使用到鍵盤，筆記型電腦的塑膠鍵盤保護膜則會是一個理想的選擇；塑膠鍵盤保護膜相對容易清洗，也可以在每個個案使用過後立刻進行擦拭。在任何狀況下，生理回饋主機、電腦與鍵盤應不定時的使用沾有酒精的溼布或紙巾進行清潔。

部分生理回饋測量指標使用的是非電極的感測器，並且不能使用拋棄式的電極貼片。舉例來說，溫度生理回饋採用可重複使用的熱敏電阻線；脈波血流容積感測器（光體積變化描記圖）以塑膠外殼包覆住紅外線光源和光接收器；呼吸感測器則使用帶有可彈性伸縮的感測綁帶。因為這些感測器皆會被重複使用在不同的個案身上，因此每次使用後皆須進行消毒。

1. **溫度生理回饋**。在 Covid-19 全球大流行的時期，生理回饋治療師不妨考慮用保鮮膜隔開皮膚和感測器，以減少傳染風險（Combatalade, 2020）。溫度感測器與電線應使用沾有消毒劑的溼布清潔，並且第二塊用清水沾溼的布擦乾淨。勿將感測器浸泡在水或清潔劑中，避免破壞感測器。

2. **光體積變化描記圖感測器**。這類感測器一樣可以用保鮮膜將皮膚和感測器隔開，以降低皮膚接觸與傳染風險。光體積變化描記圖感測器也應先用沾有消毒劑的溼布先清潔過後，接著再用沾有清水的溼布再擦拭一次，以擦拭掉消毒劑。在擦拭紅外線光源與光接受器的小塑膠窗口時，必須特別留意，因爲灰塵和清潔物質可能會堆積在窗口，阻礙光的接收與傳輸，同時具有潛在的傳染風險。

3. **呼吸計綁帶**。呼吸計綁帶通常放置在外衣上，減少皮膚接觸感染的風險。儘管如此，仍建議使用消毒劑和清水清潔，若綁帶是分離式的，則可以使用肥皀或消毒劑徹底清洗並懸掛晾乾；若綁帶是非分離式的，則需要在清洗綁帶時，小心避免感測器被沾溼。

4. **一般生理回饋：總結**。生理回饋的設備相當脆弱，因此要避免將儀器暴露在極端的溫度或具有研磨性的清潔劑（Abrasive Cleaning Agents）中，也千萬不要置於沸水或高壓滅菌器中。建議使用像是 Cidex、Protex ™、Sekusept PLUS，以及酒精（60-80% 的異丙醇或乙醇）之消毒清潔產品（Moss et al., 2019）。

若生理回饋專業人員每天排定的個案數較多，購買備用的感測器、電極導線或電極，將有助於其中一組尚未清潔完畢時，可先使用另一組，當然也有助於感測器或電阻線臨時無法提供有效測量訊號的狀況，避免發生因爲儀器故障而需要提前結束治療，而引發生理回饋專業人員和個案的挫折。

四、神經回饋實務的一般衛生原則

前述所介紹用於生理回饋的一般衛生原則，也適用於神經回饋，例如：維持乾淨且消毒過的治療環境對於神經回饋也同樣重要，電腦與生理回饋儀的主機應與個案維持一段適當的距離，且需要使用沾有消毒劑的溼布不定時的清潔。

腦波電極是在神經回饋實務中的基本配置，讀者可在 Moss 等人（2019）的文章中，了解不同的電極種類。傳統的杯狀電極建議使用溼布先清潔過，接著用沾有高濃度消毒水的溼布擦拭。EEG 電極導線與感測器會頻繁接觸個案的頭髮與皮膚，需要事後使用沾有殺菌劑的溼布清潔，可使用 Freshnit®、Virusolve®、Metricide® 或其他有同樣功效的清潔劑。

腦波帽（Neurocaps）是以布料製成的帽子或網狀覆蓋住頭部，通常遵循國際 10-20 配置系統將電極固定，以偵測特定位置的訊號。有一些較新式的腦波帽使用卡入式或扭入式的拋棄式電極，這樣就可以降低感染風險。但是，不論何種類型的電極，布料製的帽子仍然是潛在的傳染來源，並且需要在每次使用後進行清潔。標準程序是使用洗滌劑清洗，但只要 Covid-19 或類似的社區傳染疾病存在時，腦波帽應當使用 Metricide 或其他類似的消毒劑進行清潔。此外，像是在 Covid-19 大流行的極端傳染時期，也可要求個案購買一頂個人專用的腦波帽，以降低傳染風險。拋棄式腦波帽也變得較具成本效益，爲降低感染風險的另一種選擇。

有時候，個案會對導電膠、腦波帽或附著於腦波帽上的泡棉或矽膠產生皮膚過敏反應（這和傳染風險有很大的不同）。可以透過替換導電膠、腦波帽或附著物，或改用不同電極組合的單頻道腦波，以改善這樣的問題。

臨床操作程序也是降低傳染風險很重要的一個環節。治療師在進行頭部磨砂時，應避免過度用力而導致流血。有些出血可能是肉眼無法察覺的，卻可能將原本 Spaulding 分類的低風險提升到中風險。最好是用木製的棉花棒磨頭皮，而不是用注射導電膠的鈍針，因爲鈍針在摩擦皮膚時較容易導致破皮出血。然而，目前的腦波系統通常只需要溫和的皮膚清潔，就可以達到偵測訊號的適當電阻程度。

臨床上另一個常見的步驟是在單電極上使用導電膠，或者是使用可以注入導電膠的腦波帽，此部分的重點是事先分配一定量的導電膠到乾淨的玻璃容器中，測量時，再從容器取出導電膠放到個案的頭皮上。這樣可以避免用沾取導電膠的器具重複接觸個案的頭皮，可能導致傳染給下一個個案。

同樣地，可注射的導電凝膠也應事先倒入乾淨的玻璃容器中，測量時再吸入注射器中，再注入腦波帽的電極。有些專業人員會直接從罐子中抽出凝膠，注入腦波帽，然後再重新將注射器插入罐子中。這會讓整個罐子都被個案頭皮上的傳染源所汙染，可能導致孢子或細菌在個案之間傳播開來。

五、結論

報告指出，透過生理回饋與神經回饋療程所散播的傳染機率是相當小的，最常見的傳染途徑比較可能是因爲生病的個案在候診區等待。儘管如此，在這個年代，仍有一些傳染源是會危及生命的，例如：Covid-19、抗藥性金黃色葡萄球菌、人體免疫缺乏病毒、困難梭狀芽孢桿菌，也因此建議專業人員應審慎確保治療環境的衛生與消毒工作，也呼籲不論是在健康照護場域、運動表現工作、或是一般健康提倡教育的生理回饋與神經回饋專業人員，都有責任控管與皮膚、頭皮常規接觸所可能產生的傳染風險。

參考文獻

Hagedorn, D. (2014). Infection risk mitigation for biofeedback providers. *Biofeedback, 42*(3), 93-95. doi.10.5298/1081-5937-42.3.06

Moss, D., Hagedorn, D., Combatalade, D., & Neblett, R. (2019). Care for biofeedback and neurofeedback instrumentation. *Biofeedback, 47*(1), 12-21. doi.org/10.5298/1081-5937-47.1.04

Rutala, W. A., Weber, D. J., & Healthcare Infection Control Practices Advisory Committee (HICPAC) (2008). Guideline for disinfection and sterilization in healthcare facilities, 2008. Centers for Disease Control, Department of Health and Human Services. Available at: https://www.cdc.gov/infectioncontrol/guidelines/disinfection/

Weber, D. J., & Rutala, W. A. (2013). Assessing the risk of disease transmission to patients when there is a failure to follow recommended disinfection and sterilization guidelines. *American Journal of Infection Control, 41*, S67-71.

國家圖書館出版品預行編目(CIP)資料

生理回饋評估與治療／唐納德・莫斯(Donald Moss),弗雷德里克・謝弗(Fredric Shaffer)著；林宜美，陳亭君，紀慧菁，林紀宇，王三瑜譯. -- 初版. -- 臺北市：五南圖書出版股份有限公司，2023.03
面； 公分
譯自：A primer of biofeedback
ISBN 978-626-343-730-2(平裝)

1.CST: 生理回饋法 2.CST: 生理治療

415.973 112000256

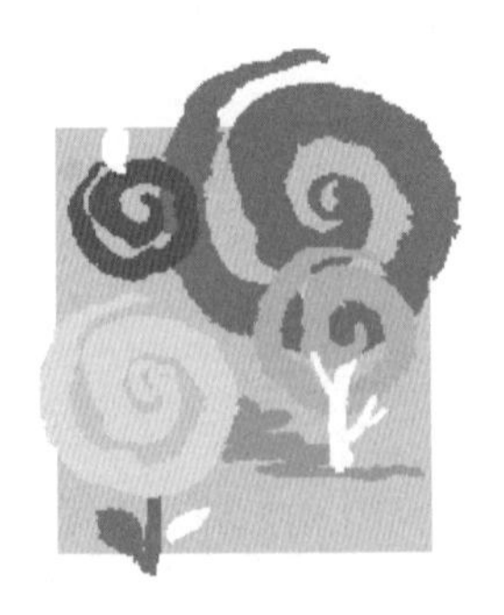

1B3Q

生理回饋評估與治療

作　　者— 唐納德・莫斯（Donald Moss）、
　　　　　弗雷德里克・謝弗（Fredric Shaffer）
總 校 閱— 林宜美
譯　　者— 林宜美、陳亭君、紀慧菁、林紀宇、王三瑜
企劃主編— 王俐文
責任編輯— 金明芬
封面設計— 姚孝慈
出 版 者— 五南圖書出版股份有限公司
發 行 人— 楊榮川
總 經 理— 楊士清
總 編 輯— 楊秀麗
地　　址：106台北市大安區和平東路二段339號4樓
電　　話：(02)2705-5066　　傳　　真：(02)2706-6100
網　　址：https://www.wunan.com.tw
電子郵件：wunan@wunan.com.tw
劃撥帳號：01068953
戶　　名：五南圖書出版股份有限公司

法律顧問　林勝安律師

出版日期　2023年 3 月初版一刷
　　　　　2024年 8 月初版二刷
定　　價　新臺幣550元

經典永恆·名著常在

五十週年的獻禮——經典名著文庫

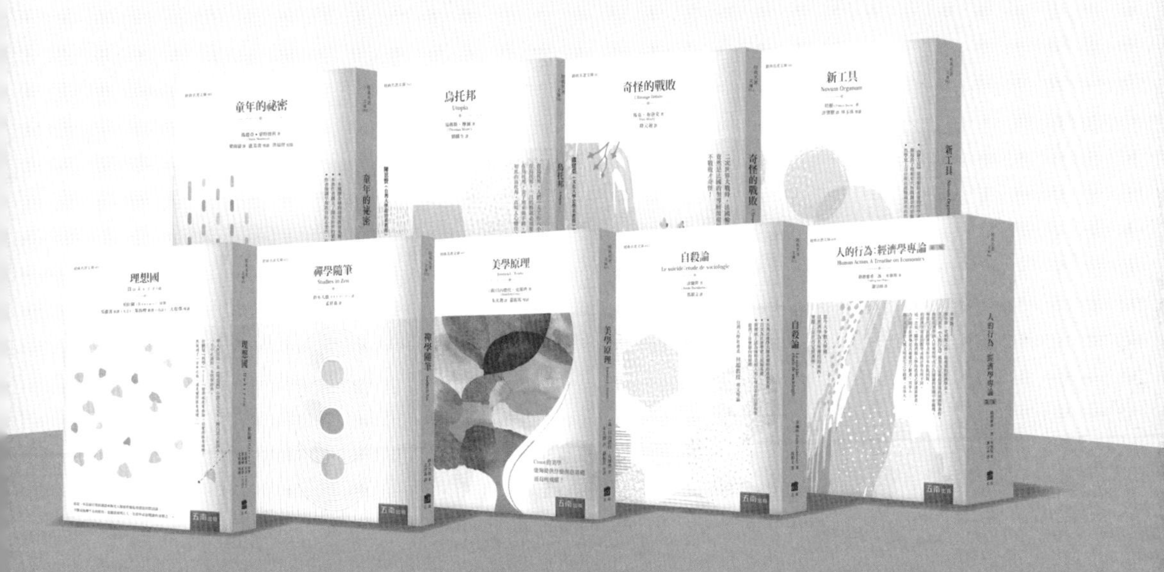

五南，五十年了，半個世紀，人生旅程的一大半，走過來了。
思索著，邁向百年的未來歷程，能為知識界、文化學術界作些什麼？
在速食文化的生態下，有什麼值得讓人雋永品味的？

歷代經典·當今名著，經過時間的洗禮，千錘百鍊，流傳至今，光芒耀人；
不僅使我們能領悟前人的智慧，同時也增深加廣我們思考的深度與視野。
我們決心投入巨資，有計畫的系統梳選，成立「經典名著文庫」，
希望收入古今中外思想性的、充滿睿智與獨見的經典、名著。
這是一項理想性的、永續性的巨大出版工程。
不在意讀者的眾寡，只考慮它的學術價值，力求完整展現先哲思想的軌跡；
為知識界開啟一片智慧之窗，營造一座百花綻放的世界文明公園，
任君遨遊、取菁吸蜜、嘉惠學子！